全国中医药行业高等教育"十三五"规划教材

全国高等中医药院校规划教材（第十版）

温 病 学

（新世纪第四版）

（供中医学、针灸推拿学、中西医临床医学等专业用）

主 编

马 健（南京中医药大学）

副主编（以姓氏笔画为序）

冯全生（成都中医药大学）　　刘兰林（安徽中医药大学）

吴智兵（广州中医药大学）　　周语平（甘肃中医药大学）

赵岩松（北京中医药大学）　　郭选贤（河南中医药大学）

编 委（以姓氏笔画为序）

万海同（浙江中医药大学）　　艾 军（广西中医药大学）

朱 叶（海南医学院）　　　　刘 林（湖北中医药大学）

杨爱东（上海中医药大学）　　李海波（辽宁中医药大学）

李鑫辉（湖南中医药大学）　　邱丽瑛（江西中医药大学）

张思超（山东中医药大学）　　张炳立（天津中医药大学）

陈文慧（云南中医学院）　　　岳冬辉（长春中医药大学）

郑旭锐（陕西中医药大学）　　贾志新（山西中医学院）

高恩宇（黑龙江中医药大学）　鲁玉辉（福建中医药大学）

赖明生（南京中医药大学）　　靳红微（河北中医学院）

中国中医药出版社

· 北 京 ·

图书在版编目（CIP）数据

温病学 / 马健主编 . —4 版 . —北京：中国中医药出版社，
2016.8（2020.11重印）

全国中医药行业高等教育"十三五"规划教材

ISBN 978 – 7 – 5132 – 3436 – 8

Ⅰ.①温…　Ⅱ.①马…　Ⅲ.①温病学说 – 中医药院校 – 教材
Ⅳ.① R254.2

中国版本图书馆 CIP 数据核字（2016）第 114686 号

请到"医开讲 & 医教在线"（网址：www.e-lesson.cn）
注册登录后，刮开封底"序列号"激活本教材数字化内容。

中国中医药出版社出版
北京经济技术开发区科创十三街31号院二区8号楼
邮政编码　100176
传真　010 64405750
山东临沂新华印刷物流集团有限责任公司印刷
各地新华书店经销

开本 850×1168　1/16　印张 15.5　字数 375 千字
2016 年 8 月第 4 版　2020 年 11 月第 7 次印刷
书号　ISBN 978 – 7 – 5132 – 3436 – 8

定价 44.00 元
网址　www.cptcm.com

如有印装质量问题请与本社出版部调换（010–64405510）
版权专有　侵权必究

社长热线　010 64405720
购书热线　010 64065415　010 64065413
微信服务号　zgzyycbs

书店网址　csln.net/qksd/
官方微博　http：//e.weibo.com/cptcm

淘宝天猫网址　http：//zgzyycbs.tmall.com

全国中医药行业高等教育"十三五"规划教材

全国高等中医药院校规划教材（第十版）

专家指导委员会

名誉主任委员

王国强（国家卫生计生委副主任　国家中医药管理局局长）

主　任　委　员

王志勇（国家中医药管理局副局长）

副主任委员

王永炎（中国中医科学院名誉院长　中国工程院院士）

张伯礼（教育部高等学校中医学类专业教学指导委员会主任委员
　　　　天津中医药大学校长）

卢国慧（国家中医药管理局人事教育司司长）

委　　　　员（以姓氏笔画为序）

王省良（广州中医药大学校长）

王振宇（国家中医药管理局中医师资格认证中心主任）

方剑乔（浙江中医药大学校长）

左铮云（江西中医药大学校长）

石　岩（辽宁中医药大学校长）

石学敏（天津中医药大学教授　中国工程院院士）

卢国慧（全国中医药高等教育学会理事长）

匡海学（教育部高等学校中药学类专业教学指导委员会主任委员
　　　　黑龙江中医药大学教授）

吕文亮（湖北中医药大学校长）

刘　星（山西中医药大学校长）

刘兴德（贵州中医药大学校长）

刘振民（全国中医药高等教育学会顾问　北京中医药大学教授）

安冬青（新疆医科大学副校长）

许二平（河南中医药大学校长）

孙忠人（黑龙江中医药大学校长）

孙振霖（陕西中医药大学校长）

严世芸（上海中医药大学教授）

李灿东（福建中医药大学校长）

李金田（甘肃中医药大学校长）

余曙光（成都中医药大学校长）

宋柏林（长春中医药大学校长）

张欣霞（国家中医药管理局人事教育司师承继教处处长）

陈可冀（中国中医科学院研究员　中国科学院院士　国医大师）

范吉平（中国中医药出版社社长）

周仲瑛（南京中医药大学教授　国医大师）

周景玉（国家中医药管理局人事教育司综合协调处处长）

胡　刚（南京中医药大学校长）

徐安龙（北京中医药大学校长）

徐建光（上海中医药大学校长）

高树中（山东中医药大学校长）

高维娟（河北中医学院院长）

唐　农（广西中医药大学校长）

彭代银（安徽中医药大学校长）

路志正（中国中医科学院研究员　国医大师）

熊　磊（云南中医药大学校长）

戴爱国（湖南中医药大学校长）

秘 书 长

卢国慧（国家中医药管理局人事教育司司长）

范吉平（中国中医药出版社社长）

办公室主任

周景玉（国家中医药管理局人事教育司综合协调处处长）

李秀明（中国中医药出版社副社长）

李占永（中国中医药出版社副总编辑）

全国中医药行业高等教育"十三五"规划教材

编审专家组

组　长

王国强（国家卫生计生委副主任　国家中医药管理局局长）

副组长

张伯礼（中国工程院院士　天津中医药大学教授）

王志勇（国家中医药管理局副局长）

组　员

卢国慧（国家中医药管理局人事教育司司长）

严世芸（上海中医药大学教授）

吴勉华（南京中医药大学教授）

王之虹（长春中医药大学教授）

匡海学（黑龙江中医药大学教授）

刘红宁（江西中医药大学教授）

翟双庆（北京中医药大学教授）

胡鸿毅（上海中医药大学教授）

余曙光（成都中医药大学教授）

周桂桐（天津中医药大学教授）

石　岩（辽宁中医药大学教授）

黄必胜（湖北中医药大学教授）

前　言

为落实《国家中长期教育改革和发展规划纲要（2010–2020年）》《关于医教协同深化临床医学人才培养改革的意见》，适应新形势下我国中医药行业高等教育教学改革和中医药人才培养的需要，国家中医药管理局教材建设工作委员会办公室（以下简称"教材办"）、中国中医药出版社在国家中医药管理局领导下，在全国中医药行业高等教育规划教材专家指导委员会指导下，总结全国中医药行业历版教材特别是新世纪以来全国高等中医药院校规划教材建设的经验，制定了"'十三五'中医药教材改革工作方案"和"'十三五'中医药行业本科规划教材建设工作总体方案"，全面组织和规划了全国中医药行业高等教育"十三五"规划教材。鉴于由全国中医药行业主管部门主持编写的全国高等中医药院校规划教材目前已出版九版，为体现其系统性和传承性，本套教材在中国中医药教育史上称为第十版。

本套教材规划过程中，教材办认真听取了教育部中医学、中药学等专业教学指导委员会相关专家的意见，结合中医药教育教学一线教师的反馈意见，加强顶层设计和组织管理，在新世纪以来三版优秀教材的基础上，进一步明确了"正本清源，突出中医药特色，弘扬中医药优势，优化知识结构，做好基础课程和专业核心课程衔接"的建设目标，旨在适应新时期中医药教育事业发展和教学手段变革的需要，彰显现代中医药教育理念，在继承中创新，在发展中提高，打造符合中医药教育教学规律的经典教材。

本套教材建设过程中，教材办还聘请中医学、中药学、针灸推拿学三个专业德高望重的专家组成编审专家组，请他们参与主编确定，列席编写会议和定稿会议，对编写过程中遇到的问题提出指导性意见，参加教材间内容统筹、审读稿件等。

本套教材具有以下特点：

1. 加强顶层设计，强化中医经典地位

针对中医药人才成长的规律，正本清源，突出中医思维方式，体现中医药学科的人文特色和"读经典，做临床"的实践特点，突出中医理论在中医药教育教学和实践工作中的核心地位，与执业中医（药）师资格考试、中医住院医师规范化培训等工作对接，更具有针对性和实践性。

2. 精选编写队伍，汇集权威专家智慧

主编遴选严格按照程序进行，经过院校推荐、国家中医药管理局教材建设专家指导委员会专家评审、编审专家组认可后确定，确保公开、公平、公正。编委优先吸纳教学名师、学科带头人和一线优秀教师，集中了全国范围内各高等中医药院校的权威专家，确保了编写队伍的水平，体现了中医药行业规划教材的整体优势。

3. 突出精品意识，完善学科知识体系

结合教学实践环节的反馈意见，精心组织编写队伍进行编写大纲和样稿的讨论，要求每门教材立足专业需求，在保持内容稳定性、先进性、适用性的基础上，根据其在整个中医知识体系中的地位、学生知识结构和课程开设时间，突出本学科的教学重点，努力处理好继承与创新、理论与实践、基础与临床的关系。

4. 尝试形式创新，注重实践技能培养

为提升对学生实践技能的培养，配合高等中医药院校数字化教学的发展，更好地服务于中医药教学改革，本套教材在传承历版教材基本知识、基本理论、基本技能主体框架的基础上，将数字化作为重点建设目标，在中医药行业教育云平台的总体构架下，借助网络信息技术，为广大师生提供了丰富的教学资源和广阔的互动空间。

本套教材的建设，得到国家中医药管理局领导的指导与大力支持，凝聚了全国中医药行业高等教育工作者的集体智慧，体现了全国中医药行业齐心协力、求真务实的工作作风，代表了全国中医药行业为"十三五"期间中医药事业发展和人才培养所做的共同努力，谨向有关单位和个人致以衷心的感谢！希望本套教材的出版，能够对全国中医药行业高等教育教学的发展和中医药人才的培养产生积极的推动作用。

需要说明的是，尽管所有组织者与编写者竭尽心智，精益求精，本套教材仍有一定的提升空间，敬请各高等中医药院校广大师生提出宝贵意见和建议，以便今后修订和提高。

国家中医药管理局教材建设工作委员会办公室

中国中医药出版社

2016 年 6 月

编写说明

温病学是一门研究温病的发生发展规律及其诊治方法的重要学科,温病学的理论和诊治方法是中医学的重要组成部分,具有指导临床诊疗工作的实际意义,温病学教学对于加强中医专业学生的中医理论基础和提高临床诊治能力具有重要的作用,因而温病学一直作为中医专业的主干课程而列作必修课。通过本课程的教学,要求学生掌握温病学的基础理论、基本知识和诊治温病的基本技能,为诊治外感热病和其他有关疾病奠定基础。

全国中医药行业高等教育"十三五"规划教材《温病学》的编写,以全国高等中医药教育中医学专业教学大纲和中医执业医师考试大纲为依据,根据本套教材"更新观念、科学总结、尊重规律、完善体系、创新发展"的总体要求,按照循序渐进、由浅入深的原则,注意理论联系实际,汲取全国中医药行业高等教育"十二五"规划教材《温病学》的精华,充分吸收近年来相继出版的各种本科教材的合理创新之处组织编写。

本教材采取纸质教材与数字化课程同步出版的方式。纸质教材力求既充分体现中医温病学体系的系统、完整、原汁原味,又体现理论性、实用性和时代性的有机结合,充分反映当今温病学理论与临床研究的最新成果;强化温病辨治理论对临床常见病、多发病辨证治疗指导的内容,提高教材对临床的指导价值,方便学生理论联系临床。

全国中医药行业高等教育"十三五"规划教材《温病学》数字化教学改革项目被列为国家中医药管理局中医药教育教学改革研究项目,由中国中医药出版社资助展开。该项目(编号GJYJS16011)由马健负责。数字化教材包括知识导图、名家医案、教学图片、微视频、知识拓展、自测题、教学PPT等内容,期望充分利用丰富的网络资源拓展教学内容,拓宽知识面,培养学生的自学能力和创新能力,利于以学生为中心的先进教学理念的实现。

鉴于各地用药剂量有一定的差别,加之临床情况复杂多端,难以确定统一的标准剂量,同时也为了突显前人组方用药的匠心独运,故本教材中所选用方剂的药物剂量一律沿用原著所载。由于古代度量衡制度在各个历史时期有所不同,古方用药分量可查阅"古今药量参考"(《方剂学》),学习者在具体运用时可因地、因时、因人、因病确定适当的剂量。对于本书所引用方剂的出处,是方源者直接标明书名;非方源而温病学家使用时对剂量、用法上有所调整者,则标明引某书。

本教材的编写云集了全国24所高等中医药院校的温病学专家与学者,是集体智慧的结晶。其中第一章由马健、李鑫辉编写,第二章由周语平、刘林编写,第三章由杨爱东、万海同编写,第四章由郑旭锐、赵岩松编写,第五章由冯全生、张炳立、陈文慧编写,第六章由艾军、朱叶、邱丽瑛编写,第七章由靳红微、刘兰林编写,第八章由吴智兵、杨爱东编写,第九章由刘林、周语平编写,第十章赵岩松、郑旭锐编写,第十一章由靳红微、刘兰林编写,第十二章由张炳立、冯全生编写,第十三章贾志新、岳冬辉编写,第十四章由鲁玉辉、李鑫辉编写,第十五章由朱叶、艾军编写，第十六章由马健、李海波编写，第十七章由张思超、赖明生编写，第十八、十九章由郭选贤、高恩宇编写，第二十章由赖明生、张思超编写，第二十一章由岳冬辉、贾志新编写。赵岩松负责上篇统稿，周语平负责中篇统稿，郭选贤负责下篇统稿，全稿由马健负责统稿及定稿。在本教材的编写过程中，得到许多温病学老前辈的指导，成都中医药大学的张之文教授、南京中医药大学的杨进教授对本书的编写提出了许多宝贵意见，并对编写内容进行了精心的修改。南京中医药大学的祁明明老师及本专业的博士和硕士研究生在协助本教材的编写方面做了许多具体工作，在此一并表示衷心的感谢！

由于学科发展较快，使用中如发现存有不足之处，敬请各院校在使用过程中提出宝贵的意见和建议，以便再版时修订提高。

《温病学》编委会
2016 年 5 月

目　录

上 篇

第一章 绪 论

　　温病学是研究温病发生发展规律及其预防和诊治方法的一门学科。主要是阐明温病的病因、发病、病理变化、诊断方法及其预防和治疗措施。温病学理论不仅对外感温热病的诊治具有重要的临床指导意义，同时又是中医内、外、妇、儿各科临床辨证论治的理论基础。因此，温病学是学习中医学的必修课程，在中医学理论体系中占有重要地位。

　　温病学的研究对象是外感疾病中温热性质的一类疾病，一般称为温病或温热病。温病是临床上一类常见病、多发病，一年四季都有发生，男女老幼皆可罹患。因其发病与四季气候变化密切相关，故又称为四时温病。温病不仅包括种类繁多的急性传染性或感染性疾病，而且还包括一些非感染性发热性疾病。温病大多病种起病急骤、发展迅速、病情较重，甚至导致死亡，或留有后遗症，尤其是近年来新发传染病的不断出现，严重地威胁着人们的生命健康，已经成为当今临床医学一大棘手难题。

　　温病学是历代医家防治温病的经验积累和理论总结，是中医学理论体系的重要组成部分。实践证明，温病学的理论和经验具有较高的实用价值，长期以来一直指导着临床实践，运用温病学的理论和经验，治疗多种包括急性传染病在内的急性感染性疾病及其他一些发热性疾病，取得了可喜的成绩，特别是近年来，在新发的传染性非典型肺炎（SARS）、人猪链球菌病、人禽流感等突发公共卫生事件的防治中发挥了积极作用，引起了国内外医学界的重视并获得好评。今后，必将更紧密地结合各种传染病和感染性疾病防治的重大需求，拓展传统温病学的研究空间，进一步推动温病学理论和温病防治水平的提高。

　　温病学的发展经历了漫长的历史过程，大致可以分成以下几个阶段：

一、萌芽阶段（战国 ~ 晋唐时期）

　　这一时期《内经》《难经》《伤寒杂病论》等经典著作先后问世，中医学形成了初步理论体系，并已有一些温病的相关论述。

　　《内经》中首次提出温病病名，如《素问·六元正纪大论》有"气乃大温，草乃早荣，民乃厉，温病乃作"的记载，并有多篇原文与温病关系密切，如《素问·热论》《素问·刺热论》《素问·评热病论》《灵枢·热病》，另如《素问·本病论》《素问·刺法论》《素问·六元正纪大论》等，虽未以热病作篇名，但论述了许多有关热病内容，涵盖了温病因症脉治等各方面。在病因方面，除了认为时令之气异常可以引起温病的发生外，《素问·生气通天论》还有"冬伤于寒，春必病温"的论述，这是温病伏邪病因学说的最早理论根据。在证候表现方面，《内经》突出了温病的温热特征。如《素问·评热病论》说："有病温者，汗出辄复热，而脉躁急，不为汗衰，狂言不能食。"《灵枢·论疾诊尺》也有"尺肤热甚，脉盛躁者，病温也"的论述。在治疗方面，《素问·至真要大论》提出"热者寒之""温者清之"等，是治疗温病的基本原则。在温病预后方面，《素问·玉版论要》提出了"病温虚甚死"。在预防方面，《素问·刺法论》提出了预防疫病的关键在于"正气存内"和"避其毒气"，强调一方面要增强人体正气，以抵抗外邪入侵发病；另一方面也要避免外来"毒气"的侵袭。但限于当时的认识水平，只将温病归属于伤寒的范畴，如《素问·热论》说："今夫热病者，皆伤寒之类也。"《难经》也把温病归属于广义伤寒之一，如《难经·五十八难》中说："伤寒有五：有中风，有伤寒，有湿温，有热病，有温病。"

《伤寒论》将外感热病初起热象偏盛者视为温病，如"太阳病，发热而渴，不恶寒者为温病"。该书虽然没有明确指出温病的治疗方药，但论中所述的清热、攻下、养阴等治法、方药确可适用于温病，这对后世温病治疗学的形成产生了深刻的影响。晋唐时期的文献对温病的病因做了进一步的探索，如晋代王叔和提出：寒邪"中而即病为伤寒，不即病者，寒毒藏于肌肤，至春变为温病，至夏变为暑病"。还有医家认识到温病的病因是一种特殊的致病因素——"乖戾之气"，如东晋葛洪《肘后备急方》中说："岁中有厉气，兼夹鬼毒相注，名曰温病。"《诸病源候论》中也提出温病是"人感乖戾之气而生病"。在治疗上，《肘后备急方》《千金要方》《外台秘要》等文献记载了许多治疗温病的方剂，如黑膏方治疗温毒发斑、葳蕤汤治疗风温、大青汤治疗温病热盛阴伤、犀角地黄汤治疗蓄血及出血证等，这些方剂一直为后世医家治疗温病所沿用。同时，上述文献中还收录了许多预防温病的方剂，如屠苏酒预防温病交相染易、太乙流金散熏烧辟瘟等。《千金要方》也明确指出："天地有斯瘴疠，还以天地所生之物防备之。"此即说明可以用药物来预防疾病的发生。

由此可见，唐代以前对温病虽已有了一定认识，但论述比较简单，在理论上比较朴素，在概念上把温病隶属于伤寒的范围。因此，从战国到晋唐时期是温病学发展的萌芽阶段。

二、成长阶段（宋~金元时期）

从宋代开始，随着对温病认识的不断深入和实践经验的积累，有关温病的治法和相关理论有了新的进展和突破。在温病的治疗方面，开始突破了法不离伤寒、方必遵仲景的藩篱。自《伤寒论》问世以后，在很长的一段历史时期内，对外感热病的治疗，基本上都是以《伤寒论》的理法方药为依据。随着社会的发展，经济和交通的逐步发达，城市的不断兴起，人口流动和集中也大大增加，致疫病的流行及外感病的病种也不断增多。许多医家在实践中体会到完全遵循《伤寒论》经方已经不能适应临床治疗的实际需要，因而提出了发展和变革的主张。如韩祗和在《伤寒微旨论》中批评对仲景方"竟不能更张毫厘"的做法，提出治疗热病可"别立方药而不从仲景方"的主张。宋代朱肱在《类证活人书》中也提出运用《伤寒论》麻黄汤、桂枝汤等辛温发表剂治疗外感热病不能一成不变，须因时、因地、因人灵活加入寒凉清热等药，他说："桂枝汤自西北二方居人，四时行之，无不应验。江淮间，唯冬及春可行之，自春末及夏至以前，桂枝证可加黄芩一分，谓之阳旦汤，夏至后有桂枝证，可加知母半两，石膏二两，或加升麻一分。若病人素虚寒者，正用古方，不在加减也。"这对突破当时医家墨守经方、拘泥不变的局面，产生了一定的影响。对于温病的病因，宋代有医家认为并不限于"冬伤于寒"，如郭雍在《伤寒补亡论》中所述:"冬伤于寒,至春发者,谓之温病;冬不伤寒,而春自感风寒温气而病者,亦谓之温。"提出发于春季的温病,既有冬季寒伏而后发者,也有感受春季时令之邪而发的。后世认为温病有伏邪、新感两类,实即导源于此。

金元时期中医学领域出现了"百家争鸣"的活跃局面,对温病学的发展起到了推动作用,特别是金元四大家之一的刘河间,在热病的治疗方面大胆地创新论、立新法、订新方,他提出伤寒六经传变皆是热证,六气皆从火热而化,因而在治疗上强调热病初起不可纯投辛温,创制了双解散、防风通圣散等表里双解之剂,将解表药和寒凉清热药配合运用,主张治疗应以寒凉为主,故被后世称为"寒凉派"。为了克服热性病初起滥用麻、桂辛温之弊,刘氏的这些见解为后世建立以寒凉清热药为中心的温病治疗学奠定了基础,是温病学发展史上的一个重大转折,故有"伤寒宗仲景,热病崇河间"之说。

元代已有医家对温热病的证治作了规律性的提示。如罗天益在《卫生宝鉴》中按邪热在上、中、下三焦及"气分""血分"不同部位分别制方用药,这对后来温病学辨治体系的形成有着一定的影响。元末医家王履在《医经溯洄集》中更进一步从概念、发病机制和治疗原则上把温病和伤寒予以明确区别。他强调"温病不得混称伤寒",认为伤寒和温病的发病机制迥然不同,温病属里热外发,即使有表证亦多为里热郁表所致,因而主张对温病的治疗应当以清里热为主,解表兼之,并认为亦有里热清而表证自解者。清代温病学家吴鞠通称其"始能脱却伤寒,辨证温病"。至此,温病开始从伤寒体系中分离出来。

总之,这一时期的特点在于更加关注温病与伤寒的区别,逐步从理论、治法、方药等方面进行变革,创立新说,使温病渐渐从《伤寒论》体系中分化出来,为以后温病学的自成体系奠定了基础。因此,这一时期是温病学的成长阶段(表1-1)。

表1-1 宋金元时期对温病学创立做出贡献的主要医家及其学术观点

朝代	医家	学术观点	意义
宋代	韩祗和	反对墨守经方,变通《伤寒论》治法	初步变革
	朱肱		
	郭 雍	春季的温病有伏邪,也有新感	
金代	刘河间	创新论——六经传受,皆是热证 立新法——寒凉为主,表里双解 制新方——表里双解剂	重大转折
元代	王安道	概念——温病不得混称伤寒 病机——里热自内外达 治则——清泄里热	脱却伤寒

三、形成阶段(明清时期)

温病学发展到明、清时期已渐趋成熟。诸多医家在继承、总结前人有关温病理论和经验的基础上,结合各自的实践体会,对温病的认识更趋深化,理论日益完善,治法不断丰富,创造性地总结出一套比较完整的辨证论治体系,从而使温病学形成一门独立的学科。

明代医家吴又可编著了我国医学发展史上第一部温疫病专著《温疫论》,对温疫的病因、发病、治疗等提出了独特的见解。在病因方面,他认为温疫并非风、寒、暑、湿等六气所感,而是自然界中独特的致病物质"杂气"所致,其中致病暴戾的名之"疠气",这是对温病致病因素的一大创见。在流行特点方面，提出了温疫具有强烈的传染性，"无问老少强弱，触之者即病"，感染途径是由口鼻而入。在治疗方面，强调以祛邪为第一要义，并创疏利透达之法。这些认识在当时历史条件下确是重大的创新性发展，与传统"六淫"病因学说不同，更接近于现代的病原微生物学说。其后，清代戴天章《广温疫论》、杨栗山《伤寒瘟疫条辨》、余师愚《疫疹一得》等，均在吴又可《温疫论》基础上，对温疫的病因、病机、诊法和辨治方面做出了补充与发展，并创制了许多行之有效的方剂，形成了温病学中的温疫学派。此外，清初喻嘉言在《尚论篇》中提出瘟疫的治疗应根据上、中、下三焦病位以逐秽解毒为主，并倡导"秋伤于燥"，对秋季燥邪为病的病机和治疗作了深入的论述。

清代，温病学形成了以卫气营血、三焦辨证为核心的理论体系，在清代众多的温病学家中，叶天士、薛生白、吴鞠通、王孟英为代表医家，被称为"温病四大家"。被誉为"温热大师"的叶天士，其门人据其口授整理而成的《温热论》，是温病学理论的奠基之作。在这篇著作中，叶氏系统阐述了温病的病因、病机、感邪途径、侵犯部位、传变规律和治疗原则等。他指出温邪从口鼻而入，犯于人体肺卫，在病程传变中有顺传和逆传的不同，创立了卫气营血辨证施治的理论体系，发展了温病的诊断方法，如辨舌、验齿、辨斑疹白痦等。此外，在《临证指南医案》中还记载有治疗温病的大量病案，为温热病的辨证用药提供了范例。与叶天士同时代的医家薛生白编撰《湿热病篇》，倡导水湿三焦辨证，对湿热病的病因、病机、辨证治疗作了较为全面、系统的论述。此后，温病学家吴鞠通在叶天士学术成就的基础上，结合自己的临床经验，编著了系统论述四时温病的专书《温病条辨》，创立三焦辨证理论，以三焦所属脏腑的病变，分析温病的病理变化，提示证候传变，确立治疗大法和方药，使温病学辨证论治的内容更趋完善。王孟英则"以轩岐仲景之文为经，叶薛诸家之辨为纬"，汇集了具有代表性的温病学著作，并参合自己的实践认识编著成《温热经纬》，对温病学的文献作了较全面的整理，系统梳理了温病学理论体系。此外，陈平伯的《外感温病篇》、柳宝诒的《温热逢源》、雷丰的《时病论》及俞根初的《通俗伤寒论》等，也从不同侧面丰富充实了温病学的内容。

由此可见，温病学发展到明清时代，通过温病学家的努力，总结了新经验，创立了新理论，制定了新治法，在理法方药方面已形成完整的体系。在中医治疗外感热病方面取得了划时代的成就，直到现在其依然有效地运用于临床实践，指导着温病的辨证施治。所以，明清时期是温病学的形成阶段（表 1-2）。

表 1-2　明清时期对温病学形成做出贡献的主要医家及其学术成就

医家	代表著作	学术成就
吴又可	温疫论	开专论温疫之先河；立杂气致病学说；创疏利透达之法
叶天士	温热论	创立卫气营血辨证论治体系；阐明温病病因病机；发展温病诊断方法
薛生白	湿热病篇	著湿热类温病专论；丰富温病理论及证治
吴鞠通	温病条辨	创立三焦辨证论治体系；规范四时温病证治
王孟英	温热经纬	以经典为经，后世名著为纬，系统梳理温病学理论体系

四、发展阶段（近现代）

晚清、民国时期，随着西方医学的传入，给包括温病学在内的中医学的发展带来极大冲击，但温病学在防治急性传染病方面仍取得了一定成绩，涌现出一批卓有成就的温病学家，对开拓温病学的运用领域做出了贡献。代表性医家和温病学著作有吴瑞甫所著《中西温热串解》《八大传染病讲义》；丁泽周所著《喉痧证治概要》《孟河丁氏医案》；张锡纯著《医学衷中参西录》；何炳元著《重订广温热论》《全国名医验案类编》，并勘校《重订通俗伤寒论》等。民国时期，随着中医私人办学的兴起，江苏、浙江、上海、广东、湖南、四川、湖北、江西、山西等省市创办了中医学校、国医学院，编写了温病学教材，如时逸人编著《温病全书》等。

20世纪50年代以后，随着国家对中医药的重视及各地中医院校、中医研究机构和中医院的建立和发展，温病学得到长足发展，进入快速发展阶段，在临床研究、温病文献和理论研究、实验研究等多方面都取得显著成绩，这些均促进了温病学的蓬勃发展。在防治包括急性传染病在内的急性感染性疾病和其他发热性疾病的实践中，广泛地运用温病学的理论和经验，取得了新的成就，显示了中医学在治疗急性热病方面的优势。1954年，石家庄地区运用温病学理论和方法治疗流行性乙型脑炎，取得了显著的疗效，展示了中医治疗急性传染性疾病的效果，引起了医学界的重视。此后，温病学的理论和经验更广泛地运用于防治流行性脑脊髓膜炎、流行性乙型脑炎、麻疹、白喉、细菌性痢疾、肠伤寒、钩端螺旋体病、肾综合征出血热、肺炎、急性胆道及泌尿道感染、艾滋病等急性传染性和感染性疾病，都取得了较好的效果。不仅如此，近年来运用温病学理论认识一些新发传染病并指导其防治，亦取得显著成效。如1988年上海地区甲型病毒性肝炎流行，根据温病学理论，以清热解毒和清热化湿为主要治法，运用板蓝根和甘露消毒丹等方药治疗，取得了很好的疗效；2003年传染性非典型肺炎（SARS）、2009年甲型H1N1流感在国内外暴发肆虐，运用温病学理论，采取中西医结合方法防治上述新发性传染病，在缩短病程、减轻病情、降低死亡率、减少西药的毒副反应方面优势明显。

在理论研究方面，通过系统研究整理，特别是结合教材编写，使温病学基础理论更加系统、规范、科学。温病学界相继对一些温病重要概念和理论展开了深入、系统的研究和讨论，如卫气营血辨证与三焦辨证的关系、卫气营血和三焦病机实质的研究、新感与伏邪的争论、"寒温之争"及统一外感热病辨证纲领的研究、温病治疗中的"截断疗法"、温病伤阴及养阴治法等，活跃了学术气氛，促进了温病理论的发展。在温病学文献研究方面，对温病学古代文献进行深入、系统整理，重印、校注和译释大量温病古籍；在整理古代文献、总结临床经验的基础上，编著出版了一批高质量的温病学专著及名老中医研究温病的专著、医案、医话等。以上这些充分体现了对温病学理论的继承和发展，有力地推动着现代温病学理论的发展。

利用现代科学技术研究温病学，也是提高温病学学术水平、发展诊治手段、提高临床疗效的重要途径。如采取中西医结合的方法根据卫气营血辨证的理论，联系现代医学对传染病的认识，对温病卫气营血的传变规律及其本质进行探讨；运用现代生理学、病理学、组织学、生物化学等知识和方法对温病的舌苔变化进行了系统的观察和研究，取得了一定的成绩；对包括各种急性传染病在内的急性感染性疾病及其他的一些发热性疾病的辨证分型、治疗规律进行了探索和总结；对温病治疗的有效方药，在肯定疗效的基础上，进一步通过实验研究以阐明其药理作用。特别是通过对温病中常用的清热解毒、活血化瘀、攻下通里、益气养阴、开窍固脱等方药的系统研究，研制出一大批疗效确切、质量稳定、使用方便的新药和新制剂，广泛运用于临床，显著地提高了临床疗效。如中国女科学家屠呦呦在研究黄花蒿抗疟效果的过程中，得到了葛洪《肘后备急方》的启发，改换了提取方式，成功获得了有活性的青蒿素。青蒿素的发现，使疟疾患者的病死率显著降低，挽救了几百万患者的性命，获得美国拉斯克医学奖后又荣获 2015 年诺贝尔生理学或医学奖，是中医药送给世界的一份礼物，为中国的科学界争了光。在欣喜之余，也应该清醒地看到，面对仍然给人类健康带来严重威胁的感染性疾病，病原体耐药性和抗生素的滥用现象，如何进一步加强温病的理论与临床研究，规范中医对感染性疾病的诊断、辨证、治疗的标准；提高综合抗感染的生物效应，进一步挖掘针对病原体的特异性治疗；开发更多疗效确切、能多途径给药的新制剂等，都给温病学提出了更高的要求。温病学已经进入一个全面发展的新阶段，需要继续努力，以促进温病学的进一步发展和提高。

总而言之，温病学是研究四时温病发生发展规律和诊治方法的一门理论与实践紧密结合的学科。既有全面而系统的理论，又有较高的临床实用价值。因此，它既具有基础课的功能，又具有临床课的性质。学习好温病学，对提高温病诊治水平，适应当前包括感染性疾病在内的发热性疾病防治需要，具有十分重要的意义。同时，由于温病学理论对内科、外科、妇科、儿科、皮肤科、急症科等各科均有广泛指导意义，因而，学好温病学理论，对这些临床各科疾病的诊疗均有重要价值。在学习过程中，首先应注意系统地掌握温病学的基础理论、基本知识和基本技能，要明确概念，弄懂原理。在此基础上，重点掌握温病的各种病证特点，以及不同温病的证治规律。并且还要注意前后内容的联系和比较，以求融会贯通。同时还必须贯彻理论联系实际的原则，致力于运用基础理论知识指导临床病例的分析和诊断治疗，在实践中不断提高分析问题和解决问题的能力。

小结

温病学是研究温病发生发展规律及其预防和诊治方法的一门学科。主要内容是阐述温病的病因、发病、病理变化及转归，以揭示温病的本质，并进而研讨其诊断方法、预防和治疗措施，从而有效防治急性感染性疾病。温病学的发展经历了漫长的历史过程，大致可以分成以下 4 个阶段：战国～晋唐时期为萌芽阶段，这一时期的医家对温病虽已有了一定的认识，但论述比较简单，在理论上比较朴素，在概念上把温病隶属于伤寒的范围；宋～金元时期为成长阶段，这一时期的特点在于更加关注温病与伤寒的区别，逐步从理论、治法、方药等方面进行变革，创立新说，使温病渐渐从《伤寒论》体系中分化出来，为以后温病学的自成体系奠定了基础；明清时期为形成阶段，以清代叶天士、薛生白、吴鞠通、王孟英温病四大家等确立卫气营血、三焦辨证为核心的理论体系为标志，在理法方药方面形成了完整的体系，从而创立了新的独立的学科；近现代为发展阶段，随着国家对中医药的重视以及各地中医院校、中医研究机构和中医院的建立和发展，温病学进入快速发展阶段，在临床研究、温病文献和理论研究、实验研究等多方面都取得显著成绩，这些均促进了温病学的蓬勃发展。

思考题

1. 温病学与《伤寒论》在学术体系中有什么联系与区别？

2. 为什么说王履"始能脱却伤寒，辨证温病"？

3. 谈谈吴又可创立"疠气"病因学说的启示。

4. 简述清代温病四大家对温病学形成的贡献。

5. 简述学习温病学的现实意义。

第二章　温病的概念

温病是感受温邪引起的，以发热为主症，多具有热象偏重、易化燥伤阴等特点的一类急性外感热病。温病的病因是外界的温邪，温邪可通过多种途径侵入人体而导致发病；温病主要的临床表现是发热，各种温病在病变的不同阶段均有不同程度的发热；温病的病理特点是在病变过程中热象偏重，且很容易损伤阴液；温病不是某一种疾病，而是多种疾病的总称，属于外感疾病的范畴。

第一节　温病的特点

各种温病在病因、发病、病机和临床表现方面具有共同特点，这些特点对于揭示温病的发生发展规律、掌握温病的诊断辨证方法、确立温病的防治原则和措施具有重要的意义。

一、致病因素的特异性

温病之所以不同于风寒类外感疾病，更有别于内伤杂病，重要的原因是因为温病有不同于其他疾病的致病因素，即温邪。温邪是存在于自然界的致病物质，通过皮毛、口鼻等途径从外而侵入人体，故与内伤杂病的病因不同；温邪具有阳热性质，所以由温邪引起的温病有发热，热象偏重，且容易伤阴等临床表现和病机特点，从而有别于伤寒、中风等风寒性质的外感疾病。温邪包括范围较广，凡是从外界感受的，具有温热性质的病邪，均属于它的范围。除了四时六淫之邪从热而化的风热、暑热、湿热、燥热病邪及寒邪伏藏化热的温热病邪外，还包括了具有温热性质的疠气和温毒之邪等。

古代医家对温病的病因有多种认识，如《内经》从"冬伤于寒，春必病温"之论出发，把寒邪作为温病的病因。金元时期的医家刘河间认为"六气"皆能化火，"六淫"之邪化火化热是外感疾病的主要致病原因。明代医家吴又可继承了前人关于疠气致病的病因理论，提出了"疠气"是引起温疫的原因。另外还有医家根据某些温病初起可见局部红肿溃烂或透发斑疹等热毒表现，而提出了"温毒"病因说。叶天士综合前人的认识，结合自己的临床实践和理论研究体会，在《温热论》中明确提出了"温邪"的概念，对温病的病因给予了高度的概括。

二、多具有一定的传染性、流行性、季节性、地域性

（一）传染性

传染是指疾病在人群中的相互感染。大多数温病具有程度不等的传染性，其致病因素可以通过各种途径在人群中传播。古代医家有称传染为"染易"。如《素问·刺法论》中说："五疫

之至，皆相染易，无问大小，病状相似。"易，即移的意思；染易，即指温病之邪可在人群中移易传播。其后刘河间《伤寒标本》中称疫疠为"传染"，并列有传染专节加以讨论。吴又可《温疫论》中对温疫病的传染途径作了具体描述："邪之所着，有天受，有传染。"其所谓"天受"是指通过空气传播，"传染"则是指通过与患者的直接接触而感染。

温病的传染性是针对大多数病种而言，也有少数温病并不具有传染性，如大叶性肺炎，以及夏季常见的中暑、夏季热等。温病的传染程度强弱差异很大，有的具有强烈的传染性，有的则传染性较小，主要取决于温邪的性质、毒力和人体对病邪的反应状态，亦即正气的强弱。虽然大多数温病具有程度不等的传染性，但并不是所有具有传染性的疾病都属于温病，如狂犬病、破伤风和部分寄生虫病等传染病因不具有"温热"的特征，故不属温病范围。

（二）流行性

流行是指疾病在人群中连续传播，引起程度不等的蔓延、扩散。由于大多数温病具有传染性，所以在一定条件下，可以在人群中引起程度不等的流行。古代文献中将流行称为"时行""天行"。王叔和在《伤寒例》中说："非其时而有其气，是以一岁之中长幼之病多相似者，此则时行之气也。"这指出了流行的特点和成因。庞安时在《伤寒总病论》中说："天行之病，大则流毒天下，次则一方，次则一乡，次则偏着一家。"这说明外感疾病的流行程度强弱悬殊，有大流行、小流行和散在发生等不同情况。温病流行程度的强弱与病邪性质、致病毒力的大小及病邪的传播条件等有关。

（三）季节性

温病的发生大多具有明显的季节性，故有"四时温病"之称。所谓季节性，是指某些温病在特定季节条件下发生或流行，如春温发生于春季、暑温发生于夏季、秋燥发生于秋季等；或某些温病多发生于某一季节，如风温多发于冬春、湿温多发于夏秋等。这主要是由于各种温邪的形成及其致病与四季的不同气候条件密切相关。不同季节由于气候特点及变化不同，所形成的温邪也各不相同。如春季气候温暖多风，易形成风热病邪，故多风温之病；夏季气候酷热，暑气炎蒸，易形成暑热病邪，故多暑温之病；长夏天气虽热，但湿气亦重，易形成湿热病邪，故多湿温之病等。另一方面，不同季节不同的气候变化，可对人体的防御功能发生影响，造成人体对病邪反应性的差异。如冬春季节肺卫功能降低，容易导致风热病邪侵犯肺卫，病变以上焦为主；夏秋季节热盛湿重，人体脾胃功能呆滞，易导致湿热病邪侵犯脾胃，病变以中焦为主。由此可见，温病的季节性特点，主要是由于不同季节气候变化对病邪产生、传播和对人体功能影响的结果。

（四）地域性

温病的发生和流行还常呈现地域性特点，即某种温病在某一地域较为多见。这主要是由于我国疆域辽阔，不同地域的地理环境、气候条件等差别很大，从而影响到温病病邪的产生和传播。另一方面，不同地域居住的人们在生活习惯、卫生条件、体质类型等方面存在着差异，也会对温邪的感受、传播、流行等产生不同的影响。如叶天士《温热论》中说："吾吴湿邪害人最广。"陈平伯在《外感温病篇》中也指出："东南地卑水湿，湿热之伤人独甚。"这些都提出我国东南沿海地区地势低平，河网稠密，湖泊众多，夏季炎热潮湿，湿热类温病易于发生。

总之，温病以上特点均与特异的致病因素有着必然的联系，而且四者之间又相互关联。温病的传染性与流行性主要由温邪的特性和致病力所决定，而季节的变化和地域的不同也是促使其传播和流行的条件；温病的季节性和地域性主要与气候变化和地理环境有关，但邪气的性质和致病力也是重要的影响因素。

三、病程发展的阶段性

温病的病程发展具有阶段性特征，这是温病区别于内伤杂病的重要标志之一。温病病程的阶段性，是由在温邪作用下，卫气营血与三焦所属脏腑的功能失调和实质损害具有规律性变化所决定的，故这种病变过程的阶段性变化，可用卫分证、气分证、营分证、血分证，以及上焦证、中焦证、下焦证来概括。叶天士《温热论》："大凡看法，卫之后方言气，营之后方言血。"吴鞠通《温病条辨》："温病由口鼻而入，鼻气通于肺，口气通于胃。肺病逆传则为心包，上焦病不治，则传中焦，胃与脾也；中焦病不治，即传下焦，肝与肾也。始上焦，终下焦。"此皆论述了温病的发展规律和阶段特征。温病病变初期，温邪大多袭于肌表，表现为恶寒发热等表证的病理改变，多为正盛邪轻；温病中期阶段，邪正剧烈相争，属正盛邪实，多表现为高热、神昏、斑疹、出血等里实热证的病理改变；温病后期阶段，多属邪少虚多，干咳少痰、口干咽燥、舌光红少苔等肺胃阴伤或低热颧红、咽干齿燥、舌干绛枯痿等肝肾阴伤的证候表现较为突出。总体而言，温病前期阶段邪在卫分、气分，病变以肺、胃、大肠为多，多以人体的功能失常为主；中后期阶段，病邪入营动血，深入下焦耗损肝肾阴精，则病变多以实质损害为主。

温病的病变发展趋势，一般为病位由表入里，病势由浅入深，病情由轻转重，病性由实致虚。即温病发病初起，大多从卫分表证开始，病位较浅，病情较轻。随着病程发展，病邪内传入里，病情随之加重，出现里热实证。如病变继续发展，则可出现邪热更甚而正气虚衰，或邪热虽退但正气衰败的危险证候。

四、临床表现的特殊性

温病的临床表现具有一定的特殊性，这些表现既是区别于其他疾病的客观依据，也是各种温病的共同特征。概括起来有以下几方面：

（一）起病急，传变快

温病大多起病急骤，传变迅速。所谓起病急骤，是指患者有较确切的近期发病时日。病变过程中传变较快，变化较多，病情严重者，可一日一变，甚或"一日三变"。这与一般内科杂病的起病情况和演变过程明显不同。不过，某些湿热类温病如湿温起病相对较缓，传变较慢，所以上述的"急""快"也是相对而言的。

（二）以发热为主症，热象偏重

发热是温病的主要见症，各种温病自始至终都有发热表现。只是不同类型温病和在温病的不同阶段，发热的性质和具体表现有所不同。所谓热象偏重，不仅是指热势较高，还包括了烦渴、尿赤、舌红、苔黄等一系列"热"的征象。如温病初起邪在卫表时，即表现出发热重恶寒轻、舌边尖红、脉浮数等特点，邪热入里后则更是热势壮盛，并伴有心烦、小便黄赤短少、苔黄舌红、脉数等邪热亢盛征象。

（三）易化燥伤阴

温邪为阳热之邪，易于灼伤阴液，尤其是热邪炽盛高热不退时，很容易出现阴液损伤的表现。正如吴鞠通在《温病条辨》中所说："温热阳邪也，阳盛伤人之阴也。"所以在温病过程中易于出现口渴、舌干、唇焦、齿燥、小便短少等阴液受伤的表现。在温病后期，阴伤的表现尤其明显。一般来说，邪在上焦、中焦或卫分、气分阶段，多易损伤肺胃之津液，阴伤的程度尚轻，以口鼻唇咽的干燥征象为主要表现；邪入营血或深入下焦，则阴伤程度较重，常表现为全身性的津枯液涸，肝肾阴精耗竭。

与温热性质的温病不同，湿热性质温病的初起阶段湿重热轻，湿热蕴蒸，化燥伤阴的病理变化并不明显，故较少出现阴液耗伤的干燥征象。一旦湿热化燥化火，其病机变化随即演变为与温热类温病相同，化燥伤阴的病理特点即会显现。

（四）易内陷生变

温邪袭人传变迅速，病程中常因邪热炽盛，正不敌邪，致使邪热深陷于里，出现一系列急重、险恶证候。如热陷血分，迫血妄行所致的皮肤斑疹密布，腔道出血；热邪内闭心包产生的神志昏迷；热陷肝经，热盛动风引起的手足抽搐；邪陷正脱造成的气阴外脱、阳气外脱或内闭外脱，且闭窍和动风常可同时出现。以上见症均属温病严重而危急的证候，如不及时有效地进行治疗，可进一步引起邪热内陷，正气溃败外脱的严重后果而危及生命。温病过程中这些急速出现的重险表现，亦是区别于一般内科杂病的重要特点之一。

第二节 温病的范围及命名

一、温病的范围

温病属于外感疾病的范畴，外感疾病中除了风寒性质以外的疾病都属于温病的范畴。根据历代中医文献记载，温病范围是随着温病学的发展而逐步扩大的。在明清之前，温病所指范围较小，大多数医学文献都是根据《素问·热论》所载的"凡病伤寒而成温者，先夏至日者为病温，后夏至日者为病暑"的认识，把温病仅看作是发生于春季的一种性质属热的外感病。明清以后随着温病学的发展形成，温病的范围逐渐扩大，包含的病种不断增加，如清代温病学代表著作《温病条辨》提出："温病者，有风温，有温热，有温疫，有温毒，有暑温，有湿温，有秋燥，有冬温，有温疟。"将一年四季的多种外感热病归属于温病的范畴。本教材所论述的温病范围，就是以吴鞠通所提出的病种为主要依据，结合其他医家的见解而确定的。包括的病种有：风温、春温、暑温、湿温、秋燥、伏暑、大头瘟、烂喉痧、温疫、疟疾、霍乱等。当然温病所涉及的病种并非仅限于此，如内科中的湿热痢、湿热黄疸等，儿科中麻疹、水痘、百日咳、白喉等，外科中的疮疡痈肿等具有全身发热症状时均可归属温病的范畴，但现已分别按其特点归属于其他学科，故本教材不再予以论述。

西医学中的多种急性感染性疾病，如流行性脑脊髓膜炎、流行性乙型脑炎、肺炎、传染性非典型肺炎、流感、人禽流感、伤寒、肾综合征出血热、登革热及登革出血热、麻疹、流行性腮腺炎、传染性单核细胞增多症、钩端螺旋体病等；少数非感染性的急性发热性疾病，如中暑、夏季热等，具有温病的性质和特点，也可归属于温病的范畴。温病虽然与急性感染性疾病有密切的关系，但温病的病种与急性感染性疾病的病种并不完全相同，某些急性感染性疾病如狂犬病、破伤风等不具有温病的性质，不属于温病的范畴；有些温病如高温中暑、夏季热等，

NOTE

虽具有温病的特点，但不属于急性感染性疾病范畴。

二、温病的命名

对温病的命名大致有 5 种方式。一是根据发病季节命名，如发生在春季的春温、发生在冬季的冬温。二是根据四时主气命名，如风温、暑温、湿温等。因为春天的主气是风，故称风温；夏天的主气是暑，故称暑温；长夏季节的主气是湿，故称湿温。三是把发病季节与主气相结合命名，如秋燥因其发病季节是秋季，秋天的主气是燥，故名秋燥。四是根据特殊的临床表现命名，如大头瘟即是因其头面肿大、灼热疼痛，而定名为大头瘟；烂喉痧即是因其咽喉红肿，甚至糜烂疼痛，肌肤丹痧密布，故命名烂喉痧。五是根据流行特点命名，如将温病中具有强烈传染性甚至引起较大流行的一类疾病称为温疫。

第三节　温病的分类

临床可依据不同温病所具有的某些共性特点，加以分类，有利于临床掌握规律，执简驭繁，指导辨证施治。温病分类的方法大致有以下两种：

一、根据病证性质分类

温病按其病证性质是否兼湿可分为温热与湿热两大类。温热类温病有风温、春温、暑温、秋燥、大头瘟、烂喉痧等。这类温病虽发病季节和感受的病邪不同，但都是温热性质的病邪为患，所以大多发病较急，发展较快，发热显著，易损伤津液，病情严重者可出现热邪内陷，引起昏迷、抽搐、斑疹、出血等危重证候，治疗以清热保津为原则。湿热类温病有湿温、伏暑等。这类温病的病因是湿热相兼为患，湿为阴邪，性质腻滞，缠绵难解，一般起病较缓，发展较慢，初起发热和伤津征象均不显著，治疗重在化湿清热。值得注意的是温热类温病在病变过程中有时也可兼夹湿邪为患，如暑温病可见暑热夹湿之象，但是以温热为主，兼湿为次。而湿热类温病虽为湿与热合，但在发展过程中随着湿邪化燥，热邪化火，其病证性质也可由湿热相兼转化为纯热无湿的火热之证，临床表现和病机变化也就与温热类温病殊途同归。所以虽有温热、湿热之分类，但不能把其完全对立起来，温热与湿热的区分只是相对而言。其实际意义在于掌握温病温热、湿热的病证特点，有助于抓住不同类型温病的辨治要领，从而正确地进行辨证施治和把握其发展转归。

二、根据发病初起的证候特点分类

温病按其发病初起是否有里热证可分为新感与伏邪两大类。新感温病是指初起病发于表，以表热证为主而无明显里热表现的一类温病，如风温、秋燥等。伏邪温病，又称伏气温病，是指初起病发于里，以里热证为主的一类温病，如春温、伏暑等。新感温病初起一般出现表证，其病机传变一般多为由表入里、由浅入深，治疗当以解表为主。伏邪温病初起以里热证为主，其病机传变有两种情况，一为病邪进一步深入，一为病邪向外透解，治疗当以清泄里热为主。区分新感与伏邪的主要意义是在于区别温病发病初起的证候类型，揭示病变的浅深、病情的轻重、传变的趋势，从而有助于临床的辨证论治。

第四节　温病与相关概念

一、温病与伤寒

温病与伤寒都是感受外邪而引起的疾病，都属于外感热病的范畴，二者在概念上有密切的联系，但在病因、感邪途径、病机、证治等方面却有很大的区别。

伤寒有广义、狭义之分：广义伤寒是一切外感热病的总称，凡由外邪引起的外感热病都属于伤寒的范围，其中既有风寒性质的，也包括温热性质的。正如《素问·热论》所说："今夫热病者，皆伤寒之类也。"《难经·五十八难》更具体地指出："伤寒有五，有中风，有伤寒，有湿温，有热病，有温病。"其中中风、伤寒属于风寒性质，湿温、热病、温病则属于温热性质。由此可见，"伤寒有五"之伤寒是一切外感热病的总称，即为"广义伤寒"，而其中之一的伤寒，则为感受寒邪引起的外感热病，属"狭义伤寒"。

温病的范围是随着温病学的发展而逐步扩大的。在《内经》时期，温病只是指发生于春季的某些特殊的外感热病，如《素问·热论》中说："凡病伤寒而成温者，先夏至日者为病温，后夏至日者为病暑。"其所说的"病温"是专指发于春季的伏气温病。而《难经·五十八难》则把温病作为广义伤寒中病种之一，与中风、伤寒、湿温、热病并列。宋代郭雍《伤寒补亡论》中则把温病作为春季多种外感疾病的总称，其中包括了"冬伤于寒至春发者"，也包括了"冬不伤寒，而春自感风寒温气而病者"，还包括了"春有非节之气中人为疫者"。至清代吴鞠通《温病条辨》明确了温病有9种，包括风温、温热、温疫、温毒、暑温、湿温、秋燥、冬温、温疟。由此可见，随着温病学理论的发展，温病的范围逐步扩大，目前已成为多种外感热病的总称，包括了外感热病中除了风寒性质以外的所有病种。

广义伤寒是一切外感热病的总称，而温病作为外感热病中性质属热的一类，应当归属于广义伤寒的范畴，但温病与狭义伤寒是有明显差别的。在温病学发展的早期阶段温病与因感受寒邪引起的狭义伤寒，两者是并列关系。但随着温病理论的发展，温病的范围逐渐扩大，外感热病中的大多数病种包括在温病之内，因此它与狭义伤寒的这种并列关系也就不对称了。在晋唐以前一般都把"寒"邪作为引起外感病的主要病因，从而把一切外感热病都统称为伤寒，认为"寒"虽为冬令主气，但可引起四时外感病。冬感寒邪即时而发的即是伤寒（狭义伤寒）；冬感寒邪伏藏体内至春、夏化热而发的则为温病、暑病。金元以后，随着对外感病认识的加深，开始主张寒温分论。明清以后，温病学形成独立体系，从伤寒中脱离出来，其范围也明显扩大了，目前温病已成为多种外感热病的总称。

温病与狭义伤寒虽同属外感热病，但因证脉治完全不同，临床必须严格鉴别。在病因方面，温病是感受温邪而发病，伤寒是感受寒邪而发病。在感邪途径方面，温邪多从口鼻而入，先犯手太阴肺经或中焦脾胃；寒邪多从皮毛而入，先犯足太阳膀胱经。在病机方面，由于温为阳邪，化热极速，易伤阴液，故病之后期易出现肺胃阴伤或肝肾阴涸之证；寒为阴邪，化热较慢，易伤阳气，故病之后期易出现太阴、少阴阳衰之证。在证治方面，由于温病包括了一年四季发生的多种外感热病，与狭义的伤寒难以进行全面比较，因此这里将温病中风温病与狭义伤寒作一鉴别。风温病初起，邪犯肺卫，肺气失宣，表现为发热微恶风寒、无汗或少汗、头痛咳嗽、口微渴、舌边尖红、苔薄白欠润、脉浮数等，治宜辛凉清透以疏散风热；伤寒初起，寒邪束表，卫阳被郁，表现为恶寒重、发热头痛、关节疼痛、口不渴、舌苔薄白而润、脉浮紧等，治宜辛温发汗以祛风散寒。

二、温病与温疫

温疫是温病学中具有特定含义的疾病名称，它与温病在概念上既密切相关又有所区别。

疫是指具有强烈传染性和流行性的疾病。《说文解字》说："疫，民皆疾也。""疫"作为疾病名称，主要是突出疾病的传染性和流行性的特点。这类疾病在性质上亦有寒、热、湿、燥的不同，包括范围较为广泛。

温疫是指温热性质的一类疫病，是温病中具有强烈传染性并引起流行的病种。另外，在古代文献中还有"瘟疫"名称的记载，它与温疫的含义不同。其所说的"瘟"实与疫相同，亦是指疾病的强烈传染性和流行性，而不是指疾病的温热性质。所以瘟疫为一切疫病的总称，它既包括温疫，也包括寒疫、湿疫、燥疫等。

温病是所有具有温热性质外感疾病的总称，既包括了具有强烈传染性和流行性的一类温病，也包括了传染性、流行性较小及少数不具传染性的温病。温疫则是指温病中具有强烈传染性和流行性的一类，所以温疫属于温病范围。为了体现其传染和流行的特点，区别于一般温病，所以称为温疫。王孟英在《温热经纬·湿热病篇》中引喻嘉言的话说："湿温一证，即藏疫疠在内，一人受之则为湿温，一方受之则为疫疠。"就是说温病中湿温病，在散发的情况下，则称为湿温，若引起大范围传染流行时，则可称之为疫疠。由此可见，温病与温疫概念的区别就在于其传染性和流行性的强弱方面。

三、温病与温毒

温病与温毒在概念上的关系和温病与温疫一样，亦是既有联系，又有区别。

在古代中医文献中，有关温毒的含义大致有两种：一为病名，即指具有独特表现的一类疾病，即温毒疾患；二为病因，即温热毒邪。本节主要阐释前者，后者将在病因章中讨论。

温毒作为疾病名称主要是指因感受温热毒邪引起的一类具有独特临床表现的急性外感热病。它除了具有一般急性温热疾病的症状表现外，还具有局部红肿热痛，甚则溃烂，或肌肤密布斑疹等特征。包括了多种温热疾病，如大头瘟、烂喉痧、痄腮等。如雷少逸指出："然有因温毒而发斑、发疹、发颐、喉肿等，不可不知。"可见，温毒是包括了多种具有"毒"的特殊表现温病的统称。

古代医家对温毒疾病概念的认识不尽一致。温毒之名最早见于王叔和《伤寒例》，该书载："阳脉洪数，阴脉实大者，更遇温热，变为温毒，温毒为病最重也。"其意是指冬伤于寒，伏而未发，过时又遇温热之邪而发病，临床症状较严重的一种疾病。《肘后方》中明确指出了"温毒发斑"的临床特点为肌肤发出斑疹。其后，郭雍《伤寒补亡论》中对温毒的病因病机和临床表现作了较系统的论述，认为温毒一病，既非伤寒，又非温病，为冬季先感受冬温不正之毒，又感受寒邪，毒为寒所折，毒不得入，亦不能退，到天气暄热去其外寒而温气得通，郁于内的热毒得以向外而伤及肌肤，致皮肤出现斑疹如锦纹，或烂为疮。除此以外，有的医家认为温毒是发生于温病、伤寒之中的一种特殊病证，如熊立品在《瘟疫传症汇编》中所说："温毒：凡伤寒、瘟疫并各种温病，初感外邪未得解散，留滞经络、肌肉、脏腑，杳无出路，常于颈、项、胸、胁、腰、膀、胫中忽然掀肿，或小如李实，或大如覆杯，坚硬红晕，痛如锥刺，畏寒作热，脑闷头昏。"而《温病条辨》则把大头瘟、蛤蟆瘟等作为温毒："温毒，咽痛喉肿，耳前耳后肿，颊肿，面正赤，或喉不痛，但外肿，甚则耳聋，俗名大头瘟、蛤蟆瘟……"可见，不同的医家对温毒所指的范围及其临床表现的描述不完全一致。

因此，温病为温热性质外感热病的总称，温毒因其具有显著温热性质这一特点而隶属于温病范围，即为温病中具有肿毒或发斑表现的一类特殊病种。

小结

温病是感受温邪引起的，以发热为主症，多具有热象偏重、易化燥伤阴等特点的一类急性外感热病。温病的共同特点包括：有特异的致病因素，多具有传染性、流行性、季节性和地域性，病理变化有规律性，临床表现有特殊性。温病属于外感疾病的范畴，外感疾病中除了风寒性质以外的疾病都属于温病的范畴。温病可根据病证性质分为温热与湿热两大类，也可根据发病初起的证候特点分为新感与伏邪两大类，以便执简驭繁，指导临床辨证治疗。温病与伤寒都是感受外邪而引起的疾病，都属于外感热病的范畴，从概念而言，温病属于广义伤寒范畴，与狭义伤寒是并列关系。温疫与温毒均是温病中具有特殊表现的一类疾病，属于从属关系。

思考题

1. 如何理解温病的概念？
2. 简述温病的特点。
3. 怎样理解温病病机变化的规律性和临床表现的特殊性？
4. 温病的分类依据是什么？对临床有何指导意义？
5. 简述温病与伤寒在概念上的联系与区别。

第三章　温病病因与发病

温病的病因是温邪，而人体感受温邪以后能否发病还取决于人体正气的强弱，并与自然、社会因素等有密切关系。掌握各种温邪的致病特点，有助于把握温病的病机演变规律，对温病的辨证施治有重要的指导意义。

第一节　温病的病因

温病的致病原因是外感温邪。所谓温邪是指外邪中具有温热性质的一类病邪。这类病邪除了风热、暑热、湿热、燥热等病邪外，还包括了传统称为"伏寒化温"的温热病邪、温毒病邪及疠气等。这些导致温病发生的邪气具有共同的特性，主要表现在：①从外侵袭人体，多由口鼻或皮毛而入，致病迅速。②致病与时令季节相关。各种温邪的发生及致病多有一定的季节相关性，故又称之为时令温邪，或简称时邪。③温热性质显著。温邪致病后，会出现发热及相关热象。④不同温邪初起入侵人体的部位有别，如风热病邪首犯手太阴肺经，暑热病邪侵犯足阳明胃经，湿热病邪多以足太阴脾经为主要病变部位等。

古代医家根据"外感不外六淫，民病当分四气"的认识，认为温病的致病原因亦主要是四时"六淫"为患，只是在性质上具有属热的特点。传统六淫学说是根据四时不同的气候变化，联系发病的季节性和临床特点，而对病因作出的理论概括。它贯穿了人与自然相适应的"天人相应"和"审证求因"的思想。在长期的临床实践中，古代医家逐步体会到，温病的发生之所以具有独特的规律而有别于内伤杂病，其根本原因就在于它的病因是感受外界致病之邪。但由于历史条件的限制，对外邪的认识只能根据临床观察和实践体验，把人体能明显感觉到的气候变化看成是外感病的致病原因，从而形成了"外感不外六淫"的病因学说。同时，传统中医既把"六淫"作为外感病的主因看待，又通过症、舌、脉等分析，在实践中已形成了一套"审证求因""审因论治"的理论体系，一直有效地指导着临床实践。

从现代角度分析，温病涉及包括大多数急性传染病在内的感染性疾病，其致病原因主要是病原微生物的感染。同时，由于四时气候的不同和变化，可影响自然界中微生物的生长繁殖和传播媒介，并可影响机体的体质和防御能力。除此之外，还有包括环境等其他因素也可作用于机体，导致温病的发生，如外环境的辐射、地理位置、高温工作环境等。因此，今天对传统外感"六淫"的认识，不能简单归咎于单纯的气候变化，而应看成是包括了气候、病原微生物、辐射、地理和生活、职业环境等在内的多种生物、物理、化学等因素综合作用的结果。只是限于历史条件，古人不可能全面认识罢了。

同时，还应该认识到，"六淫"病因学说的意义实际已不仅限于阐明温病的发生原因，更重要的是在于指导临床治疗。它已成为中医指导临床辨证施治的重要理论基础之一。掌握"六淫"病因理论，重点在于明确每一病邪的特异性及其致病规律，临床上可以通过对不同病候特点的分析，正确推断出其致病原因，进而针对病因采取相应的治疗方法。因此，把握温邪各自的致病特点，对于掌握相应温病的发生发展规律并进行诊治具有重要作用。

一、风热病邪

具有风热性质的外感病邪称之为风热病邪。感受风热病邪而引起的温病称为风温。风热致病以春季为多，因风为春令主气，此时阳气升发，气候温暖多风，故易形成风热病邪。但如冬令气候反常，应寒反暖，亦可形成风热病邪而发为风温，因其于冬季致病，故又称为冬温。风热病邪具有以下致病特点。

（一）先犯上焦肺卫

风邪具有升散、疏泄的特性，人身肺位最高，风热侵犯人体，肺经首当其冲，正如叶天士在《三时伏气外感篇》中所说："肺位最高，邪必先伤。"肺主气其合皮毛，肺受邪袭，卫表亦为邪郁。故风热病邪致病，初起症见发热、微恶风寒、头痛、少汗、咳嗽、口微渴、苔薄白、舌边尖红、脉浮数等肺卫表证。

（二）易伤肺胃阴津

风与热均属于阳邪，风热相搏，最易耗伤阴津，叶天士在《温热论》中指出："风夹温热而燥生，清窍必干，谓水主之气不能上荣，两阳相劫也。"风热病邪初起以肺经为病变中心，继则留于肺胃，正如陈平伯所云："人身之中，肺主卫，又胃为卫之本，是以风温外薄，肺胃内应，风温内袭，肺胃受病。"故风热病邪多耗伤肺胃阴津。

（三）病情变化迅速

因风邪"善行数变"，温邪又具有"热变最速"的特性，故风热病邪入侵人体，变化较快。如初起邪在肺卫，易逆传心包，出现神昏谵语、舌謇肢厥等危重证候，正如叶天士《温热论》所说："温邪上受，首先犯肺，逆传心包。"若患者正气抗邪有力，或治疗得当，风热之邪消退也较快，一般病程不长。

二、暑热病邪

具有暑热性质的病邪称之为暑热病邪。暑为夏令主气，与热、暍实同，性属火热。《说文解字》称："暑，热也。"又说："暍，伤暑也。"故王孟英说："暑也，热也，暍也，乃夏令一气之名也。"朱丹溪指出：暑属"盛热之气，火也"。暑热病邪的形成主要与炎夏高温的气候条件有关，所以其致病具有明显的季节性。因感受暑热病邪所致的温病有暑温、中暑等。暑热病邪具有以下致病特点。

（一）先入阳明气分

暑为火热之邪，其性酷烈，传变极速，往往不拘表里，不以渐次。所以暑温初起大多一病即邪入气分而无明显卫分过程。临床以壮热、大汗、头晕面赤、心烦口渴、脉象洪大等暑热炽盛于阳明的证候为主要表现。叶天士说"夏暑发自阳明"，即概括指出了暑热病邪的这一致病特点。

（二）易于损伤津气

暑性炎热酷烈，不仅易于劫灼津液，而且易于损伤元气，临床可见身热、汗出、口渴、齿

NOTE

燥、神倦、脉虚等症状。如耗气伤津太过，可致津气两脱而危及生命。《素问·举痛论》说："炅则气泄。""炅则腠理开，荣卫通，汗大泄，故气泄。"此即指出了暑邪伤津耗气的致病特点。

（三）易入厥阴，闭窍动风

暑性属火，与心气相通，伤人急速，王孟英说："暑是火邪，心为火脏，邪易入之。"暑性酷烈，暑热病邪既可直中心包，也可由气分深入营血。暑邪入于厥阴，可引动肝风，闭塞机窍，出现高热、卒然神昏、抽搐之候。若暑热病邪从外直中于心包，称为暑厥；若暑热动风，称为暑痉、暑风、暑痫；暑邪还可动血出现咯血之变。

（四）易于兼夹湿邪

暑邪虽属火热之邪，但其致病每易兼夹湿邪，这种暑热兼夹湿邪的病邪，又称为暑湿病邪。这是因为炎夏之季，天暑下迫，地湿上腾，暑热既盛而湿气亦重，所以暑热为病往往夹有湿邪而成暑温兼湿之证。又因为炎夏盛暑之季，人们每喜恣食生冷，贪凉露宿，以致暑邪又常夹湿兼寒而成暑湿兼寒之证。

关于暑邪是否夹湿，古代医家有"暑必兼湿"与"暑易夹湿"两种不同见解。以叶天士、章虚谷为代表的医家认为暑必兼湿。如叶天士说："长夏湿令，暑必兼湿。"章虚谷说："盖夏至以后，相火湿土二气交会，合而为暑。"而以王孟英为代表的医家认为：暑乃天之热气，纯阳无阴，虽可夹湿，但非必然。他强调："暑与湿原是二气，虽易兼感，实非暑中必定有湿也。"结合临床来看，暑易夹湿之论更符合临床实际。

三、湿热病邪

具有湿热性质的病邪称之为湿热病邪，因感受湿热病邪而引起的温病称为湿温。湿热病邪四季均可产生，但以长夏季节为甚。因长夏之季暑气犹盛，湿易蒸腾，且雨水较多，湿气偏重，故易形成湿热。湿热病邪具有以下致病特点。

（一）病位以中焦脾胃为主

脾为湿土之脏，胃为水谷之海。湿土之气同类相召，故湿热之邪始虽外受，但好犯中焦脾胃。所以湿温病的病变多以脾胃为主，而见有脘痞、腹胀、呕恶、便溏等湿困脾胃、升降失司的症状。

（二）易于困遏清阳，阻滞气机

湿为重浊阴邪，侵犯人体后极易困遏清阳，阻滞气机。所以湿温初起阳热之象多不太显著，而以身热不扬、恶寒、身重等湿困卫阳见症，以及头重如裹、脘痞腹胀等湿阻气机的见症为主要表现。后期阶段，还可因湿困日久伤及阳气而产生湿盛阳微的变化。

（三）病势缠绵，传变较慢

湿性黏腻淹滞，与阳热之邪相搏，胶着难解，如油入面，侵入人体后多滞着难化，不若寒邪之一汗可解，温热之一清可除。且病程中化热较缓，传变较慢，所以湿温病大多病程较长，缠绵难解，且瘥后易于复发。

四、燥热病邪

具有燥热性质的病邪称之为燥热病邪。感受燥热病邪而引起的温病是秋燥中之温燥。燥为秋令主气，具有干燥的特性，其性质亦有属寒属热的不同，这主要与秋令气候的偏凉偏热有着密切关系。燥热病邪是在"秋阳以曝"的温燥气候条件下形成的。其致病具有如下特点。

（一）病位以肺经为主

燥金之气内应于肺，侵袭人体多从口鼻上受犯于肺经。所以秋燥病初起除有发热、微恶风寒等肺卫见症外，必有咳嗽少痰、鼻干咽燥等肺燥见症，这是燥邪致病的主要特点。

（二）易致津液干燥

燥邪具有干燥的特性，易于消耗津液，而燥热之邪则更为显著。所以温燥初起必有明显的津液干燥见症，如唇干鼻燥、咽喉干燥、口干而渴、干咳无痰或少痰、舌苔少津等。病变过程中尤多肺胃阴伤见症。少数严重病例后期可损及下焦肝肾之阴。

五、温热病邪

历代医家根据《素问·生气通天论》"冬伤于寒，春必病温"的论述，认为冬感寒邪，当时未发病，至春则内伏之寒邪化热，从内而发为温病。这种"伏寒化温"而形成的致病因素实质也就是春季的一种温邪，因其不兼具风、暑、湿、燥等病邪的性质，而以温热性质为著，故称之为温热病邪。又因其致病有初起即见里热证的特性，所以历来视其为伏气温病。感受温热病邪引起的温病称为春温。温热病邪具有以下致病特点。

（一）初起即见里热证

温热病邪内郁而发，或因时令之气引发，起病急骤，初病即见里热炽盛证候。其发于气分者，症见灼热、烦渴、尿赤、舌红苔黄等；发于营（血）分者，初病即见身热、斑疹、神昏，或有出血倾向、舌绛等。若新感引发，则兼见表证。

（二）易闭窍、动风、动血

由于温热病邪的温热特性突出，里热炽盛而易化火生毒，多见闭窍、动风之变而发生神昏、痉厥。郁热内炽，易内迫血分，损伤血络，迫血妄行，出现斑疹显露或腔道出血等症状。

（三）易耗伤肝肾真阴

由于温热病邪伤人病位深而邪热重，故极易耗伤阴液。初起即可见烦渴、小便短赤、便秘等症；病程中阴伤症状突出；病程后期易伤肝肾真阴，出现低热、颧赤、口燥咽干、脉虚神倦，或手足蠕动、舌干绛而痿等症。

应注意将温热病邪与温邪概念区别开来。温邪是温病致病因素的总称，而温热病邪则是春季的一种温病病因，属于温邪范畴。

六、温毒病邪

温毒病邪是具有温热性质，且局部有肿毒特征的一类温邪。因其致病与时令季节相关，并能引起流行，故又称为时毒，包括风热时毒、暑热时毒、湿热时毒、温热时毒等。温毒病邪具有以下致病特点。

（一）攻窜流走

温毒病邪可内攻脏腑，外窜经络、肌腠，上冲头面，下注宗筋、阴器，其病变部位的差异与温毒病邪的性质及感邪轻重有关。如温毒攻肺，可使肺失清肃，或肺气壅滞，甚则化源速绝；温毒攻心，闭塞机窍，则出现神昏谵语，或引动肝风发生痉厥；温毒窜扰肌腠、血络，可致肌肤丹痧、斑疹密布等。

（二）蕴结壅滞

温毒病邪客于脉络，可致局部血脉阻滞，毒瘀互结，而形成肿毒特征，局部出现红肿疼痛，甚则破溃糜烂等。若病变在上，则多发于咽喉部位；若温毒结于阴器，可致睾丸肿胀疼痛。温毒引起的肌肤斑疹或皮下结节也与其蕴结壅滞的致病特点有关。

七、疠气

疠气亦称戾气，是指致病暴戾，有强烈传染性并能引起较大范围流行的一类温邪。其形成与非时之寒暑、疾风淫雨、久旱大涝等气候反常有关，亦与某些地域的特殊气候地理环境有关，如岭南地区山岚瘴气较易形成疠气。此外，战乱之后及灾荒之年，环境卫生恶劣，均易致疠气的形成。疠气的属性有寒热之分，属温热性质者能引起温疫的发病、传染和流行。疠气致病具有如下特点。

（一）其性暴戾，致病力强

疠气致病往往无问老幼，触之即病。

（二）具有强烈的传染性，易于流行

疠气致病来势凶猛，传染性极强，在短时间内可引起疫病的大面积流行。

（三）多从口鼻而入，有特异的病变定位

疠气的感邪途径以口鼻为主，即通过空气或饮食侵入人体。不同性质的疠气，对脏腑经络有不同的定位倾向：如湿热性质的疠气多先犯于膜原；燥热性质的疠气多客于阳明胃腑。

（四）病情严重，病势凶险

疠气侵袭人体，发病迅速，传变极快，症状复杂多变，病情险恶，致死率高。如《温疫论》所说："此一日之间而有三变。""缓者朝发夕死，急者顷刻而亡。"

疠气是六淫邪气中具有强烈传染性的一类致病因素，故疠气也未脱离六淫邪气的范畴，仍可按六淫邪气的属性进行辨证论治，由于疠气引起温病传染、流行，故应重视和采取相应的防疫措施。

现将温病常见病因及致病特点归纳为表3-1。

表3-1　温病常见病因及致病特点

常见病因	主要致病特点
风热病邪	先犯上焦肺卫；易伤肺胃阴津；病情变化迅速
暑热病邪	先入阳明气分；易于损伤津气；易入厥阴，闭窍动风；易于兼夹湿邪
湿热病邪	病位以中焦脾胃为主；易于困遏清阳，阻滞气机；病势缠绵，传变较慢
燥热病邪	病位以肺经为主；易致津液干燥
温热病邪	初起即见里热证；易闭窍、动风、动血；易耗伤肝肾真阴
温毒病邪	攻窜流走；蕴结壅滞
疠气	其性暴戾，致病力强；具有强烈的传染性，易于流行；多从口鼻而入，有特异的病变定位；病情严重，病势凶险

第二节　温病的发病

发病是指疾病发生的机理和规律。温病发病学的内容包括温病的发病因素、感邪途径及发病类型等。

一、发病因素

影响温病发生及流行的因素是多方面的，除了感受温邪外，还与人体正气状态、自然因素及社会因素等密切相关。

（一）人体正气

在导致温病发病的因素中，人体的防御能力即正气的强弱，是一个决定性的因素。根据《素问·刺法论》"正气存内，邪不可干"的理论，温邪能否侵入人体发病，取决于人体正气的强弱及邪气的盛衰，即温邪只有在人体正气不足，防御功能减弱，或病邪的致病力超过了人体的防御能力的情况下，才有可能导致发病。《灵枢·百病始生》说："风雨寒热，不得虚，邪不能独伤人。卒然逢疾风暴雨而不病者，盖无虚，故邪不能独伤人。此必因虚邪之风，与其身形，两虚相得，乃客其形。"明确指出了人体正气不足是导致外邪侵犯人体发病的一个决定性因素。

体质也是影响温病发生的重要因素，如素体脾虚湿盛体质，易于外感湿热之邪，发生湿温，即薛生白所谓："太阴内伤，湿饮停聚，客邪再至，内外相引，故病湿热。"而春温的发生与阴精亏虚密切相关，如邵新甫所说："冬伤于寒，春必病温者，重在冬不藏精也。"素体阴精亏虚，易于感受温热病邪而发病。

（二）自然因素

外界环境中的自然因素与温病的发生也有着密切的关系，其中特别是气候的变化对温病的发生有着重要的影响。就一年四季而言，由于时令气候的不同，对温病病邪的形成、传播和机体的反应性及防御功能，都会产生不同的影响，从而可导致不同类型温病的发生。例如，在夏季气温偏高，雨多湿重的自然条件下，不仅湿热之邪易于形成，而且人体的脾胃运化功能亦易呆滞，所以易致暑湿或湿热为病。至于气候的异常变化，如暴寒暴暖、久旱淫雨等，更是导致温病发生和流行的一个重要因素，如巢元方在《诸病源候论》中说："皆因岁时不和，温凉失节，人感乖戾之气而生病，则病气转相染易，乃至灭门，延及外人。"除气候外，现代越来越复杂的外环境，如各种辐射、特殊职业环境、地理环境等，也是影响温病发生的重要因素。

（三）社会因素

社会因素包括经济水平、营养状况、体育活动、风俗习惯、卫生设施、防疫制度等，都会影响到人们的健康水平和防御温病的能力，对温病的发生和流行也有重要的影响。从温疫流行的资料可知，在中国古代社会，广大人民生活水平低下，营养不良，体质较差，抗病力弱，且经济文化落后，卫生防疫设施较少，加上战争频繁，灾荒不断，社会动荡，人口流动迁徙，所以经常导致温病的发生和流行。中华人民共和国建立后，社会安定，经济发展较快，人们安居乐业，同时又确立了"预防为主"的方针，对传染病采取了一系列防治措施，从而有效地控制和降低了多种急性传染性温病的发生与流行，其中一些被称为瘟疫的烈性传染病，如霍乱、鼠疫、天花、脊髓灰质炎等已基本或完全绝迹，其他温病的发生率和流行程度也大大降低。而在当今世界上有一些国家和地区，或因贫穷落后，或因战火频繁，温疫的发生情况仍较严重。这充分体现了社会因素与温病发生的关系。

二、感邪途径

温邪侵犯人体每因病邪种类的不同而有不同的感邪途径。根据古代医家论述，主要有如下几种。

（一）邪从皮毛而入

皮毛为一身之表，它在卫气作用下，通过正常开合以保持机体内外环境的统一，防御外邪的侵袭。一旦卫外功能下降，皮毛失固，外邪即可乘虚而入，以致形成卫气与外邪抗争，皮毛开合失司的卫表证候。

（二）邪从口鼻而入

《温疫论·原病》说："凡人口鼻之气，通乎天气。"故外界致病之邪每易通过人的口鼻呼吸而侵入机体。由于鼻气通于肺，所以从呼吸经口鼻而侵入人体的病邪，其病位多在上焦手太阴肺。如风温、秋燥等初起以肺经为病变中心的温病，其病邪即是通过口鼻的呼吸而侵入人体。叶天士所说："温邪上受，首先犯肺。"不仅说明了邪从上受的感邪途径，而且指出了上受之邪首先犯肺的病位所在。

口气通于胃，口和胃为人体摄纳饮食的重要器官，故邪从口入者大多因饮食不洁，致邪毒随其侵入人体。如《诸病源候论》所说："人有因吉凶坐席饮啖，而有外邪恶毒之气，随食饮入五脏，沉滞在内，流注于外，使人肢体沉重，心腹绞痛，乍瘥乍发，以其因食而得之，故谓之食注。"邪从口入者，其病位多以中焦脾胃为主，如湿温等湿热性质的温病即属于这一类型。

对温邪入侵途径的认识，是历代医家长期临床观察的结果。明清之前，大多数医家根据《内经》有关"皮毛主一身之表"的理论，以及外感病初起多有皮毛开合失司见症，故认为外邪侵袭人体大多从皮毛而入。明清以后，随着温病学的发展，不少温病学家，如吴又可、叶天士、薛生白等通过临床反复观察，根据温病初起的病位所在，创造性地提出了邪从口鼻而入，首先犯肺，或客于膜原，或直趋中道的感邪途径说，从而使温病感邪途径的理论获得了新的发展，更切合临床客观实际。

三、发病类型

发病类型是指温病发病后在证候上所表现出的不同类型。温病虽然种类很多，但根据其发病后的临床表现，可概括为病发于表和病发于里两大类型，即前人所谓新感温病和伏邪温病。

（一）新感温病

新感温病又简称"新感"，原意是指感受当令之邪即时而发的温病，是与伏邪温病伏而后发相对而言的。新感温病实际是指病发于表的温病。其特点是：初起病多在表，以发热、恶寒、无汗或少汗、头痛、咳嗽、苔薄白、脉浮数等卫表证候为主要表现。其传变趋势是由表入里，由浅入深。由于体质状态不同，抗病力有差异，感邪轻重有区别，故温邪有不传变而自行消退者，有沿卫气营血层次呈渐进性深入者，有自肺卫内陷心营者。一般病情较轻，病程较短。初起治疗以解表透邪为基本大法。代表性的病种如风温、秋燥等。

（二）伏邪温病

伏邪温病又称伏气温病，简称"伏邪"，原意是指感受外邪伏藏于体内过时而发的温病。伏邪温病实际是指病发于里的一类温病。其特点是：初起以灼热、烦躁口渴、溲赤、舌红苔黄或身热夜甚、斑疹、舌绛等热郁于里的证候为主要表现。伏邪温病亦有初起兼见表证而呈表里同病的，习称"新感引动伏邪"。其传变趋向：如伏邪由里外达，为病情好转的表现；如里热进一步内陷深入，则为病情进展的标志，伏邪温病一般病情较重，病程较长。若伏邪不能外达，或透邪不尽则病情反复，变证迭起，病难速愈，古代医家比喻抽蕉剥茧，层出不穷。初起治疗以清泄里热为主，主要病种有春温、伏暑等。

上述两种发病类型的特点是仅就一般情况而言，临床上亦有特殊表现者。如新感温病中的暑温，初起即见气分证候而无卫分过程。伏邪温病亦有初起兼见表证而呈表里同病的。并且伏邪温病的里热证候，其病位、病机亦各有不同，所以前人有邪伏募原、邪伏少阴、邪舍营分等多种邪伏部位之说，这亦是根据发病后的不同证候表现而推断出的结论。

新感温病与伏邪温病是两大不同的发病类型（表3-2）。两者从概念上讲虽是以感邪后是否即时发病为区别，实际是根据温病发病初起的不同证候特点，联系发病季节、时令主气的致病规律，通过分析比较而对发病类型作出的理论概括。其临床意义并不在于探究感邪后的即发与伏藏，而主要是为了从理论上阐明温病初起的不同发病类型，区别病位的浅深轻重，提示病机的传变趋向，从而确定不同的治疗方法。

表 3-2　新感温病与伏邪温病比较

鉴别点	新感温病	伏邪温病
发病	感邪后立即发病	感邪后邪气伏藏，过时而发
传变	邪自表解，或由表传里	伏邪自里达表，或向里内陷
证候	初起为表证	初发为里热证，如有外感引发，则可兼表证
病程	病程多较短	病程多较长，伏邪透出不尽，则病难速愈
病情	病情多较伏邪为轻	病情多较新感为重
治疗	初起以解表为主	初起以直清里热为主
代表病种	风温、暑温、秋燥、湿温等	春温、伏暑等

小结

温病的病因是外感温邪。不同的温邪，具有不同的致病特点，风热病邪伤人易先犯上焦肺卫，易伤肺胃阴津，病情变化迅速；暑热病邪致病则先入阳明气分，易于损伤津气，易入厥阴，闭窍动风，易于兼夹湿邪；湿热病邪致病病位以中焦脾胃为主，易于困遏清阳，阻滞气机，病势缠绵，传变较慢；燥热病邪致病病位以肺经为主，易致津液干燥；温热病邪的致病特点为初起即见里热证，易闭窍、动风、动血，易耗伤肝肾真阴；温毒病邪致病则易攻窜流走，蕴结壅滞；疠气的致病特点为其性暴戾，致病力强，具有强烈的传染性，易于流行，多从口鼻而入，有特定的病变部位，病情严重，病势凶险。掌握了温邪的致病特点，有助于把握温病病机演变规律，对温病的辨证施治有重要的指导意义。

影响温病发生及流行的因素是多方面的，除了感受温邪外，还与人体正气状态、自然因素及社会因素等密切相关。对温邪入侵途径的认识，有邪从皮毛而入和邪从口鼻而入之说，温病学家更关注后者，如薛生白所说："湿热之邪，从表伤者，十之一二；由口鼻入者，十之八九。"根据温病发病后的临床表现，可将温病分为新感温病和伏邪温病两大类型。两者从概念上讲虽是以感邪后是否即时发病为区别，其临床意义并不在于探究感邪后的即发与伏藏，而主要是为了从理论上阐明温病初起的不同发病类型，区别病位的浅深轻重，提示病机的传变趋向，从而确定不同的治疗方法。

思考题

1. 什么是温邪？温邪致病有哪些共同特性？
2. 试述风热病邪、暑热病邪、湿热病邪、燥热病邪的形成特点与致病特点？
3. 温热病邪、疠气及温毒病邪的致病特点主要有哪些？
4. 影响温病发生的因素有哪些？试述体质因素在温病发病中的作用。
5. 试述新感温病和伏气温病的概念及临床意义。

第四章　温病的辨证理论

温病辨证是以卫气营血和三焦辨证理论为指导的。前人在长期的临床实践中，逐步体会到：温邪侵犯人体发病后的病机变化，主要表现为卫气营血和三焦所属脏腑的功能失调和实质损害。由于人体卫气营血和三焦脏腑各有特定的生理功能，因此发生病理变化后的临床表现亦各有异。临床上只要掌握了这些证候特点，就能正确地进行辨证施治。

卫气营血辨证和三焦辨证作为温病学的理论核心，其临床意义主要在于：①分析温病病机变化的理论基础。温病发展过程中，由于病邪性质、传变途径、治疗当否、机体反应性等不同可以出现许多错综复杂的证候，以卫气营血和三焦有关病机理论作指导进行分析，便可明确其病变机理。②辨别温病不同证候类型的纲领。在分析多种证候病变机制的基础上，还可用卫气营血和三焦辨证来区分其证候类型，用卫分证、气分证，或营分证、血分证，以及上焦病证、中焦病证和下焦病证规范和统一温病错综复杂的证候，以便提纲挈领，把握要点。所以卫气营血和三焦辨证既是病机理论，又是辨证纲领。③识别温病病位层次传变的准则。温病发生发展过程中的证候变化，一般都是卫气营血和三焦病位层次间的病机转变，我们掌握了卫气营血和三焦总的病机变化和证候特点，就能在临床上较准确地把握其传变情况。④确立温病治则治法的主要依据。运用卫气营血和三焦辨证分析多种证候的病机变化、传变情况，区分并归纳其证候类型等的目的在于为正确治疗提供依据。所以说，卫气营血和三焦辨证又是确立温病治则治法的主要依据。

第一节　卫气营血辨证

卫气营血辨证理论是清代温病学家叶天士创立的。叶氏依据温病病机演变的规律性及病程发展的阶段性特点，结合《内经》及历代医家有关营卫气血的论述和自己的实践体会，将营卫气血理论引申发挥，形成了卫气营血辨证理论，以阐明温病病变的浅深层次、病变过程的先后阶段，确定证候类型及指导温病的治疗。

营卫气血由水谷化生，是维持人体生命活动的精微物质，其分布、化生有表里或先后的不同。卫敷布于肌表，气充养全身，卫、气行于脉外；营行于脉中，奉心化赤则为血。卫气营血分布的表里层次差别和化生的先后不同，引申说明温病病变的层次、阶段，以及病情轻重程度。卫气营血的作用各不相同。卫的作用是捍卫肌表，通过卫气的温养分肉、皮肤使肌表固密，抵御外邪入侵。气是腑脏生理活动的动力及整体防御机能的体现。血与营的功能相似，对全身及脏腑起着营养和滋润的作用，如《灵枢·邪客》中所说："营气者，泌其津液，注之于脉，化以为血，以荣四末，内注五脏六腑。"因此，可根据卫气营血功能的失调，判断病变性质，确定证候类型。

一、卫气营血的证候与病机变化

（一）卫分证

卫分证是指温邪初犯人体肌表，导致卫气功能失调而引起的一种证候类型。其主要证候为：发热，微恶风寒，头痛，无汗或少汗，咳嗽，口渴，苔薄白，舌边尖红，脉浮数等。其中以发热与恶寒并见、口微渴为卫分证的辨证要点。值得一提的是，这里讨论的卫分证候是以风热袭表为例的，温邪的种类较多，性质各异，故各种温邪所致的卫分证又略有差异。如燥热病邪所致者，除具上证外，燥象较为明显；而湿热病邪所致者，则又湿象明显，并伴有湿阻中焦气机的证候。临床应注意区别。

卫气是人体阳气的一部分，由肺通过宣发作用输布于人的体表，具有温养肌肤、调节皮毛汗孔和抵御外邪侵袭等作用。温病初起，温邪从上而受，多先犯肺卫。肺与皮毛互为表里，故病变部位以表为主，卫分首当其冲。卫气与邪相抗争，卫气郁而不宣则发热；卫阳为邪所遏，肌肤失却温养，故见恶寒；因系感受温邪，故多表现为热重寒轻。卫气被郁，不能正常调节皮毛开合，则无汗或少汗。头为诸阳之会，温邪袭表，阳热上扰清窍，加之卫气郁阻，经气不利故见头痛。卫气郁阻，肺气失宣则咳嗽。温邪为阳邪，易伤阴津，可见口渴，但病变初起伤津不重故仅表现为口微渴。苔薄白、舌边尖红、脉象浮而数则是温邪在表之征象。总之，卫分证的病机特点是温邪袭表，肺卫失宣。

邪在卫分其病位最浅，病情最轻，持续时间也较短，其转归有三：一是经过及时、正确的治疗，邪由此而解。二是因感邪过重，或失治误治，使病邪传入气分，病势进一步发展。三是可因心气阴素虚，或感邪过重，或失治误治，使病邪由肺卫逆传心包，形成危重病势。

（二）气分证

气分证是指病邪入里，影响人体气的生理功能所产生的一类病变。凡病邪由表入里而未入营动血的一切病证，皆属气分范围。由于病变的所在部位有在胃、脾、肠、胆、胸膈等不同，深入气分的病邪也有温热、湿热的区分，所以其证候表现也各有区别。其中以热盛阳明最具代表性，其临床特点是：身体壮热，不恶寒，但恶热，汗多，渴欲冷饮，舌苔黄燥，脉洪大等。热在气分一般以发热不恶寒、口渴、苔黄为辨证要点。

气是人体脏腑功能活动的物质基础，又是人身整体的防御功能，《内经》形容它如雾露一样地灌溉全身，有"熏肤、充身、泽毛"的作用。邪在卫分不解，向里传变而进入气分，可直接影响气的正常功能。如邪入阳明气分，由于正邪剧烈抗争，必然引起发热加重，且邪在里而不在表，故此时多表现为不恶寒而但恶热。里热蒸腾而津液受伤，每引起汗出量多，大渴引饮，且多渴喜凉饮。气分热盛则苔必由白转黄，脉必洪大有力。就热盛阳明而论，其病机特点主要是：正邪剧争，热炽津伤。

气分病变较卫分更深入了一层，病情较重，其转归有三：一是在正气未衰，抗邪有力的情况下，或经过及时而妥当的治疗，正胜邪退而病愈；二是在邪正剧争过程中，邪盛正却，或失治误治，使温邪进一步深陷营血；三是气分邪热过盛，使津气耗伤过甚，或患者素体元气不足，易致津气欲脱的危重证候出现。

（三）营分证

营分证是指热邪深入，劫灼营阴，扰乱心神而产生的一个证候类型。其主要症状是：身热夜甚，口干但不甚渴饮，心烦不寐，时有谵语，斑点隐隐，舌质红绛，脉象细数等。其中以身热夜甚、心烦谵语、舌质红绛为邪入营分的辨证要点。

水谷之精气，其清者为营，流注脉中，化以为血，有运送营养物质、和调五脏、洒陈六腑、灌输全身、平衡阴阳、增强人体抵抗力等功能。热邪在气分不得清泄，则津灼正亏，致深入营分；或因营阴素虚，邪由肺卫而内陷入营；或体内热邪郁伏，暗耗营阴而病发于营。热陷营分致直接灼伤阴液，则身热夜甚而脉细数；营热蒸腾则口干不甚渴饮而舌质红绛；营为血之清者，与脉相贯，营热及血，热窜血络则斑点隐隐；营气通于心，心主神明，热扰心神则神识异常，轻者心烦不寐，重者谵语、神昏。因此，营分证的病机特点是：营分热盛，热损营阴，心神被扰。

营分病变较气分证为深，较血分证为浅。由于它有外转出气分或内入血分之机，故治之得法，则可外出气分而邪退病减；反之则深入血分而病转危重。大致有这样几种情况：一是在营分的邪热得以转出气分，即原有的营分证症状如身热夜甚、斑点隐隐、舌红绛等消失，仅留下某些气分证症状，这是病情好转的现象。二是在营分的邪热进一步深逼血分，出现了动血症状，如斑疹大量透发、腔道出血等，这是病情加重的表现。这两种不同的转归，主要取决于营热阴伤的程度及治疗是否得当。三是营热亢盛而严重影响到脏腑功能，特别是可内陷手足厥阴，出现神昏、痉厥等症状。这些病变有可能引起正气外脱的危重后果。

（四）血分证

血分证是指热邪深入，引起耗血动血之变而产生的一种证候类型。其临床特点是：身灼热，躁扰不安，或神昏谵狂，吐血、衄血、便血、溺血，斑疹密布，舌质深绛等。其中以舌质深绛、斑疹及出血见症为血分证的辨证要点。

血为营气和津液化成，是人体主要的阴液之一，它运行脉中，周流全身，有输气布津，营养五脏六腑、肢体百骸的功能。营分热邪未能及时透转出气分而久留不解，必进而深陷血分；或卫、气分之邪未解，亦可能径入血分。热邪入血，对所病脏腑、经络造成严重的损害。它除了较原有营分病变加重外，邪热入血，血热炽盛，灼伤血络，迫血妄行，溢于脉外，故见多部位、多窍道的急性出血和斑疹密布。同时，由于血热炽盛，血为热搏而被耗，血受热煎熬而成瘀，阻滞脉络，症见斑疹色紫、舌深绛等。又心主血藏神，热邪入血，扰乱心神则身热、躁扰不安，甚则神昏谵语。因此，血分证的病机特点是：热甚迫血，热瘀交结。

血分证是温病过程中最为深重的阶段，邪入血分为病变的最深层，多见于温病的极期、后期，病多危重。转归有二：一是邪势不减而正气先溃，病情急剧恶化，导致生命危险；二是经过积极恰当的救治，正气恢复，邪势被遏而衰减，则病情趋缓。

二、卫气营血证候的相互关系及传变

人体卫气营血四者之间有着不可分割的密切关系。卫与气以躯体脏腑生理功能活动为主，营与血是营养全身的物质，故卫、气属阳，营、血属阴。卫与气虽同是指功能活动，但其作用范围有表里之分，卫主表而气主里，故卫是气的浅层。营与血同源于水谷之精微，但二者又有区别，营为血中之气，故营较血为浅。叶天士说："卫之后方言气，营之后方言血。"就是从卫气营血的生理、病理方面，概括了温病病邪入侵的浅深层次、病变证情轻重及其相互传变。总的来说，病在卫分浅于气分，而病在血分则深于营分。具体而言，邪在卫分，病位最浅，属表证，持续时间较短，病情最轻；邪在气分为病已入里，邪势转盛，病位深入一层，其病变多影响脏腑的功能活动，病情较邪在卫分为重，但此时正气尚盛，御邪力量较强，如治疗及时，每易驱邪外出，使疾病趋向好转或痊愈；邪热深入营分、血分，不仅营血耗伤，而且心神亦受影响，病情最为深重。

卫气营血这种浅深轻重的 4 个层次的变化，一般可作为疾病发展过程的传变顺序。因为温邪多从卫分开始，而后向里传变，即由卫到气，进而内陷营血，这种发展变化，为温病传变的一般规律。但由于有感邪性质的不同、患者体质的强弱、治疗能否及时恰当等因素的影响，上述传变规律，也不是固定不变的。在临床上有不传和特殊传变两种情况，所谓不传，是指邪犯卫分，经治疗后邪从外解而病愈；所谓特殊传变，是指病发于里，即开始就见气分或营血分病变，而后转出气分，逐渐趋向好转。这种初起即见里证的温病，往往反复性大，病情较重。此外，有卫气同病者，也有气分未罢而内陷营血者，更有外透而复内陷者。这是温病病程发展特殊传变中的又一些不同形式。

要掌握温病的发展变化规律，关键是要抓住卫气营血各个阶段的证候特点（表 4-1）。认清这些证候特点，不仅有助于掌握其病变部位的浅深、病情发展及病机传变的变化，而且能够据此确定治疗方法。叶天士所说的：在卫汗之，到气清气，入营透热转气，入血凉血散血，就是针对卫气营血病变所确立的治则。

表 4-1　卫气营血辨证

证型	病理	临床表现	辨证要点	备注
卫	邪郁卫表，肺气失宣	发热，微恶风寒，头痛，无汗或少汗，咳嗽，口微渴，舌苔薄白，舌边尖红，脉浮数	发热，微恶风寒，口微渴	
气	里热蒸迫，热炽津伤	壮热，不恶寒，反恶热，汗多，渴喜饮冷，尿赤，舌质红，苔黄，脉数有力	壮热，不恶寒，口渴，苔黄	气分证的病变范围广泛，以热盛阳明为代表
营	营热阴伤，扰神窜络	身热夜甚，口干不甚渴饮，心烦不寐，时有谵语，斑点隐隐，舌质红绛，脉细数	身热夜甚，心烦，谵语，舌红绛	
血	动血耗血，瘀热内阻	身热，躁扰不安，神昏谵狂，吐血，衄血，便血，尿血，斑疹密布，舌质深绛	斑疹，急性多部位，多窍道出血，舌质深绛	

第二节　三焦辨证

三焦辨证为清代温病学家吴鞠通所倡导。吴氏依据《内经》对三焦部位的论述，并总结前人和他自己对温病实践的体会，用三焦以阐述温邪在病变过程中由上及下、由浅及深所引起各种病证的发展变化规律，并用以说明病邪所犯脏腑的病理变化及其证候特点，作为指导温病临床辨证论治的依据。

《内经》《难经》用三焦概念将人体划分为上、中、下三部，并论述了三焦的功能。时至汉代，开始涉及三焦的病理变化。到金元时期，对三焦病机研究日臻深入，如金元四大家之一的刘完素，从多方面论述了外感疾病、内伤杂病的三焦病机变化，还将三焦病变作为外感热病的分期，即上焦为初期，中焦为中期，下焦为后期，如他在《素问病机气宜保命集》中称斑疹"首尾不可下者，首曰上焦，尾曰下焦"。首曰上焦者指疾病初期病位在上焦，尾曰下焦者指疾病后期病位在下焦。时至清代，喻嘉言强调温疫的三焦病变定位，他在《尚论篇》中说："然从鼻从口所入之邪，必先注中焦，以次分布上下。""此三焦定位之邪也。"并提出三焦分治原则。温病学大师叶天士在创立卫气营血理论阐明温病病机的同时，还论述了三焦所属脏腑病机变化及其治疗方法。吴鞠通总结前人有关三焦的理论，结合自己对温病的实践体会，给三焦赋予了新的病理概念，创立了三焦辨证理论，以作为温病的辨证纲领。他在所著的《温病条辨》中，分列上焦、中焦、下焦篇，系统论述了三焦所属脏腑的病机及其相互传变的规律，总结出了相应的治疗方药。至此，三焦辨证理论臻于完善。

　　三焦辨证与脏腑辨证，在辨别脏腑病机变化、确定病变部位、病变性质和证候类型等方面，具有相似之处，但三焦辨证还能用于说明温病的发生、发展及传变规律，预测疾病的发展趋向，判断温病的预后。

一、三焦的证候与病机变化

（一）上焦证

　　上焦证主要包括手太阴肺与手厥阴心包的病变，邪在肺经，多为疾病的初起阶段。常见的证候类型有如下几种。

　　1. 邪犯肺卫证　叶天士提出："温邪上受，首先犯肺。"此即指出许多温病初起，病邪先犯于肺。肺合皮毛而统卫，所以温邪犯肺之初主要表现为卫受邪郁及肺气失宣，主要症状有发热、微恶风寒、咳嗽、头痛、口微渴、舌边尖红赤、舌苔薄白欠润、脉浮数等。该证候又称为邪袭肺卫证。由于温邪初侵于肺卫，卫气奋起抗邪，郁而不宣，故发热；温邪犯肺，导致肺气失宣，故咳嗽；肺气不宣，卫气不能正常敷布，肌肤失于温煦，故微恶风寒；温邪属阳邪，性热，易伤津液，故口渴。该证候类型实际上属于卫气营血辨证中的卫分证，其中以发热、微恶风寒、咳嗽为辨证要点。

　　2. 肺热壅盛证　如犯于肺卫的温邪进一步由表入里，肺热亢盛，可造成邪热壅肺，肺气闭阻，主要症状有身热、汗出、咳喘气促、口渴、苔黄、脉数等。该证候类型又称为邪热壅肺证。由于邪热入里，耗伤津液，则可导致身热、汗出、口渴；邪热壅肺，肺气郁闭，可引起咳喘气促；苔黄脉数是里热偏盛征象。其中以身热、咳喘、苔黄为辨证要点。

　　3. 湿热阻肺证　湿热性质的病邪，如湿热病邪、暑湿病邪等，亦可犯于肺，使卫受邪郁，肺气失宣，即吴鞠通所说的"肺病湿则气不得化"。主要症状有恶寒发热、身热不扬、胸闷、咳嗽、咽痛、苔白腻、脉濡缓等。由于湿邪郁于卫表，困遏卫阳，则表现为恶寒；湿热互结，热为湿遏则身热不扬；湿热郁肺，导致宣肃功能失司，则见胸闷、咳嗽、咽痛等；发病的初期，湿邪偏盛，故多见舌苔白腻、脉濡缓等。其中以恶寒、身热不扬、胸闷、咳嗽、苔白腻为辨证要点。

　　4. 热闭心包证　心主神明，而心包代心行令，所以在温病过程中出现神志异常多责之于心包。心包位于上焦，所以心包的病变也属上焦病变。热闭心包是指邪热内陷或内传，引起心包络机窍阻闭，心不能主神明的病机变化。症见身灼热、神昏谵语，甚或昏愦不语、肢厥、舌塞、舌绛等。邪热内闭心包的途径有多种：其中有肺卫之邪热逆传至心包者，称为逆传心包；有气分邪热渐传心营者；有营血分邪热犯于心包者；有外邪直中，径入心包者等。热陷包络，逼乱神明，则见神志异常，如神昏谵语，甚或昏愦不语；心窍为邪热所闭，气血周行郁阻，不能布达四肢，故四末失去温煦而厥冷不温，一般冷不过肘膝；心开窍于舌，包络被痰瘀闭阻故舌塞；心主血属营，邪热犯于心包，易致营血受病，故舌质红绛。其中以神昏、肢厥、舌绛为辨证要点。

热闭心包还常常夹痰兼瘀，正如何秀山所说："非痰迷心窍，即瘀塞心孔。"《温热论》中所说的"平素心虚有痰者，外热一陷，里络就闭"，即指痰热内闭心包之证，症见神昏、喉间痰鸣、舌绛苔垢等。其夹瘀者，多系邪热与瘀血互结，瘀热闭塞心窍所致，症见神昏谵语或神志如狂、唇黑甲青、舌质紫晦等。此外，热闭心包还可兼见其他的证候。如心包邪热亢盛，津液耗竭，不能与阳气维系，或邪热闭阻，消耗心气，均能导致阴阳离决而正气外脱，称为内闭外脱，是热闭心包所引起的危重病变。

5. 湿蒙心包证　湿蒙心包指气分湿热酿蒸痰浊，蒙蔽心包络的病机变化。症见身热、神识昏蒙、似清似昧或时清时昧、间有谵语、舌苔垢腻、舌色不绛、脉濡滑数等，又称为湿热酿痰蒙蔽心包证。因有痰湿蒙蔽心窍，心神困扰，故神志昏蒙，间有谵语；邪留气分，未入营血，故舌质不绛；湿热上泛，故舌苔垢腻。其中以神志时清时昧、舌苔垢腻为辨证要点。

上焦证手太阴肺的病变尤其肺卫证多见于温病初起，病情轻浅，若正气充足，治疗及时妥当多可从表而解，不再传变。上焦手太阴肺病变不解，多传入中焦，导致中焦病变。如邪热犯肺而病变严重者，可导致化源欲绝。化源欲绝是指肺不主气，生气之源衰竭的病机变化。肺吸纳天气，复与水谷精气结合，积于胸中，名曰宗气。宗气上出喉咙以司呼吸，通过心脉而布散全身。百脉皆朝宗于肺，脏腑、经络、形体均受其荣养，若肺受邪乘，生气之源告困，清气难入，浊气难出，脏腑失养，则可危及生命，症见喘促鼻扇、汗出如涌、脉搏散乱，甚则咳唾粉红血水、面色反黑、烦躁欲绝等。至于手厥阴心包的病变，本已险重，若不能得到及时正确的治疗，则可发生邪气闭于内，正气脱于外的内闭外脱危候。其表现为在昏愦不语的基础上出现大汗淋漓、肢厥加重、脉微细无力或欲绝等症。

（二）中焦证

中焦所包括的脏腑主要是胃、脾、肠等，温邪传入中焦一般属温病的中期或极期。中焦证常见的病证主要有以下几种。

1. 阳明热炽证　热入阳明，里热蒸迫而盛于内外的证候，又称胃热亢盛证。症见壮热、大汗出、心烦、面赤、口渴引饮、脉洪大而数等。足阳明胃为多气多血之经，被称为十二经之海，故其抗邪时阳热极盛，又称为阳明经证。邪热入胃，正气奋起抗邪，邪正剧争，里热蒸迫，外而肌肉，内而脏腑，无不受其熏灼。里热亢盛，迫津外出，故见壮热、大汗出；邪热扰心则心烦；邪热上蒸，则见面红赤；邪热耗伤阴液则口渴而多饮，且渴喜凉饮；脉洪大而数亦是邪热盛于内外的表现。因蒸腾之热弥漫内外而未里结成实，故称其病理变化为"散漫浮热"或"无形热盛"。其中以壮热、汗多、渴饮、苔黄燥、脉洪大为辨证要点。

2. 阳明热结证　肠中邪热与糟粕相结，耗伤阴津，肠道传导失司的证候，又称热结肠腑证或阳明腑实证。症见日晡潮热，或有谵语，大便秘结或热结旁流，腹部硬满疼痛，舌苔黄黑而燥，脉沉实有力等。由于里热结聚于肠道，而午后阳热较盛，邪正交争加剧，故发热日晡益甚；胃肠邪热可扰乱心神，故谵语；肠道热结津伤，传导失职，故大便秘结不通，或热迫津液从燥结旁流而表现为下利稀水，其气臭秽；肠道中燥屎热结阻塞，气机不通，故腹部硬满疼痛；腑实津伤则舌苔老黄而干燥，甚则可见黑燥之苔；脉沉实有力是肠腑热结之征。其中以潮热、便秘、苔黄黑而燥、脉沉实有力为辨证要点。

此外，还有因邪热损伤肠络，血溢肠间，而致肠腑蓄血者，症见身热夜甚、神志如狂、大便色黑等，如吴又可说："尽因失下，邪热久羁，无由以泄，血为热搏，留于经络，败为紫血，溢于肠胃。"该证病位虽也在肠腑，但属邪热与瘀血相结，与阳明热结之证邪热与燥屎相结不同。

3. 湿热中阻证 湿热性质的病邪，如湿热病邪、暑湿病邪等困阻于中焦脾胃的证候。湿热中阻证因湿热之偏盛不同而有不同的表现：湿重热轻者，脾气受困，气机郁阻，症见身热不扬，胸脘痞满，泛恶欲呕，舌苔白腻，或白厚，或白苔满布，或白多黄少等。由于热处湿中，热势为湿邪所遏，故身热不扬；湿困太阴，气机不畅，故胸脘痞满；脾失健运，胃失和降，浊气上逆，故泛恶欲呕；舌苔白腻或白苔满布或白多黄少等，均系湿邪偏盛的征象。如湿渐化热，形成湿热并重或热重湿轻者，症见高热持续，汗出而热势不为汗衰，烦躁不安，脘腹痞满，恶心欲呕，舌苔黄腻或黄浊。里热偏盛，故见高热持续；湿热相蒸，故虽汗出而热势不衰；中焦湿热互结，升清降浊受阻，气机失于宣展，则脘腹痞满；湿热中阻，胃气上逆，则恶心呕吐。舌苔黄腻或黄浊，亦为湿热互结的征象。湿热中阻证以身热、脘痞、呕恶、苔腻为辨证要点。

4. 湿热积滞搏结肠腑证 为肠腑湿热与糟粕积滞相搏，肠道传导失职的证候，症见身热，烦躁，胸脘痞满，腹痛，大便溏垢如败酱，便下不爽，舌赤，苔黄腻或黄浊，脉滑数等。肠腑有湿热熏蒸则身热、烦躁；湿邪郁阻气机则胸脘痞满；湿热积滞内阻肠道，气机不通，故见腹痛、便溏不爽；舌赤、苔黄腻或黄浊、脉滑数为湿热内盛之象。其中以身热、腹痛、大便溏垢、苔黄腻或黄浊为辨证要点。

5. 湿阻大肠证 湿热类温病病程中，湿浊闭阻于肠道，湿浊之气不得下泄而蒙上的证候，症见大便不通、神识如蒙、少腹硬满、苔垢腻、脉濡等。本证多因湿热之邪流连气分，阻滞肠道，传导失司所致。肠道湿滞气结，气机痹阻则大便不通；由于大便不通，邪无出路，浊湿弥漫，上蒙清窍则神识如蒙，下闭浊道则少腹硬满；湿浊偏盛则苔垢腻，脉濡。其病机为湿阻肠道，传导失职。其中以大便不通、少腹满、苔垢腻为辨证要点。

温病中焦病证一般发生于疾病的中期和极期，病机总的特点是：病邪虽盛，正气亦未大伤，故邪正斗争剧烈，只要治疗得当，尚可驱邪外出而解。但若邪热过盛或腑实严重，每可导致津液或正气大伤，甚则引起真阴耗竭殆尽，或湿热秽浊阻塞机窍，均属危重病证，可以危及生命。另外，湿热久在中焦，若素体阳气不足则往往湿从寒化，进一步损伤阳气而形成湿胜阳微或寒湿之证。中焦病证如邪气太盛而正气大虚，亦属重危，如《温病条辨》中说，中焦温病死证有二："一曰阳明太实，土克水者死；二曰脾郁发黄，黄极则诸窍为闭，秽浊塞窍者死。"

（三）下焦证

下焦包括肝、肾，温邪深入下焦，导致肝肾的病变，属温病的后期阶段。下焦证常见的病证如下。

1. 肾精耗损证 邪热深入下焦，耗伤肾精，形体及脏腑失于滋养的证候，又称真阴耗伤证。症见低热，神惫委顿，消瘦无力，口燥咽干，耳聋，手足心热甚于手足背，舌绛不鲜干枯而痿，脉虚。由于肾精耗损，形体失养，故神惫委顿、消瘦无力、脉虚；肾精不足，不能上养清窍，则耳聋，即所谓"脱精耳聋"；阴液不能上滋，故口燥咽干；肾阴不足，阴虚内热，症见低热持续、手足心热甚于手足背等；舌绛不鲜干枯而痿为肾阴不足之象。肾精耗损，多由中焦病变发展而来，特别是阳明邪热不去，阴液耗伤过甚，更易引起本证。正如吴鞠通所说："温邪久羁中焦，阳明阳土未有不克少阴癸水者，或已下而阴伤，或未下而阴竭。"如肾阴耗伤过甚，导致阴竭阳脱，可危及生命。肾精耗损证以手足心热甚于手足背、口干咽燥、舌绛不鲜干枯而痿、脉虚为辨证要点。

2. 虚风内动证　肾精虚损，肝木失养，风从内生的病机变化，即所谓"水不涵木"，又称为阴虚风动证。症见神倦肢厥，耳聋，五心烦热，心中憺憺大动，手指蠕动，甚或瘛疭，脉虚弱等。虚风内动是在肾精虚损的病理基础上发展而形成，故有肾精虚损的基本表现；同时，肝为风木之脏，受肾水滋养，如肾水受劫，肝失涵养，筋失濡润，则风从内生，症见手指蠕动，甚或瘛疭；肾水亏耗，不能上济心火，心神不能内舍，则见心中极度空虚而悸动不安，即所谓憺憺大动。虚风内动证以手指蠕动或瘛疭、舌干绛而痿、脉虚为辨证要点。

温病下焦证一般发生于疾病的后期，多为邪少虚多之候。病情虽已缓解，但因阴精已大衰，所以病情仍然较重。若正气渐复，驱除余邪外出则可逐渐向愈。但若阴精耗尽，阳气失于依附，则可因阴竭阳脱而死亡。

二、三焦证候的相互关系及传变

三焦所属脏腑的病机变化和证候表现，也标志着温病发展过程的不同阶段（表4-2）。上焦手太阴肺的病变多为温病的初期阶段；中焦足阳明胃的病变，多为极期阶段；下焦是足少阴肾、足厥阴肝的病变，多为末期阶段。所以吴鞠通提出温病的传变"始上焦，终下焦"。但这是仅就一般病发于表的温病而言。由于病邪的性质不一，其发病初起，并非皆始于手太阴肺经。如湿温初起，其病变重心在足太阴脾，兼邪郁肌表；暑温发病之初即可见中焦阳明病证。另如暑风、暑厥，病一开始即呈足厥阴肝、手厥阴心包见证。正如王孟英所说："夫温热究三焦者，非谓病必上焦始，而渐及于中下也。伏气自内而发，则病起于下者有之，胃为藏垢纳污之所，湿温疫毒，病起于中者有之，暑邪夹湿者，亦犯中焦。又暑属火，而心为火脏，同气相求，邪极易犯，虽始上焦，亦不能必其在手太阴一经也。"所以关于三焦的病程阶段，应根据每一具体疾病而分别对待。

表4-2　三焦辨证

证型		病理	临床表现	辨证要点	备注
上焦	温邪犯肺	卫气受郁，肺气失宣	发热，微恶风寒，咳嗽，头痛，口微渴，舌边尖红赤，舌苔薄白欠润，脉浮数	发热，微恶风寒，咳嗽	
		邪热壅肺，肺气闭郁	身热，汗出，咳喘气促，口渴，苔黄，脉数	身热，咳喘，苔黄	
		湿热阻肺，肺失清肃	恶寒，身热不扬，胸闷，咳嗽，咽痛，苔白腻，脉濡缓	恶寒身热不扬，胸闷，咳嗽，苔白腻	
	邪犯心包	邪热内陷，机窍阻闭	身灼热，神昏，肢厥，舌蹇，舌绛	神昏，肢厥，舌绛	
		湿热酿痰，蒙蔽包络	神志昏蒙，时清时昧，舌苔垢腻，舌红或绛	神志时清时昧，舌苔垢腻	

续表

证型		病理	临床表现	辨证要点	备注
中焦	阳明热炽	胃经热盛，热炽津伤	壮热，大汗，心烦，面赤，口渴引饮，舌红，苔黄燥，脉洪大而数	壮热，汗多，渴饮，脉洪大而数	
	阳明邪结	肠道热结，传导失司	日晡潮热，神昏谵语，大便秘结或热结旁流，腹部硬满疼痛，舌苔黄、灰、黑而燥，脉沉实有力	潮热，便秘，苔黄、灰、黑燥，脉沉实有力	
		湿热积滞，搏结肠腑	身热，汗出不解，烦躁，胸闷痞满，腹痛，大便溏垢如败酱，便下不爽，舌赤，苔黄腻或黄浊，脉滑数	身热，腹痛，大便溏垢，苔黄腻或黄浊	
	湿热中阻	湿热困阻，升降失司	身热不扬，胸脘痞满，泛恶欲呕，舌苔白腻等；或高热持续，不为汗衰，烦躁，脘腹痛满，恶心欲吐，舌红苔黄腻	身热不扬，脘痞，呕恶，苔腻	有湿热轻重区别
下焦	肾精耗损	邪热久羁，耗损肾阴	身热不退，神惫委顿，消瘦无力，口燥咽干，耳聋，手足心热甚于手足背，舌绛不鲜，干枯而痿，脉虚	手足心热甚于手足背，口燥咽干，舌绛不鲜，干枯而痿，脉虚	
	虚风内动	肾精虚损，肝失涵养	神倦肢厥，耳聋，五心烦热，心中憺憺大动，手指蠕动或瘛疭，舌干绛而萎，脉虚弱	手指蠕动或瘛疭，舌干绛而萎，脉虚	

　　三焦所属脏腑的证候传变，一般多由上焦手太阴肺开始，可向中焦阳明传变，致胃热亢盛或热结肠腑，亦可传入心包；中焦病不愈，则多传入下焦肝肾。正如吴氏所说："温病由口鼻而入，鼻气通于肺，口气通于胃。肺病逆传，则为心包；上焦病不治，则传中焦，胃与脾也；中焦病不治，即传下焦，肝与肾也，始上焦，终下焦。"这是一般的传变情况，但并不是固定不变的，在传变过程中，有上焦证未罢而又见中焦证者，亦有中焦证未除而又出现下焦证者。

第三节　温病辨证理论的运用

一、卫气营血辨证与三焦辨证理论的区别与联系

　　卫气营血辨证、三焦辨证的病机变化和证候表现，既有联系，又有区别。如上焦手太阴肺卫的病变，相当于邪在卫分，热壅于肺而无表证的，则属气分范围。上焦热入心包的病变，虽可归属于营分范围，但其病机及证候与卫气营血辨证中的营分证不尽一致，前者主要是邪热炼痰内闭心窍，后者主要是热损营阴而心神被扰。中焦足阳明胃和足太阴脾的病变虽都属气分范围，但邪在气分者并非仅仅限于中焦病变，凡邪不在表而未入营血的病证都属气分病变范围。下焦肝肾的病变和邪在血分则完全不同，前者是热伤肝肾真阴，其证属虚，后者病变不限于下焦，以热迫血溢为主，其证属实中有虚之候。卫气营血辨证与三焦辨证都是用以分析温病病机变化，明确病变部位，把握病势轻重，认识病情传变，归纳证候类型，从而确立治疗方法的理论依据。因此，两者在很大程度上有其共同之处，能够经纬相依，相辅而行。在临床运用时，必须把两者有机结合起来，才能更全面地指导温病的辨证论治。

NOTE

二、温病辨证理论与其他辨证理论的关系及综合运用

（一）温病辨证理论与六经辨证

温病卫气营血和三焦辨证的理论体系，与《伤寒论》的六经辨证体系，都是外感热病的辨证纲领，它们认识外感热病的发展都是由表入里、由浅至深、由轻到重，在内容上也有共同之处并相互联系。在温病学中运用了一些六经辨证的内容，如热邪在足阳明胃的病变、邪在足少阳胆经的病变等。而对湿热之邪伤阳后的病变，亦多以太阴病、少阴病论之。但《温病学》与《伤寒论》研究的内容各有侧重，研究方法也各有特点，卫气营血、三焦辨证论治体系的创立，补充了《伤寒论》六经辨证论治体系在外感病辨治上的不足，是中医学术体系在继承中的重要发展。

（二）温病辨证理论与脏腑辨证、气血津液辨证

温病辨证理论与脏腑辨证、气血津液辨证的关系也十分密切。脏腑辨证理论主要用于指导内伤杂病的辨证，用它来探讨和归纳内伤疾病发生演变过程中，脏腑功能活动失常所引起的病理变化，从而为此类疾病的治疗方法提供依据。气血津液是脏腑功能活动的物质基础，气血津液辨证是用以概括和说明人体气血、津液病机变化的一种辨证方法。卫气营血与三焦辨证虽然代表了温病由表入里、由浅入深的病变层次，但无论在哪个阶段，都必须落实到具体的病变脏腑，否则，就缺乏病变的准确定位，给临床治疗带来一定的盲目性。如在临床上见高热、烦渴、气喘、咳嗽、痰黄、舌红苔黄、脉数，用卫气营血辨证，显然属气分证，但由于气分证的病变涉及的脏腑较多，仅仅定位于气分，而没有落实到脏腑，则难以有效地指导临床治疗。又由于气血津液是人体脏腑功能活动的物质基础和表现形式，故只有落实到某一脏腑的气血津液之上，才能更好地确定治法和方药。同时，在温病过程中，常有伤津耗气、动血瘀血等病变，也须运用气血津液辨证的方法。因此，温病卫气营血和三焦辨证在具体应用时还须与脏腑辨证、气血津液辨证相结合，每以卫气营血、三焦辨证为纲，脏腑辨证、气血津液辨证为目，对温病不同阶段、不同病位、不同性质的病证进行全面的病机分析。

综上可见，正是由于温病辨证理论与六经辨证、脏腑辨证、气血津液辨证等关系十分密切，共同构成完整的中医辨证理论体系，因此，温病辨证理论对中医内科、外科、妇科、儿科等临床各科的医疗实践，均具有重要的指导价值。

小结

温病的辨证理论，包括卫气营血辨证和三焦辨证。它们是在八纲辨证的基础上，以正邪交争为主线，研析温病过程中脏腑营卫气血的病理反应而形成的辨证纲领。卫气营血辨证中的卫气营血虽然与人体生理的营卫气血有联系，但并非是生理概念，而有其特定的内涵。卫气营血辨证以营卫气血构成人体的基本物质为重点，结合与之密切联系的脏腑区分病位。在卫属表证，在气及营血均为里证；卫气病证以功能障碍为主，多见卫表和内脏的正盛邪实证候，营血病证以实质损害为主，多呈虚实并见或邪少虚多的证候。三焦辨证强调上中下三焦所含的脏腑，除上焦肺卫属表外，其他皆系里证；上焦心肺受病，以实热为主，中焦脾胃受病，有实热、湿热之别，下焦肝肾受病，以阴虚夹邪为常见。

在具体运用辨证纲领时，首先熟练掌握卫气营血和三焦的辨证要点，要在掌握各证辨证要

点的基础上，对于卫分证辨证需注意有无里热郁伏，如在恶寒，头痛无汗的基础上，见有高热，烦渴，小便短赤等里热证候，为新感引动伏邪；气分证辨证注意脏腑病变特异表现加以定位；营分证需注意气分之邪是否尽解，动血症状如斑疹显露、绛舌变深等营热深入血分是否有加重趋势和营阴耗损的程度；血分证需注意出血的情况、血脉瘀滞的程度和有无气脱之象。对于上焦证辨证，尤须注意的是手厥阴心包之证较危重，此证发展迅速，证情险恶，若抢救不及时往往导致病人死亡，故尤须多加注意；中焦证辨证注意阳明热盛证，常见到神志异常，多为兼证，阳明热邪一去其昏即已。湿热中阻证则需辨湿热的轻重程度；下焦证的病机重心在于肾阴耗损。总之，邪在三焦诸证的临床辨治，可与卫气营血辨证的卫分证、气分证、营分证和血分证的证型结合应用，使临床辨治更全面。

思考题

1. 温病卫气营血和三焦辨证理论与《内经》中所论述的营卫气血和三焦在概念上有何联系和区别？

2. 卫分证、气分证、营分证、血分证的含义是什么？各自的病理特点、证候表现及辨证要点是什么？

3. 上焦证、中焦证、下焦证各有哪些证型？其病理特点、证候表现及辨证要点各是什么？

4. 如何辨别证候由卫入气、由气入营、由营入血？

5. 卫气营血辨证和三焦辨证在临床上如何相辅运用？

第五章　温病的常用诊法

　　诊断是治疗的先决条件，正确的治疗取决于准确的诊断。温病的诊断方法不外望、闻、问、切四诊，具体有温病特色的诊法如辨舌验齿、辨斑疹白㾦及辨析常见症状等。由于温病具有"急""热""变"等特点，所谓"急"是指起病急，病情重；"热"是指发热，或热象重；"变"是指病情变化快，且易内陷生变。因而熟练而正确地运用温病的各种诊法，能够最大限度地收集进行卫气营血辨证、三焦辨证等所需的临床资料，为准确诊断提供依据。由于治疗的正确与否，取决于辨证的正确与否，而辨证的正确与否，又往往取决于诊察的准确与否，因此掌握温病的常用诊断方法，具有极为重要的临床价值。

第一节　辨舌验齿

　　叶天士提出温病的诊断"必验之于舌""看舌之后亦须验齿"。可见，辨舌验齿是温病特色的诊断方法之一。

一、辨舌

　　舌诊历来为温病学家所重视，甚至超越了诊脉的意义。因为在温病过程中，感邪性质、病位浅深、津液存亡、脏腑虚实等情况，均能在舌象上反映出来，如吴坤安所说："病之经络、脏腑、营卫、气血、表里、阴阳、寒热、虚实，毕形于舌。故辨证以舌为主，而以脉症兼参之。"因此，诊察温病的舌象具有重要的意义。

　　辨舌主要包括辨舌苔、辨舌质及辨舌态3个方面。

（一）辨舌苔

　　温病舌苔的变化主要反映卫分和气分的病变。辨舌苔着重观察舌苔的色泽、润燥、厚薄等方面的变化。

　　1. 白苔　白苔有厚薄、润燥之分。薄者，多主表，病属卫分，一般见于温病初期，病变尚轻浅；厚者，主里，病属气分，多见于湿热为患。润者主津伤不甚，如呈浊腻则提示湿痰秽浊为患，燥者则标志津液已伤。

　　（1）舌苔薄白欠润，边尖略红　舌苔薄而色白，近似常人之苔，唯欠滋润，且舌边尖色红，为温病初起邪袭卫分的征象，多见于风温初起。风寒表证也可见薄白苔，但质地润泽，舌色正常。

　　（2）舌苔薄白而干，舌边尖红　舌苔薄白而干燥乏津，舌边尖红。为温病表邪未解、肺津已伤的征象。

（3）舌苔白厚而黏腻　白苔满布，质地较厚，垢腻润泽，紧贴舌面。为湿热相搏于气分之象，多见于湿温病湿重于热阶段，湿阻气分而湿浊偏盛的病证。

（4）舌苔白厚而干燥　舌面白苔较厚而干燥，舌质多偏红。为脾湿未化而胃津已伤的征象；也可见于胃燥气伤、气不化液之证。

（5）舌苔白腻而舌质红绛　白苔垢腻而舌质红绛，为湿遏热伏之征象，即气分湿邪阻遏而致热邪内郁不能外达。此外，营分邪热为气分湿邪所阻也可见到此种舌象。

（6）白苔滑腻厚如积粉而舌质紫绛　白苔厚而满布无隙，如白粉堆积，润泽滑腻，刮之不尽，舌质紫绛。为湿热秽浊郁闭膜原之象，多见于湿热性质温疫。

（7）白碱苔　舌苔垢白厚粗浊而板滞，状如碱状。为温病胃中有宿滞而兼夹秽浊郁伏之征象。

（8）白砂苔　舌苔白而干硬如砂皮，扪之糙涩，又称水晶苔。为邪热迅速化燥入胃，苔色未及转黄而津已大伤之象。

（9）白霉苔　满舌生白衣，或蔓延到颊颚等处，有如霉状，或生糜点，或如饭粒样附着，或如豆腐渣样，刮之易去。为秽浊之气上泛而胃气衰败之征象，预后多属不良。

总之，舌苔薄者主表，厚者主里，润者津液未伤，燥者主津已伤，厚浊黏腻者主湿痰秽浊，干硬粗糙者主里热实结。白苔所主，一般病情较轻，预后较好，但白苔中的白砂苔、白霉苔、积粉苔却是危重症的表现，其中白砂苔提示里有热结，白霉苔则为正气衰败的征象，苔白如积粉、舌质紫绛为瘟疫凶险之证。

2. 黄苔　黄苔多由白苔转化而来，提示邪热已入气分，有厚薄、润燥之分，诊察需与舌质情况结合起来判断。

（1）薄黄苔　舌苔黄而色淡，苔质较薄，有润燥之分。润者多为邪热初入气分，津伤不甚；燥者为气分热盛，津液受伤。

（2）黄白相兼苔　舌面黄苔微带白色或有部分白苔未转黄色。苔黄白而薄者，为邪热已入气分，表邪尚未尽解；苔黄白而厚腻者，多是气分湿郁化热之征。

（3）黄燥苔　舌苔色黄干燥，苔质不厚，舌质红赤，为气分邪热炽盛，津伤较重的征象。

（4）老黄苔　苔色深黄，质地苍老，或如沉香色，或如金黄色，甚则苔焦躁起芒刺，中有裂纹，为热结肠腑、阳明腑实之象。

（5）黄腻苔　舌面黄苔满布，板贴细腻，润泽多津，为气分湿热内蕴之象。

总之，黄苔为邪在气分之象，主里、实、热证。薄者病浅，厚者病重；润者津伤不甚，燥者为津液已伤；黄而浊腻者系热邪夹湿，黄而厚燥者主里有燥实。

3. 灰苔　灰苔多由黄苔转化而来，诊察应辨析其润燥之不同。

（1）灰燥苔　舌苔干灰而燥，甚则焦燥起刺，为热结肠腑而津液受伤之征象。

（2）灰腻苔　舌苔色灰而腻，润泽多黏液，为温病兼夹痰湿内阻之征象。

（3）灰滑苔　灰苔满布，润泽多津，苔质光滑细腻，多为温病后期阳虚有寒的征象，湿温病因湿邪戕伐阳气而演变为寒湿之证时，可见此舌苔。

总之，灰苔所反映的病理变化，有寒热虚实及痰湿之别。

4. 黑苔　温病的黑苔，大多数由黄苔及灰苔发展而来，往往是病情危重的标志。

（1）黑苔焦燥起刺，质地干涩苍老　舌苔黑而干，中心较厚，焦燥起刺，扪之糙涩无津。

NOTE

多为热结肠腑、肾阴耗竭的征象。

（2）黑苔薄而干燥或焦枯　舌苔黑干薄而无津，燥而无刺，或舌体枯痿，绛而不鲜。为温病后期，邪热深入下焦而肾阴耗竭的征象。若兼舌质红，心中烦不得卧，为真阴欲竭，壮火复炽所致，即所谓"津枯火炽"。

（3）遍舌黑润　舌遍体黑润而无明显苔垢，为温病兼夹痰湿之征象。

（4）舌苔干黑，舌质淡白无华　舌苔黑而干燥，舌质淡白而无荣泽。可见湿温病热入营血，灼伤血络，大量便血导致气随血脱。由于病变发展迅速，黑苔未及转化而苔色仍黑，因气随血脱而舌质变为淡白无华。

（5）黑苔滑润而舌淡不红　舌苔色黑而润滑多津，舌淡不红，为湿温病后期湿胜阳微，转化为寒湿证之征象。

总之，黑苔所反映的病变，以热盛伤阴者居多，多主重危病证。一般而言，黑苔焦燥起刺者，为腑实阴伤；薄黑而舌体枯痿者，为真阴耗竭；黑苔润滑多夹浊痰，或由湿温转化为寒湿之象。

（二）辨舌质

舌质主要反映温病热入营血的证候，通过诊察舌质色泽、润燥等的变化，辨别病势浅深轻重和邪正的消长变化。

1. 红舌　指比正常人舌色更红的舌质，多为邪热渐入营分的征象。通常，温邪在卫分，多舌边尖红，罩有薄白苔；邪入气分，多舌红苔黄；温邪渐入营分则全舌纯红无苔。

（1）舌尖红赤起刺　舌红而尖部尤甚，且多有红刺，多为邪入营血的早期、心火上炎之征。

（2）舌红有裂纹，或舌中生红点　舌红出现裂纹，或现红点，为心营热毒极盛的表现。

（3）舌质光红柔嫩　舌质红嫩光泽，望之潮湿，扪之干燥无津，为邪热初退、津伤未复之象。

（4）舌淡红而干，色不荣润　比正常舌色淡，舌面干涩乏津，不荣润，为温病后期，邪热已退而气阴两虚的征象。

总之，温病的红舌虽有虚实之别，但多为邪热内盛的征象。实者多为邪热入于心营，舌色红赤鲜明；虚者属气阴不足，舌色淡红不荣。

2. 绛舌　绛为深红色，多由红舌发展而来，是邪热深入营血的标志。通常根据绛舌色泽浅深，质地润枯，苔垢有无综合判断。

（1）舌纯绛鲜泽　舌绛而鲜明润泽，不罩苔垢，为热入心包的征象。

（2）舌绛而舌面有大红点　为热毒乘心、心火炽盛之征象。

（3）舌绛而干燥　舌绛无苔，干燥无津，为邪热入营、营阴耗伤之象。

（4）舌绛而有黄白苔　为邪热初入营分、卫气分之邪未尽的征象。

（5）舌绛上罩黏腻苔垢　舌质色绛，舌面罩有黏腻苔垢，滑腻多津，为营分受热、气分兼夹痰湿或秽浊之征象。

（6）舌绛光亮如镜　舌绛无苔，干燥无津，光亮如镜，又称镜面舌，为温病后期，邪热渐退而胃阴衰亡之征象。

（7）舌绛不鲜，干而枯痿　舌色绛而晦暗，舌体干枯痿软，为温邪深入下焦，肾阴欲竭之象，病情危重。

总之，温病过程中见绛舌多为邪热入营的征象，表示病位较深，病情较重。绛舌亦分虚实，实者绛舌鲜艳干燥，虚者光亮如镜，或干枯不荣。察绛舌的罩苔，辨析气分之邪，黄苔为气分邪热未尽，上罩黏腻苔垢为气分兼痰湿秽浊之气。

3. 紫舌 较绛舌色泽更深而暗，或见青赤色，病情深重复杂。营血热毒炽盛，或营热阴竭，或素有瘀血，邪热久稽等均可形成。

（1）焦紫起刺 舌紫而干，有点状颗粒突起于舌面，状如杨梅，又称杨梅舌，为血分热毒极盛的征象，常为动风、动血的先兆。

（2）紫晦而干 舌色紫而瘀黯，舌体干而枯痿，状如猪肝，又称猪肝舌，为肝肾阴竭之象，预后多不良。

（3）舌紫而瘀暗 舌紫暗而有瘀痕，扪之潮湿，或舌紫并有深色点片状瘀斑，为温病兼夹瘀血的征象。

总之，紫舌在温病中出现，多属危重病证。有虚实之别，焦紫起刺，为血分热毒极盛之象，紫而瘀暗为温病夹瘀，属实证；紫晦而干枯，为肝肾阴竭之象，属虚证。

（三）辨舌态

舌体形态的变化可以反映病情的进退变化和虚实情况。

1. 舌体强硬 舌体强硬，转动不利，言语不清。临床意义有二：一是邪陷心包之象；二是气液不足，舌本失养，每为动风痉厥之兆。

2. 舌体短缩 舌体短缩，不能伸出口外。为痰阻舌根、内风扰动之征象，多见于痉厥病中。

3. 舌卷囊缩 舌体卷曲，兼有阴囊陷缩，为热毒深入手足厥阴的危重之象。

4. 舌体痿软 舌体痿软无力，不能伸缩或伸不过齿，为温病后期，肝肾阴竭、筋脉失养的征象。

5. 舌斜舌颤 舌体歪斜，或发生颤抖，为热入厥阴肝经，动风发痉之征象。

6. 舌体肿胀 舌体明显胀大，上有黄腻苔垢满布者，多为湿热蕴毒上泛所致；若舌上无明显苔垢而舌色紫晦者，多为酒毒冲心之象。

（四）温病舌诊的运用

温病的舌象包括舌苔、舌质、舌态3部分，舌诊除了掌握以上3个部分的征象及所主病证外，还应注意一下几点。

1. 舌苔舌质互参 舌苔和舌质所反映的情况虽各有侧重，但通常对邪正状况的体现是一致的，如舌红而苔黄干反映了气分热盛而阴液被伤。但也存在二者的变化不一致的情况，如见舌质红绛而苔白滑腻者，其病变既可为气分湿遏热伏之象，也可能是湿浊未化而邪热已入营分，气分之邪未尽所致。因此，在舌诊中必须强调把舌苔和舌质的变化结合起来进行综合分析，才能得出正确的判断。

2. 注重舌象的动态变化 温病多起病急，传变快，舌苔、舌质往往随着病情有较快的变化，因此要随时诊察舌象，这有助于判断病势发展和邪正的进退。如舌苔由薄白变黄再转黑，提示病邪从表入里，病势发展；如舌苔由厚浊变薄，或由板滞而转松散多为病邪消退之象。如原有红绛舌经治疗后转为一般红色，标示病情减轻；如苔垢突然褪尽而舌面光剥，为胃阴耗亡，预后多不良。

3. 注意季节变化对舌象的影响　正常舌象往往随季节不同而发生一些变化，一般认为夏季暑湿较盛，胃纳及脾运呆滞，故舌苔较厚，或有淡黄苔出现；秋季燥气较盛，舌苔多薄而乏津；冬季寒冷，舌苔多润泽。

4. 注意与染苔的鉴别　最常见的是药物染苔，温病过程中患者多有咽喉疼痛，而使用润喉含片，这类药物易将舌苔染成黄色或黑色，通过询问病史，不难做出鉴别。此外，吃枇杷、柑橘可染成黄苔，食乌梅、橄榄可染成黑苔。吸烟者，多见黄浊苔微带黑晕；嗜酒之人亦多见黄浊苔，而舌质常见青紫色，应注意鉴别。

二、验齿

验齿也是温病诊断中的一种独特诊法。叶天士说："温热之病，看舌之后，亦须验齿。齿为肾之余，龈为胃之络，热邪不燥胃津，必耗肾液。"因此，临床诊察齿龈的色泽、润燥对于判断邪热轻重、病变部位、津液存亡具有一定的参考意义。

（一）牙齿润燥

齿燥多由津液不能上布，牙齿得不到润泽所致，其中以门齿尤为明显。主要诊察门齿的润燥帮助判断温病病理变化的浅深轻重。

1. 光燥如石　齿面干燥，但仍有光泽，多为胃热伤津、肾阴未竭之象。亦有见于温病初起，肺卫郁遏，表气不通，津液不能上布者。

2. 燥如枯骨　齿面枯燥而无光泽，状如枯骨，为肾阴枯竭，多见于温病后期真阴耗损之证，预后不良。

3. 齿燥色黑　齿面干燥无津，其色焦黑，为邪热深入下焦，肝肾阴伤、虚风渐动之象。

（二）齿缝流血

齿缝流血总由邪火动血所致，有虚实之分。早期多属实，病在胃；后期多属虚，病在肾。

1. 齿缝流血，齿龈红赤肿痛　齿缝流血，色鲜红而量较多，同时伴有齿龈红肿疼痛，且多兼口秽喷人等，多由胃火冲击所致，其证属实。

2. 齿缝流血，齿龈暗红无肿痛　血由齿龈浸出，色暗红而量少，无齿龈肿痛。多由肾阴耗伤而虚火上炎动血，其证属虚，预后较差。

（三）齿龈结瓣

热邪深逼血分，迫血妄行，血从上溢，结于齿龈所致，有紫色和黄色不同。

1. 结瓣色紫　血瓣色紫，甚则如干漆状，为阳明胃热亢盛动血所致，又称阳血结瓣。

2. 结瓣色黄　血瓣色黄，犹如酱瓣，为肾阴虚竭，阴不敛阳，虚阳载血上浮所致。

（四）齿垢

齿垢指齿根部所积垢浊，系胃中浊气为胃热所蒸，升腾于上，结于齿根所致。

1. 辨齿垢有无　齿焦有垢，为火盛而气液未竭；齿焦无垢，主肾水枯，胃液竭，因肾水枯涸则齿焦，胃液耗竭则无垢，示预后不良。

2. 察齿垢形质　齿垢如灰膏样，为胃肾两虚，津气耗竭，而湿浊内盛，病属难治。

第二节 辨斑疹白痦

斑疹、白痦是温病过程中常出现的特殊体征。观察其色泽、形态、分布等，可以帮助了解感邪轻重、病变浅深、证候顺逆等，对于指导临床治疗具有重要意义。

一、辨斑疹

斑疹是温病中的常见体征，为肌肤上出现的红色皮疹。辨识其形态、色泽、疏密、分布等，对于判断病邪性质、病位浅深、病情轻重、气血津液盛衰及证候顺逆等具有重要的意义。

（一）斑与疹的形态区别

斑，点大成片，平展于皮肤，有触目之形，无碍手之质，压之不退色，消退不脱屑的红色斑块；疹，点小呈琐碎小粒，形如粟米，高于皮面，抚之碍手，压之退色，消退后常有脱屑的红色皮疹。斑与疹可同时出现，故前人常举斑以赅疹，或称疹而实指斑，也有统称斑疹者。

（二）斑疹的分布

斑多先起于胸腹，渐及四肢，而疹的外发因病的不同而有多重形式。如麻疹，多先起自上颚、口腔，继而布于耳后、头面及背部，再则布于胸腹四肢，约三四日，以手足心见疹为出齐；丹痧则多先见于颈项，渐及胸、背、腹部及四肢，一日之内即可蔓延全身。

（三）斑疹的成因

温病过程中出现斑疹，均提示热邪深入营血。如章虚谷说："热闭营中，故多成斑疹。"但斑疹的形成，病位有异，病机有浅深之别，其中斑多为热毒炽盛，郁于阳明，内迫营血，灼伤血络，血从肌肉外溢而致；疹为风热伏郁于肺，内窜营分，达于肌肤血络所致，故清代医家陆子贤说："斑为阳明热毒，疹为太阴风热。"

（四）斑疹透发的先兆

斑疹欲透未透之际，往往可见一些先兆症状。如见壮热无汗，闷瞀异常，起卧不安，呕恶，耳聋，肢冷，脉伏，或脉躁动等，如邵仙根说："邪热郁伏于中，蒸热为斑，故汗不出，而烦闷呕恶，足冷耳聋，此是斑疹将发之见象，犹天将雨而闷热郁蒸也。脉沉伏，由于邪伏于内，脉道不利所致，寸脉躁动者，伏邪勃发之兆也。"

（五）斑疹的诊察及临床意义

在温病过程中，斑疹既是邪热深入营血的标志，也提示邪热有外透之机。如叶天士说："斑疹皆是邪气外露之象。"故诊察斑疹的色泽、形态、分布及兼见脉症，有助于判断病邪浅深、正气盛衰和病情顺逆，为确定治法和判断预后有重要意义。

1. 观察色泽 斑疹的色泽可以反映气血盛衰、邪毒轻重和病情顺逆。斑疹红活荣润为顺，是气血流畅、邪热外达的征象。若红如胭脂，为血分热毒炽盛的表现；若色紫赤如鸡冠花为热毒深重；若色黑为火毒极盛，病情严重，但黑而光亮，说明气血尚充，若黑而隐隐，四旁赤色，此为火郁于内，气血尚活，皆可救治；若晦暗枯槁则为邪气深入，气血郁滞，正气衰败的危象。总之，斑疹的颜色加重，说明病情加重，诚如雷少逸说：斑疹"红轻、紫重、黑危。"另，若见斑疹色淡红，而病势很重，则多为气血不足、邪毒无力透发之象，病情亦多危重。

2. 审视形态　斑疹的形态与病情轻重、预后顺逆有关，尤其能够反映热毒是否能够顺利外泄。斑疹松浮洋溢，洒于皮表，多为邪热外达的顺证，预后大多良好；斑疹紧束有根，从皮面钻出，如履透针，如矢贯的者，为热毒锢结的逆证，预后多不良。斑点中心低凹溃烂，为瘀热锢结，血脉瘀阻，不能外达，预后多不良。

3. 注意疏密　斑疹的疏密可以反映热毒的浅深轻重和正气的盛衰。斑疹发出量少，稀疏均匀，为热毒轻浅、邪有外达之象，预后较好。若发出量多，甚至稠密融合成片，则标志热毒深重，预后不良。故叶天士说：斑疹"宜见而不宜见多。"章虚谷注说：斑疹"不见则邪闭，故宜见；多见则邪重，故不宜多。"

4. 结合脉证　诊察斑疹时应结合脉症分析，有助于判断病情顺逆和预后。斑疹透出后，若身热渐退，脉静身凉，神志转清，呼吸平稳，为外解里和的顺证，预后较好；若斑疹虽出，身热不退，烦躁不安，或斑疹甫出即隐，神昏谵语，肢厥，脉伏等，为正不胜邪、邪火内闭的逆证，预后不良。若斑疹已出，二便不通或腹泻不止，或呼吸急促，鼻扇痰鸣，或痉厥，或体温骤降，大汗淋漓，四肢厥冷等，均为逆证或险重症。

5. 重视变化　斑疹的色泽、形态、分布与脉症的动态变化，有助于判断邪正的消长和病情的顺逆。斑疹色泽由红变紫，甚至变为黑色，提示热毒逐渐加重，病情转重，反之则为病情渐轻之象；形态由松浮而变得紧束有根，为热毒渐深、毒火郁闭之兆，病情属逆，反之则为热毒外达之象；分布由稀疏而转为融合成片，为热毒转盛之象；如甫出即隐，则为正不胜邪、热毒内陷之兆。

此外，温病中还可见到一种"阴斑"，其斑色淡红，隐而不显，分布稀疏，多在胸背微见数点，伴见面赤足冷、口不甚渴、下利清谷等症，多为治疗中过用寒凉，中伤阳气，导致中气亏虚，阴寒下伏，致无根失守之火载血上行，溢于肌肤所致。其治疗与实火发斑不同，临床应注意鉴别。

二、辨白痦

白痦是湿热留恋气分，蕴酿淹滞，郁蒸于肌肤而形成的细小白色疱疹。多见于湿热类温病，如湿温、暑湿、伏暑等病。何廉臣说："温热发痦，每见于夏秋湿温、伏暑之症，春冬温兼湿症亦间有之。"临床诊察白痦对于判断病变部位和机体津气盛衰具有重要的意义。

（一）形态和分布

白痦形如粟米，色如珍珠，突出于皮肤，内含少量透明浆液，色如水晶，多分布于颈、胸、腹部，四肢少见，头面更少见，在消退时可有细小的皮屑脱落。

（二）病因和病机

白痦是湿热郁阻于气分，胶结难解，蕴蒸于肌表所致。如王孟英说："湿热之邪，郁于气分，失于轻清开泄，幸不传及他经，而从卫分发白痦者，治当清其气分之余邪。"白痦每随发热与出汗而透发。因湿热病邪黏腻滞着，非一汗即能透解，每随身热增高，热达汗出，即透出一批，所以白痦常反复多次透发。一般在透发之前，每因湿热郁蒸较重而有胸闷不舒等症。既透之后，由于病邪有外达之机，则胸闷等症也暂时得以缓解。

（三）诊断意义

1. 辨病证性质　在温病过程中出现白痦透发，即是诊断湿热之邪郁阻气分的重要依据。

2. 辨津气盛衰　根据白㾦的色泽、形态等情况，可辨别津气之盛衰和病情之轻重顺逆。㾦出晶莹饱绽，颗粒清楚，称为"水晶㾦"，又称"晶㾦"，往往㾦出之后，热势递减，神情清爽，为津气充足、正能胜邪、邪气外透的佳象。若㾦出空壳无浆，色如枯骨，称为"枯㾦"，且每伴见身热不退、神志昏迷等症，则为津气俱竭、正不胜邪、邪气内陷的危象，正如叶天士所说："或白如枯骨者多凶，为气液竭也。"

第三节　辨温病常见症状

温病患者出现复杂多样的临床症状，是各种温邪导致卫气营血及三焦所属脏腑生理功能失常或脏腑实质损害的外在表现。因此，仔细询问、观察，认真比较、鉴别温病中出现的常见症状，是分析病因病机、准确辨证的一个重要环节。

一、发热

发热是指体温升高，或虽体温不高但自觉身热的表现，是各种温病必具的主症之一。通常，口腔温度超过37.3℃，或腋下温度超过37℃，或肛门温度超过37.6℃，确定为发热。温病过程中的发热是由人体感受温邪后，邪正相争而引起阳热偏盛的结果，是机体对温邪的一种全身性的反应。因此，发热是人体阳气亢奋的表现，对祛除病邪有一定的作用。如正能胜邪，则热渐退而病却，病情向愈。但发热对人体也会产生消极影响，尤其是高热和长期发热，不仅影响人体各种功能活动，而且还会消耗人体阴液，甚至导致脏腑组织的实质损害，如高热可耗气伤津，甚至可能导致阴竭阳脱而危及生命。

温病发热有虚实之分，初起邪在肺卫，邪气未盛，正气未衰，多属实证发热；温病中期，邪在气营血分，虚实错杂，邪实为多；温病后期，邪热久羁，阴液损耗，正虚邪少，多属虚证发热。

卫气营血不同阶段的发热表现不同，温热类温病、湿热类温病的发热也各有特点。因此对发热的诊察有助于判别病邪的性质、病变的浅深、病情的轻重及病势的进退。温病的发热类型主要有以下几种。

1. 发热恶寒　发热的同时伴有恶寒，一般发热重而恶寒轻。其临床意义：一是温病初起，邪袭肺卫，热郁卫表之证，多伴有口微渴、舌边尖红、脉浮数等症；二是外寒诱发伏邪，出现里热外发、寒邪外束的"客寒包火证"，表现为身热，甚至壮热、形寒怕冷的症状；三是暑热内炽阳明，里热迫津外出，汗大出，气随汗泄而腠理疏松时，可见壮热的同时伴有背微恶寒。

2. 寒热往来　恶寒与发热交替出现，往来起伏如疟状，定时或不定时发作。提示邪在半表半里。其临床意义：一是见于湿热类温病中，湿热痰浊郁阻少阳，枢机不利，可伴见口苦、烦渴、胸脘痞闷、舌苔黄腻等症状；二是见于湿热郁阻三焦，或湿热秽浊郁闭膜原之象。前者多热势持久不退，伴有恶寒、胸脘痞闷；后者起初多恶寒重而热像不显，舌苔多白厚腻如积粉。

3. 壮热　通体皆热，热势炽盛，但恶热而不恶寒。为邪入气分，邪正剧争，邪热蒸腾于内外，里热蒸迫之象。当热盛阳明时，壮热可伴大汗、口渴、脉洪大等症状。

4. 日晡潮热　日晡即申、酉之时，相当于午后 3~5 时。日晡潮热指发热于下午 3~5 时为甚，多见于热结肠腑，阳明腑实证，伴有腹满便秘或热结旁流、舌苔焦黄等症。湿温病亦可出现午后身热升高的征象，为午后湿热交蒸之象，伴见脘腹痞满、舌苔腻等症。

5. 身热不扬　身热稽留而热象不显，即自觉热势不甚而持续难退，初扪体表不觉很热，但扪之稍久则觉灼手，多见于湿温病初起，湿热病邪郁阻卫气，湿重于热，热为湿遏，热势不能外达，湿热蕴蒸所致，可伴见汗出热不解、胸脘痞闷、身重纳呆、舌苔白腻、脉濡缓等症。

6. 身热夜甚　发热入夜尤甚，灼热无汗，为温病热入营血，劫灼营阴，甚至深入血分，见于热入营血分之证，可伴见时有谵语、口渴不欲饮、斑点隐隐、舌绛、脉细数等症。

7. 夜热早凉　入夜发热，天明则热退身凉，但热退无汗，为温病后期余邪留于阴分之象。卫气夜行阴分，入夜与邪相争则发热，昼行阳分，不与邪争则热退，但病邪伏留阴分，故热退无汗、发热反复。此外，蓄血证也可见到夜热早凉，如吴鞠通所说："少腹坚满，小便自利，夜热昼凉，大便秘，脉沉实者，蓄血也。"

8. 低热　热势低微，持续难退，为温病后期阴伤虚热之征象。其临床意义：一若兼口渴不欲饮，舌绛光亮者，为胃阴大伤，虚热内生；二若兼见手足心热甚于手足背，舌质绛而枯痿者，为肝肾阴虚而虚热内生之证。

二、汗出异常

汗出异常，指当有汗而无汗，或不当出汗而出汗，或汗出过多等异常的出汗症状。吴鞠通说："盖汗之为物，以阳气为运用，以阴精为材料。"汗液为水谷精微所化生，具有润泽肌肤、调和营卫、驱散邪气、调节体温的作用。在温病的过程中，由于感受外邪致气机郁闭，腠理开合失司，或阳热亢盛而迫津外泄，或津液亏损而汗源不足，或阳气外亡致津液不守等原因，均可出现各种汗出异常的表现。所以对汗出异常的诊察，有助于判断气机是否宣畅和津气损伤的程度。正如章虚谷所说："测汗者，测之以审津液之存亡，气机之通塞也。"温病的汗出异常类型主要有以下几种。

1. 无汗　皮肤干涩不润，无明显汗液。其临床意义：一是温病初起，邪在卫分，郁闭肌表，腠理闭塞所致，伴有发热、恶寒、头痛、舌苔薄白等症。二是热郁上焦，肺气失于宣展。气失宣展之职，腠理则闭阖不开，津液失于敷布而无汗，常伴见身热、胸闷等症。三是因邪入营血分，热灼营阴，阴液亏损，汗源匮乏所致，伴见身热夜甚、舌绛、脉细数等症。

2. 时有汗出　汗随热势起伏而时出时止，多表现为热盛而汗出，汗出热退，继而复热，为感受湿热或暑湿之邪，热蒸湿动，湿遏热伏，气机不畅所致。正如吴鞠通说："若系中风，汗出则身痛解，而热不作矣；今继而复热者，乃湿热相蒸之汗，湿属阴邪，其气流连，不能因汗而退，故继而复热。"

3. 大汗　全身大量出汗。其临床意义：一是气分热炽，蒸腾内外，迫津外泄之象，伴有壮热、渴饮、脉洪大、苔黄等症；二是津气外脱的亡阴征象，表现为在温病过程中出现骤然大汗、淋漓不止、汗出黏稠、唇干齿槁、舌红无津、神识恍惚、脉散大；三是气脱亡阳征象，又称为"脱汗"，可见突然冷汗淋漓、肢体厥冷、面色青惨、神情委顿、语声低微或倦卧不语、舌淡无华、脉伏或微细欲绝等。

4. 战汗　温病发展过程中突见肢冷爪青、脉沉伏，继而全身战栗、大汗淋漓的表现。多为热邪留连气分日久，邪正相持，正气奋起鼓邪外出的表现。战汗后，若脉静身凉，为邪随汗出，病情向愈；战汗之后，身热不退，烦躁不安，脉象急疾或神情萎靡，甚至昏迷，为邪盛正衰，病情危重。此外，还有战汗后，身热渐退，数日后又复发热者，为邪盛正虚，不能一战即退，过一段时间后可再发生战汗，如叶天士说："更有邪盛正虚，不能一战而解，停一二日再战汗而愈者，不可不知。"临床尚可见到全身战栗而无汗者，多因正气亏虚，不能托邪外达所致，预后较差。如吴又可说："但战而不汗者危，以中气亏微，但能降陷，不能升发也。"

三、二便异常

在温病的过程中，由于各种原因，经常出现小便或大便在性状、颜色、便次、便量等方面的异常。

（一）小便异常

凡温病发热，津液受伤，小便颜色就会加深。如温病初起，尿呈淡黄色；气分热炽，则小便黄赤等。而比较突出的小便异常主要有小便短少、涩痛和小便不通。

1. 小便短少　小便色黄量少。在温热类温病中出现小便黄赤短少，多因热伤津液，尿源不足所致，可伴见高热、汗多、烦渴等症；湿热类温病中出现小便短少，多因气机不畅，水湿内停，或津液偏走大肠所致，伴见苔腻等症。

2. 小便涩痛　小便时涓滴而下，其色黄赤，尿道灼热而痛，常伴有心烦渴饮等症，多为小肠热盛，下注膀胱所致。

3. 小便不通　多由小便短少发展而来，其原因有温热伤津和湿阻气机之别。如热结液干，可出现尿量极少，甚至尿闭，多伴见心烦、舌干红、少汗等症；如湿浊阻滞下焦，泌别失司，导致膀胱不利而小便不通者，多伴见热蒸头胀、呕逆神迷、舌苔白腻等症。

（二）大便异常

温病发热，津液损伤，或湿热郁阻肠道，均会导致大肠腑气不畅，传导失常，出现大便性状的改变。

1. 大便秘结　为肠道传导功能失常所致。其成因主要有三：一是热结肠腑，伴见日晡潮热、神昏谵语、腹满硬痛而拒按、舌苔老黄焦燥起刺等症；二是津枯肠燥，多见于温病后期，便虽难解，但一般无腹满胀痛之苦，伴见发热不甚、口干、舌红少苔等症；三是湿阻肠道，气机痹阻，腑气不通者，伴见少腹硬满、神识昏蒙、舌苔垢腻等症。

2. 便稀热臭　大便形质稀溏，次数增加，其气臭秽。其成因主要有二：一是肠热下利，多见肛门灼热、身热口渴等症，若发生于风温病中，为肺热下移大肠所致；二是热结旁流，泄下稀水而无粪，其气臭秽异常，伴有腹满硬痛、舌苔黄厚焦燥起刺等。

3. 大便溏垢　大便稀溏垢浊，排便不畅，色如败酱，状如藕泥，为湿热与肠道积滞搏结，痹阻肠道，肠腑传导失司所致，常伴见胸腹灼热、汗出热不解、脘腹痞闷、恶心呕逆、舌苔黄腻等症。

4. 大便色黑　大便色黑如柏油，滑爽通利，易于排出，多见于肠腑蓄血证。正如吴鞠通说："瘀血溢于肠间，血色久瘀则黑，血性柔润，故大便黑而易也。"常伴见少腹硬满、神志如

NOTE

狂、舌紫绛而暗或有瘀斑、脉沉实或涩等症。

四、神志异常

心主藏神，所谓神，是指意识、思维、精神等方面的活动。神志异常是指心神失主，而致出现意识不同程度的丧失、言语错乱、行为失常等表现。由于包络代心行令，亦代心受邪，所以温病过程中发生的神志异常，每责其病位在心包络（又称心包），即病邪影响心包，导致心主神明的功能失常而引起神志异常。如叶天士说："吸入温邪，鼻通肺络，逆传心包络中，震动君主，神明欲迷。"此外，脑与神志活动也有直接的关系，如何廉臣说："盖以脑为元神之府，心为藏神之脏，心主神明，所得乎脑而虚灵不昧，开智识而省人事，具众理而应万机。"所以，温病神志异常的病理基础实与邪热侵犯心脑直接相关。由于温邪热变最速，易内犯营血，侵及心脑，故温病过程中常见神志异常的表现。温病发生神志异常还每与湿、痰、瘀等病理因素有关。因湿为阴邪，其性重浊黏滞，湿与温合，蒙蔽心窍，也可以使神明失用而神志异常；也可因邪热炼液成痰，或湿热内蕴而聚浊成痰，痰浊与邪热相搏内阻心窍，使神明失用而致神志异常；又有因热伤血脉致瘀，或宿瘀与热相搏，瘀热内闭心窍，而导致神明受损，神志异常。还有因机体正气大衰，气阴或阳气外脱而致心神失养，也可造成神志异常。

由于病邪性质有别，侵扰途径不同，温病发生神志异常的病机可分为扰、蒙、闭、脱、虚5类。扰，是病位不在心包，而由其他脏腑的热邪影响心神造成的，如胃热扰心、肠热扰心、营热扰心、血热扰心、瘀热扰心等。其神志症状相对较轻，治疗时只要清除这些脏腑的热邪，神志就可以恢复正常。蒙，是指湿热酿痰蒙蔽心包，病机重点仍在气分，病情相对较轻。闭，是指热闭心包，为热邪直接犯及心包，病情较重。脱，即内闭外脱，在热邪内闭心窍的同时，又有阴竭阳脱，心神失养，如吴鞠通说："心神内闭，内闭外脱者死。"其病情最为危重。虚，是指正气虚衰，导致心神失养，髓海失充所致。温病过程中的神志异常主要有以下几种。

1. 烦躁不安 表现为心中烦乱，并可有身体及手足躁扰，但神志尚清，是神志异常中最轻者。热扰心神而不宁谓之烦，身为热动而不安谓之躁，由于二者常常兼见，故烦躁并称。临床意义有三：一是胸膈邪热扰心，包括热郁胸膈，或热灼胸膈，扰及心神，而致烦躁。二是胃肠邪热扰心。阳明无形热盛者，伴见大热、大烦、大渴、脉洪大；邪热里结胃肠，循胃络而乘于心者，伴见潮热、烦躁、便秘、舌苔老黄、焦燥起刺等。三是邪热初入营分，营热扰心，症见心烦不安、舌绛、口干反不甚渴饮等症。

2. 神昏谵语 神昏指神志不清，或意识丧失；谵语指语无伦次或胡言乱语。二者每同时出现，称为昏谵，为热扰心神或邪热闭于心包之征象，可见于气、营、血各阶段，多出现于以下病变中：一是热结肠腑，邪热循胃络上扰心神所致，称为"胃热扰心"，属气分病变，伴见语声重浊、潮热、腹满硬痛、便秘或热结旁流、舌苔老黄焦厚等症；二是营热炽盛，营热扰心所致，属营分病变，其神志异常多为神昏，时有谵语，伴见身热夜甚、口干反不甚渴饮、舌绛无苔、脉细数等症；三是血热扰心所致，属血分病变，其神志异常多见神昏谵语，如狂发狂，伴见身灼热、斑疹显露、多部位多窍道出血、舌深绛等症；四是热闭心包，扰乱神明所致，症见神昏谵语、身热肢厥、舌蹇、舌纯绛鲜泽等症。

3. 昏愦不语 意识完全丧失，昏迷不语，呼之不应，甚至对外界各种刺激全无反应，是神志异常中昏迷程度最深者。多为热闭心包，或邪热夹痰闭阻心包，或为瘀热闭阻心包之象。其中有因邪热内闭心包继而发生正气外脱者，则可伴见肢体厥冷、面色青惨、舌淡无华、脉微欲绝等症，此种神昏又称为神散，系心神失养，神无所倚而致。除了内闭外脱证外，在汗出、泄泻及出血太过时，可因阴竭阳脱而致心神失养，出现昏愦不语，也属危笃之证。

4. 神志昏蒙 神志不清，时清时寐，似清似昧，或时有谵语，甚至可见嗜睡如昏，但呼之能应，多为气分湿热蒸酿痰浊而蒙蔽心包，扰及心神所致，伴见身热汗出不解、胸脘痞满、舌苔黄腻、脉象濡滑而数等症。

5. 神志如狂 神志昏乱，躁扰不安，甚则如狂。温病中出现神志如狂，主要见于以下情况：一是下焦蓄血，瘀热扰心，可伴见少腹硬满疼痛、大便色黑、舌质紫暗等症；二是热入血室，女子月经期中感受温邪，热入胞宫，与血相搏，瘀热互阻，扰及心神，症见神志如狂、喜忘，可伴见寒热往来、腹胁硬满疼痛等症。如《素问·调经论》曰："血并于下，气病于上，乱而喜忘。"

6. 神识呆钝 神清淡漠，反应迟钝。在温病的发生发展过程中，其临床意义主要有二：一是湿热之邪，上蒙清窍，心神被蒙，伴见身热不扬、胸脘痞闷、呕恶不饥、舌苔腻、脉濡缓等症；二是瘀热互阻，阻遏厥阴，心窍不灵，多见于温病后期，正气亏虚，余邪与营血相搏，阻塞心窍，可伴见语言不利或默默不语，甚至痴呆或手足拘挛、肢体强直等症。

总之，神志的异常表现，其程度有轻重之别，其病位有浅深之分，临床当根据热型、舌象和其他伴见症状加以鉴别。

五、痉

痉又称动风，俗称抽筋，是指肢体拘挛强直或手足抽搐。温病中出现痉证，与足厥阴肝经密切相关，是病情危重的表现。邪热炽盛，燔灼肝经，或阴精损耗，水不涵木，皆可导致痉证。前者因热极生风，抽搐急剧有力，称为实风内动；后者因阴虚风动，抽搐徐缓无力，或仅手指蠕动，称为虚风内动。

1. 实风内动 表现为来势急剧，手足抽搐频繁有力，颈项强直，牙关紧闭，角弓反张，两目上视等。总属热极生风的征象，但因病变部位不同，而临床意义有别：一是阳明热盛引动肝风，伴见壮热、渴饮、汗出、苔黄、脉洪大等。二是肺热引动肝风，并见高热、咳喘、汗出、苔黄等。因肺金受刑，肝木失制而风从内生，故又称为"金囚木旺"。如雷丰说："暑风之病，良由暑热极盛，金被火刑，木无所畏，则风从内而生。"三是心营热盛引动肝风，兼见身热夜甚、昏谵、舌绛等。

2. 虚风内动 表现为手指蠕动或手足徐徐抽搐，或口角震颤，或心中憺憺大动等，同时伴见低热持续、颧赤、五心烦热、消瘦、口干舌燥、耳聋失语、舌绛枯痿等症。多见于温病后期，邪热深入下焦，耗伤肝肾真阴，水不涵木，筋脉失于濡养，则拘急、痉挛；肾阴亏虚，心火失于既济则心中憺憺悸动。

3. 虚实兼夹 表现为手足颤动，或手足拘挛，肢体强直等，持续日久而难解，并可伴见低热不退、心悸烦躁、神情呆钝、默默不语，甚则痴呆、失语、失明、耳聋等症状，多见于暑

NOTE

温病后期，气血阴精已虚而余邪未净，痰瘀滞络所致，属虚实夹杂证。

六、出血

温病过程中发生出血，大多数为热邪深入营血，损伤血络或迫血妄行所致。其临床表现，可为某一部位的局部出血，但更多见多部位的广泛性出血，与内伤杂病大多为局部出血不同。对于温病出血的辨别，须根据其出血的部位、出血量的多少、血的颜色及并见症状等综合分析判断。

1. 广泛性出血　即多部位同时出血，包括咯血、衄血、尿血、肌衄、阴道出血等。如见血色鲜红并身热烦渴，甚则神昏谵语、舌深绛者，为血分热盛、耗血动血之证；如血块较多，其色瘀黯，舌青紫或有瘀斑，脉涩者，为瘀血阻络之证；如出血过速过多，而致气随血脱，可见血溢不止、肢体厥冷、昏沉不语、舌淡无华、脉微细欲绝等症状。

2. 衄血　鼻窍出血，多为风热郁肺，损伤肺络的征象。风温犯肺，误用辛温发散，易损伤肺窍血络而衄血，吴坤安说："更有温热之证，药宜凉解，误用辛温而动经血亦能致衄，宜清血分，犀角、连翘、赤芍、牡丹皮、玄参、生地黄、牛膝、茜草根之属，清之解之。如衄后身凉脉静，邪从红汗而解也。"

3. 咯血　血随咳唾而出，为肺出血的表现，是邪热损伤肺络的标志。血量不多，其色瘀晦，并见胸痛、气促者，多为邪热壅肺，肺络受损所致。如初起咳唾粉红色血水，继则咯血不止，或血从口鼻喷出，并见躁扰不宁、面色反黑、脉搏急疾等，多为暑热伤肺，经血沸腾，血从清窍上溢所致，预后极差，常因化源速绝而死亡。正如吴鞠通所说："太阴温病……若吐粉红色血水者，死不治；血从上溢，脉七八至以上，面反黑者，死不治。"

4. 便血　血从大便而出，便下鲜血，系肠络损伤的表现。温热病邪深入血分，可损伤肠络，特别是湿温病过程中，湿热化燥，深入营血，更易损伤肠络，引起便血。此外，大便色黑，亦是便血的一种特殊表现，正如吴又可说："尽因失下，邪热久羁，无由以泄，血为热搏，留于经络，败为紫血，溢于肠胃，腐为黑血，便色如漆。"黑便常见于下焦蓄血证中，可并见少腹硬满疼痛、神志如狂、舌质紫黯等症。

七、厥脱

厥脱是温病发展过程中较为常见的危重证候之一，它包括了厥与脱两种证候。厥证有两个概念：一是指突然昏倒，不醒人事，即为前述之昏厥；二是四肢清冷不温，即为肢厥，多由阳气虚衰或阳气内郁不能外达所致。肢厥临床上可分为热厥与寒厥。脱证是指阴阳气血严重耗损后，元气不能内守而外脱。发生脱证的原因较为复杂：或由热毒炽盛，灼耗阴液，阴竭而元气无所依附而致；或由邪闭太甚而素体正虚，以致邪陷正脱；或因大汗、吐甚、剧泻、亡血等致阴竭阳脱或气随血脱。故脱证临床可分为阴竭和阳脱。

因厥与脱在临床上常并见，所以每多称为厥脱。关于昏厥的辨别可参考神志异常部分，此处重点讨论以肢厥和脱证为主要表现的厥脱。厥脱进一步发展，则"阴阳离决，精神乃绝"而死亡。

1. 热厥　四肢厥冷，但胸腹灼热，伴有烦躁、气息粗大、汗多、尿短赤、便秘等热盛于里的症状，或伴有神昏谵语，喉间痰鸣，牙关紧闭，舌红或绛，苔黄燥，脉沉实或沉伏而数等表现，为热毒炽盛，郁闭于里，气机逆乱，阴阳气不相顺接，阳气不能外达四肢所致，往往具有热深厥甚的特点。

2. 寒厥　四肢不温，通体清冷，伴有面色苍白，汗出淋漓，或下利清谷，气短息微，精神萎靡，舌质淡，脉沉细微欲绝等症状，为阳气大伤，虚寒内生，全身失于温煦所致。

3. 阴竭　又称亡阴、阴脱。其主要表现为身热骤降，汗多气短，肢体尚温，神情疲倦或烦躁不安，口渴，尿少，舌光红少苔，脉散大无力或细数无力。为热邪耗伤阴液，或因汗、吐、泻、亡血太多而致阴液大伤，阴竭而阳气无所依附所致，也称为气阴外脱。本证可与热厥并见，或由热厥发展而来，也可在温病过程中由大汗、剧泻或大出血而造成。

4. 阳脱　即阳气外脱，又称亡阳。其主要表现为四肢逆冷，全身冷汗淋漓，面色苍白，神情淡漠或神识朦胧，气息微弱急促，舌淡而润，脉微细欲绝，为阳气衰竭不能内守而外脱之象。本证可与寒厥并见，或由寒厥发展而来；也可由阴竭而致阳气外脱，从而形成阴阳俱脱之证。

小结

本章介绍了温病的常用诊法，由于温病临床表现的特殊性，形成了辨舌验齿、辨斑疹白㾦，以及辨发热、汗出异常、二便异常、神志异常、痉、出血、厥脱等常见症状等一系列的诊断方法。

舌苔主要反映卫分和气分的脏腑功能病变，舌质主要反映热入营血，脏腑实质损害的程度，而舌态则是病情进退、邪正虚实的体现。温病未有不伤阴津者，伤之浅者，其病在肺胃，伤之深者，可及下焦肝肾。齿为肾之余，龈为胃之络，故诊察齿龈的变化可以判断热邪的轻重和津液的存亡。斑疹的辨析为历来医家重视，是温病分析邪热部位和病情顺逆的重要标志。白㾦为湿热类温病特有的症状，是诊断湿热病邪在气分的重要依据。温病的常见症状有发热、汗出异常、神志异常、痉、出血、厥脱等。其中发热类型有发热恶寒、寒热往来、壮热、日晡潮热、身热不扬、发热夜甚、夜热早凉、低热等，辨析发热类型有助于判别病邪的性质、病变的浅深和病势的进退。分辨无汗、时有汗出、大汗和战汗等汗出异常的表现，可帮助判断气机是否宣畅和津气的损伤程度。明晰不同程度的神志异常，如烦躁不安、神昏谵语、神志昏蒙、昏愦不语、神志如狂，对于判断意识丧失的程度和治疗有重要意义。痉有虚实之分，实证因邪热燔灼肝经，热极生风，亦可有肺热壅滞，肝木失制而生风。虚证则多见温病后期，肝肾阴伤，水不涵木，筋失濡养而动风。出血是温病的常见症和危重症，辨别出血的部位和病因，利于早期治疗。厥有热厥、寒厥之分，脱有阴竭、阳脱之异，因二者临床常并见，且相互之间有密切联系，故厥脱并论，是临床常见的危重证候之一。总之，了解温病的特色诊法和常见症状，对于准确辨证，精确治疗，提高临床疗效具有十分重要的意义。

思考题

1. 简述舌苔在温病诊断上的意义。
2. 试述温病中常见红、绛、紫舌的临床意义。
3. 斑疹外发的意义是什么？如何辨别斑疹的顺逆？
4. 白㾦的临床意义是什么？如何辨识？

5. 温病中常见的发热类型有哪些？分别有何意义？

6. 温病神志异常的类型及其临床意义？

7. 温病发痉的类型及其临床意义？

8. 温病厥脱的类型及其临床意义？

第六章 温病的治疗

温病的治疗，是在温病辨证论治理论的指导下，明确病因病机，制定相应的治疗大法，选用相应的方药，以驱除病邪，调整机体，扶助正气，从而促使患者恢复健康。正确而及时的治疗不仅可以减少患者的病痛，提高治愈率，促使患者早日康复，而且对于其中具有传染性的温病而言，还有助于阻止其传播蔓延，保护健康人群。

第一节 温病治则及确立治法的依据

正确的治法来源于对病证本质的准确判断，而正确的治法又是选择方药并确定其剂量、用法的前提。华岫云在《临证指南医案》中所说的"药味分量或可权衡轻重，至于治法则不可移易……立法之所在，即理之所在，不遵其法，则治不循理矣"，正是指出了确立治法的重要性。

一、温病治则

温病的治则，除了中医学对温热病治疗的一般原则，如"热者寒之""实者泻之""虚者补之"等外，主要是祛邪护阴原则及卫气营血和三焦治则。

（一）祛邪护阴

温病的病因是温邪，因此祛除温邪是温病治疗的关键，吴又可说："大凡客邪贵乎早逐，乘人气血未乱，肌肉未消，津液未耗，病人不至危殆，投剂不至掣肘，愈后亦易平复，欲为万全之策者，不过知邪之所在，早拔去病根为要耳。"可见，温病治疗"祛邪为第一要务"，早祛其邪，可减少温邪对机体的损害，减少并发症的发生，阻止病变的进一步发展。不同季节发生的温病，由不同性质、不同种类的温邪引起，这些病邪有各自的致病特点，侵袭人体后表现出不同的证候，因而要审证求因，审因论治。温病的发生发展过程始终是邪正交争、盛衰消长的过程，正胜则邪却，正虚则邪陷。温邪为阳邪，最易耗伤人体阴液，而阴液的存亡，又直接关系到温病的预后。因此，温病的治疗，除了祛除温邪外，还应注意扶助正气，顾护阴液，在治疗中不但要时刻权衡感邪的轻重多少，还要注意正气的强弱盛衰，合理使用祛邪与扶正的方法。

（二）卫气营血治则

叶天士根据温病卫气营血证候的不同病理变化，提出"在卫汗之可也""到气才可清气""入营犹可透热转气""入血……直须凉血散血"的治疗原则。邪在卫分主要用"汗"法治疗，"汗"法即解表透邪法，在温病卫分证主要以辛凉透表为主。邪在气分主要用清气法治疗，清气法以清泄无形里热为主，但由于气分证病位不同，病邪性质差异，往往尚需使用化湿、攻下、和解等法。邪在营分治以"透热转气",即在清营泄热剂中配伍轻清宣透之品,使营分邪热透出气分而解。血分证治疗既要清热凉血,又要活血散瘀。

（三）三焦治则

吴鞠通提出"治上焦如羽（非轻不举）,治中焦如衡（非平不安）,治下焦如权（非重不沉）"的治疗原则。治上焦病应"轻",其含义除了用药应主以质轻透邪之品外,同时也包含了治疗上焦病证所用药物一般剂量较小、煎煮时间较短等含义。对中焦病证的治疗应注意"平",体现了对该病证的治疗应以祛除病邪为主,邪去而正自安。同时,由于中焦病证每为湿热之邪所致,对其治疗应权衡湿与热之侧重,治湿与治热不可偏于一方,也含有"平"之意。对下焦病证治疗主以"重",是指所用方药性质滋腻或沉降重镇,多用味厚腻浊之血肉有情之品或介石类药物,且用药剂量也较大、煎煮时间较长等。

二、确立温病治法的依据

温病治法的确立,主要是依据病邪种类及性质和证候类型及病机,同时,也有根据某些特殊症状而制定某些特定的治法。

（一）审因论治

审因论治是根据引起温病发生的各种病因种类和在病变过程中形成的各种病邪的性质而确定治法。温病的病因有风热、暑热、湿热、燥热等区别,这些不同性质的病邪各具不同的致病特点。在临床上可以根据温病的症状表现,并结合发病季节等因素,推断出温病的病邪种类及病因性质,这就是"审证求因";在此基础上就可以针对不同的病因确定各种治法,即"审因论治"。如温病卫分证,其病邪有风热、湿热、燥热等不同,就分别有疏风泄热、宣表化湿、疏表润燥等不同治法。同时,在温病中又会形成各种病理产物,如热毒、瘀血、痰饮、积滞等,针对这些病邪也要采取清热解毒、活血化瘀、化痰逐饮、祛除积滞等相应的治法。

（二）辨证施治

辨证施治是指辨别证候及病机而确立治法。温病不同的病变阶段和不同病变部位的证候及病机各不相同,针对这些具体证候及相应病机就有相应的治法,所以辨别温病的证候及病机,是确定治法的重要依据。温病的过程,主要表现在卫气营血和三焦所属脏腑的功能失调和实质损害,由此而形成各种证候。因此,应对温病过程中形成的各种证候,运用卫气营血和三焦辨证纲领,明确证候类型,区分病变部位,确定病邪性质,分析邪正虚实,并结合八纲辨证、脏腑辨证、气血津液辨证理论,全面分析病机,从而确立相应的具体治法。

（三）对症施治

对症施治是指针对特殊症状而确立治法。在温病的病变过程中会出现一些特殊症状或危急重症,如神昏、痉厥、斑疹、虚脱等,针对这些症状而分别确立相应的治法,如开窍、息风、化斑、透疹、固脱等;对于其他诸如发热、呕吐、泄泻、头痛等症状也可确定相应治法。如温病过程中出现斑疹,因"斑为阳明热毒,疹为太阴风热",所以治斑宜清胃泄热、凉血化斑、治疹宜宣肺达邪、凉营透疹。针对特殊症状的治疗,并不完全只是对症处理,而是在辨证施治原则指导下,重点针对某些症状采用不同治法,如对神昏的治疗,应在辨别其病机属邪热内闭心包或是湿热酿痰蒙蔽心包的基础上分别采用清心开窍或豁痰开窍之法。

确立温病的治法,还要注意患者的体质因素,因人施治。如使用寒凉清热之剂时,若患者为阳虚体质，只能清凉到十之六七，过用寒凉，则易损伤阳气。若患者为阴虚火旺体质，服药后即使热退身凉，也要防止炉烟虽熄，灰中有火。若确有余热，应继用清凉，祛邪务尽。此外，还应兼顾兼证的治疗，对患者有夹痰、夹瘀、夹滞、夹郁等，在辨证论治基础上配合化痰、祛瘀、消积、理气等法。温病的治疗，还要注意辨证与辨病的结合，参考现代临床研究新进展，吸取辨病治疗的新方法，以提高疗效。

第二节　温病的主要治法

温病的主要治法分为以下三类：一是祛邪为主的治法，这是温病治法的主要内容，包括泄卫透表、清解气热、和解表里、祛湿清热、清营凉血、通下逐邪等法；二是以扶正为主的治法，这是温病后期的主要治法，即滋阴生津法；三是用于急救的治法，包括开窍醒神、息风止痉、固正救脱等法。以上属于内治法，此外还可配合外治法。

一、泄卫透表法

泄卫透表法是驱除在表温邪，解除卫分表证的治法，具有疏泄腠理、逐邪外出、透热解表的作用。适用于温病初起，邪在卫表。根据温病在表之邪的不同，本法主要可分为以下几种。

（一）疏风散热

用辛凉轻透之品，疏散肺卫风热病邪。适用于风温初起，风热病邪袭于肺卫之证。症见发热，微恶寒，口微渴，无汗或少汗，舌边尖红，苔薄白。代表方剂如银翘散。

（二）解表清暑

用辛温芳化清凉之品，外解肌表之寒束，清化在里之暑湿。适用于夏日暑湿蕴阻于内，复受寒邪侵犯肌表之证。症见发热恶寒，头痛无汗，心烦，口渴，脘痞，舌红苔腻等。代表方剂如新加香薷饮。

（三）宣表化湿

用芳香透泄、宣肺祛湿之品，疏化肌腠湿邪。适用于湿温初起，湿热病邪侵于卫表之证。症见恶寒，头重如裹，身体困重，汗出胸痞，苔白腻，脉濡缓等。代表方剂如藿朴夏苓汤。

（四）疏卫润燥

用辛宣凉润之品，解除卫表燥热之邪。适用于秋燥初起，燥热侵袭肺卫之证。症见发热，微恶风寒，头痛，口鼻咽喉干燥，咳嗽少痰，舌红苔薄白等。代表方剂如桑杏汤。

泄卫透表法中疏风散热法和疏卫润燥法均用于温热表证，肺卫失宣。前者辛凉轻清宣透表热，后者尚兼甘凉濡润之功。解表清暑法用于表里卫气同病，辛温之品外散表寒，清暑化湿之品解除在里暑湿。宣表化湿法侧重宣肺、芳化，以解除湿热侵袭卫气之证。

根据病情的需要，泄卫透表法常与滋阴、益气、化痰、消导、清气、透疹、解毒、凉血等治法配合使用，均须以有助于驱邪外出、解除表证为原则，若配合他法反而妨碍解表，则是本末倒置。

运用泄卫透表法应当注意，温病一般忌用辛温发汗，否则可助热化火，出现发斑、出血、谵妄等，此即吴鞠通所说："温病忌汗，汗之不唯不解，反生他患。"其"客寒包火"证不排除

NOTE

辛温之品的应用，但也只需微辛轻解，迨至表邪一解，即当清里为主。

二、清解气热法

清解气热法是清泄气分热邪，解除气分热毒的一种治法，又称"清气法"。本法具有清热除烦、生津止渴作用，属于八法中的清法。适用于温热病卫分之邪已解，气分无形里热亢盛，尚未与燥屎、食滞、痰湿、瘀血等有形实邪相搏结的证候。气分证范围广，清解气热法的应用较广，主要分为以下几种。

（一）轻清宣气

用轻清之品透泄邪热，宣畅气机。适用于温邪初入气分，热郁胸膈，热势不甚或里热渐退而余热扰于胸膈之证。症见身热微渴，心中懊侬不舒，舌苔薄黄，脉数。代表方剂如栀子豉汤。

（二）辛寒清气

用辛寒之品透解邪热，大清气分。适用于阳明气分，邪热炽盛，表里俱热之证。症见壮热烦渴，汗出，舌苔黄燥，脉洪数等。代表方剂如白虎汤。

（三）清热泻火

用苦寒之品直清里热，泻火解毒。适用于邪热内蕴，郁而化火之证。症见身热口渴，烦躁不安，口苦咽干，小便黄赤，舌红苔黄，脉数等。代表方剂如黄芩汤或黄连解毒汤。

清解气热法适用范围较广，轻清宣气法重在清宣气热，作用偏于上焦胸膈，通过清凉透散的药物，既清热又宣透气机，使邪热外解。辛寒清气法重在清透气热，作用偏于中上焦（肺胃），通过辛凉重剂和大寒药物，既清泄阳明无形大热，又宣透里热于外，使肺胃表里之热皆解。清热泻火法重在清泻火毒，通过苦寒药物，直折火热。

气分证的临床表现复杂，所以清气法在具体运用时，还应注意与其他治法配合。若热邪初入气分，倘表邪未尽，则须在轻清宣气中加入透表之品。若气分热邪炽盛，津液耗伤，则须在辛寒清气中加入生津养液之品。若火郁成毒，毒聚成肿成结者，则须在清热泻火中加入解毒消肿散结之品。若热在气分，邪热壅肺，当配合宣肺降气之品。若热郁肝胆当配疏利肝胆之品。

本法主治气分无形邪热，若邪热已与有形实邪相结，如湿邪、燥屎、食滞、痰浊、瘀血，必须祛除实邪才能解除邪热。热邪未入气分者不宜早用，以免寒凉冰伏邪气。素体阳气不足，应中病即止，不可过用之，防止寒凉过度而伐伤阳气。苦寒药有化燥伤津之弊，热盛阴伤或素体阴虚者慎用。

三、和解表里法

和解表里法是以和解、疏泄、宣通气机达到外解里和的治法。本法属于八法中的和法。在温病运用中，本法具有清泄少阳、分消走泄、开达膜原的作用。适用于温病邪已离表又尚未入里成结，而是郁滞于少阳或膜原、留连三焦的半表半里证。主要分为以下几种。

（一）清泄少阳

用辛苦芳化之品清泄少阳热邪，兼以化痰和胃。适用于热郁少阳，兼有痰湿犯胃之证。症见寒热往来，口苦喜呕，胁脘闷痛，烦渴溲赤，舌红苔黄腻，脉弦数等。代表方如蒿芩清胆汤。

（二）分消走泄

用辛开苦泄之品宣展气机，清化三焦气分痰热或湿热。适用于邪留三焦，气化失司，所致痰热、湿浊阻滞之证。症见寒热起伏，汗出不解，胸痞腹胀，溲短，苔腻等。代表方如温胆汤加减，或以叶天士所说的杏、朴、苓之类为基本药。

（三）开达膜原

用辛通苦燥之品疏利透达湿浊之邪。适用于湿热秽浊之邪郁闭膜原之证。症见寒甚热微，脘痞腹胀，身痛肢重，舌红绛或紫绛，苔白厚浊腻如积粉等。代表方如雷氏宣透膜原法或达原饮。

和解表里法在临床上有广泛的应用，上述治法虽然同治半表半里证，但由于感邪性质、感邪轻重及邪气所犯部位各不相同，选择的治法也不尽相同。清泄少阳法虽有透邪泄热作用，但其清热力量较弱，故适用于邪热夹痰湿郁阻于少阳，对气分里热炽盛者不宜用。分消走泄和开达膜原法以疏化湿浊为主，热象较著及热盛津伤者不宜单用，可配合清热法、养阴法等。湿浊偏盛者，也可加用祛湿的治法。

四、祛湿清热法

祛湿清热法是驱除三焦湿热的治法。本法具有宣畅气机、运脾和胃、通利水道等化湿泄热的作用，适用于湿热性质的温病。临床根据湿热所在的部位和湿与热的轻重，分为以下几种。

（一）宣气化湿

用芳化宣通之品疏通表里气机，透化湿邪。适用于湿温病初起，湿中蕴热，湿遏表里气机之证。症见身热不扬，午后热甚，或微恶寒，汗出不解，胸闷脘痞，小便短少，舌苔白腻，脉濡缓等。代表方如三仁汤。

（二）燥湿泄热

用辛开苦降之品疏通中焦气机，祛除湿热邪气。适用于中焦湿热遏伏，湿渐化热，湿热俱甚，遏伏中焦之证。症见身热而汗出不解，口渴不多饮，脘痞腹胀，泛恶欲吐，舌苔黄腻，脉濡数等。代表方如王氏连朴饮。

（三）分利湿热

用淡渗之品清热渗湿，使湿从小便而出。适用于湿热阻于下焦，膀胱气化失司之证。症见小便短少，甚则不通，热蒸头胀，渴不多饮，舌苔白腻等。代表方如茯苓皮汤。

上述三法，其作用和适用证各有偏重，宣气化湿法偏于"宣上"；燥湿泄热法偏于"畅中"；分利湿热法偏于"渗下"。但由于三焦为一个统一的整体，并且气机之宣畅、水道之通利常相互影响和促进，所以用药需配合使用，以利于湿邪的上下分消。例如分利湿热法虽用于湿热在下焦，但上焦、中焦有湿时，也可配合其他化湿法使用。此外，祛湿法还可根据病情需要与他法配合使用，热邪较盛，配合清热法；湿热郁蒸三焦，面目一身俱黄，可配合利湿退黄之剂；湿热与积滞相结，还可配合消导化滞法；湿热中阻胃气上逆，则配合和胃降逆法等。

使用本法还应注意对于湿邪已经化燥者，不可再用。湿盛热微者，苦寒药当慎用或不用，应以辛温开郁、苦温燥湿为主。虽有湿邪而阴液亏损者慎用。总之，化湿法的应用须权衡湿与热的偏轻偏重及邪之所在部位而选用相应的化湿方药。

NOTE

五、通下逐邪法

通下逐邪法是攻导里实、涤除热结的治法。本法具有通腑泄热、荡涤积滞、通瘀破结、排除邪毒和给邪以出路的作用，属于八法中的下法。主要适用于热邪与有形实邪如燥屎、湿滞、瘀血等互结于肠腑的证候。由于内结实邪的性质、部位的不同，分为以下几种。

（一）通腑泄热

用苦寒攻下之品泻下阳明实热燥结。适用于热入阳明，内结肠腑之证。症见潮热便秘，或热结旁流，时有谵语，腹部胀满或硬痛拒按，舌苔黄燥或焦黑起刺，脉沉实等。代表方如调胃承气汤、大承气汤。

（二）导滞通便

用苦辛合苦寒之品通导肠腑湿热积滞。适用于湿热积滞搏结肠腑之证。症见身热，脘腹痞满，恶心呕逆，便溏不爽，色黄如酱，舌苔黄垢浊腻等。代表方如枳实导滞汤。

（三）增液通便

用甘寒滋润合苦寒通下之品滋养阴液兼以通下。适用于阳明热结而阴液亏虚之证，又称为"热结液亏"证。症见身热不退，大便秘结，口干唇裂，舌苔焦燥，脉沉细等。代表方如增液承气汤。

（四）通瘀破结

以泻下逐瘀及活血破结之品以破散逐除下焦瘀血蓄结。适用于温病热瘀互结，蓄于下焦之证。症见身热，少腹硬满急痛，大便秘结或色黑，小便自利，或神志如狂，舌紫绛，脉沉实等。代表方剂如桃仁承气汤。

通下逐邪法在温病治疗中较为常见，尤其通腑泄热法，如能恰当运用，则奏效甚捷。正如清代柳宝诒所说："胃为五脏六腑之海，位居中土，最善容纳……温热病热结胃腑，得攻下而解者，十居六七。"可见通下逐邪在温病治疗中占有重要地位。通腑泄热法，攻下热结，逐邪泄热，主治热结肠腑；导滞通便法，清化湿热，导滞化积通下，主治湿热夹滞阻于肠腑；增液通便法，攻下与滋阴增液并用，攻补兼施，主治热结而津液已伤；通瘀破结法，攻下活血并用，给瘀热蓄结以出路，主治瘀热互结于下焦。临床还可随症加减化裁，例如腑实而正虚者，攻下当配合扶正；腑实而兼肺气不降者，攻下当配合宣肺；腑实而兼热蕴小肠者，攻下当配合清泄小肠之火热；腑实而兼邪闭心包者，攻下当配合开窍；腑实而阳明邪热亢盛者，攻下当配合清解气热。

本法驱邪力猛，若使用不当，容易伤正，故要注意里热未成实结或无郁热积滞者不可妄用；平素体虚者，或在温病过程中阴液、正气耗伤较甚，虽有热结，也不宜一味单用攻下之法，应配合扶正药同用；阴亏肠燥便秘者，属无水舟停，忌单用苦寒通腑泄热。下后邪气复聚，若必须再度用下法，应防止过下伤正。

六、清营凉血法

清营凉血法是清解营血之热、消散营血分瘀滞的治法，具有清营养阴、凉血解毒、滋养阴液、散血活络的作用，也属于八法中清法的范畴。适用于温病热入营血分，营热或血热亢盛的证候。温病的营分证和血分证其病机虽无本质的差别，但有病情的轻重和病位的浅深之不同，所以将清营法与凉血法合并论之。可分为以下几种。

（一）清营泄热

用甘苦寒合轻清凉透之品，清营养阴，透邪外达，以祛除营分邪热。适用于热入营分，郁热伤阴之证。症见身热夜甚，心烦时有谵语，斑点隐隐，舌质红绛等。代表方如清营汤。

（二）凉血散血

用甘苦寒合活血散瘀之品，清解血热，散瘀宁络，以清散血分瘀热。适用于温病热盛血分，迫血妄行，热瘀交结之证。症见灼热躁扰，甚则昏狂谵妄，斑疹密布，各种出血，舌质紫绛或有瘀斑等。代表方如犀角地黄汤。

（三）气营（血）两清

用清营法或凉血法与清解气热法配合，双解气营或气血之邪热。适用于温病气分与营（血）分同病，即气营（血）两燔之证。若偏于气营同病，则出血倾向不重，症见壮热口渴，烦扰不寐，舌绛苔黄，代表方如加减玉女煎；若为气血两燔，热毒深重之证，则见壮热躁扰，甚或神昏谵妄，两目昏瞀，口秽喷人，周身骨节痛如被杖，斑疹密布，出血，舌质紫绛，苔黄燥或焦黑，代表方如化斑汤、清瘟败毒饮。

以上3种治法，均有各自作用特点，清营泄热法在清解营分同时，强调了透达营分郁热从气分外出而解。凉血散血法在凉血解毒宁络的同时，重在活血养阴以达到瘀散血止的目的。而气营（血）两清法则是针对温病过程中气营（血）两燔之证的代表治法。热入营血，易致伤阴、闭窍、动风之变，须分别配合养阴、开窍、息风等法。

运用本法应注意热在气分而未入营、血分者，不可早用。营分、血分病变兼有湿邪者，应慎用本法，以防本法所用药物寒凉滋腻之弊。

七、开窍醒神法

开窍醒神法是开通窍闭、苏醒神志的治法，具有清泄心包邪热、芳香清化湿热痰浊、醒神利窍的作用。适用于温病邪入心包或痰浊上蒙机窍所致的神志异常证候。具体应用分为清心开窍法和豁痰开窍法。

（一）清心开窍

用辛香透络、清心化痰之品清泄心包痰热，促使神志苏醒，适用于温病痰热内闭心包的证候。症见神昏谵语或昏愦不语，身体灼热，舌蹇肢厥，舌质红绛或纯绛鲜泽，脉细数等。代表方如安宫牛黄丸、紫雪丹、至宝丹。

（二）豁痰开窍

用芳香辟秽、化痰清热之品宣通窍闭，适用于湿热郁蒸，酿生痰浊，蒙蔽清窍的证候。症见神识昏蒙，时清时昧，时有谵语，舌苔黄腻或白腻，脉濡滑或数。代表方如菖蒲郁金汤。

开窍醒神法主要用于治疗神志异常诸症，其目的是促使神志的苏醒。温病神志异常，其病变有在心营或在气分的不同。清心开窍法属凉开，主治邪入心营，热闭心包的神志异常证候，所以临床上往往在清心开窍的同时配合清营、凉血、息风、化痰、益气固脱等治法同用。豁痰开窍法属芳香开窍，主治湿热留连气分或湿热酿蒸为痰浊蒙闭心包机窍的神志异常证候，故在豁痰开窍的同时须配伍清热化湿之品以芳香化浊，必要时还可配合苏合香丸等温开之品。

开窍醒神法属应急治法，一旦神志恢复正常，即不可再用，可根据病情而进行辨证施治。此外，在临床应用时，应注意祛除引起神志异常的原因，如气分热盛者应配合清气或攻下实结之法，营血分热盛者应配合清营或凉血之法。

八、息风止痉法

息风止痉法是平肝息风、解除挛急的治法，具有凉泄肝经邪热、滋养肝肾阴液、控制抽搐的作用。适用于温病热盛动风或阴虚生风的证候。具体应用分为凉肝息风法和滋阴息风法。

（一）凉肝息风

用甘苦合酸寒之品凉肝解痉，透热养阴。适用于温病邪热内炽，肝风内动之证。症见灼热躁扰，四肢拘急，甚则角弓反张，口噤神昏，舌红苔黄，脉弦数。代表方如羚角钩藤汤。

（二）滋阴息风

用咸寒合酸甘之品育阴潜阳，滋水涵木。适用于温病后期热入下焦，日久真阴亏损，肝木失涵，虚风内动之证。症见低热，手足蠕动，甚或瘛疭，肢厥神疲，舌干绛而痿，脉虚细等。代表方如三甲复脉汤、大定风珠。

临床须辨别温病动风之属虚属实，实风重在凉肝，虚风重在滋阴，两者各有侧重。实风抽搐剧烈者可重用息风止痉（特别是虫类药）之品以加强止痉的作用，但须注意避免其劫伤津液之弊，阴虚动风证运用时尤当慎重；运用滋阴药时又须防其滋腻阴柔而恋邪。小儿患者在卫、气分阶段因高热而引起痉厥者，往往只需投用清热透邪之剂，或用物理降温方法，热退而抽搐自止，不可轻用息风之法治疗。息风法是为动风所设，其目的是迅速有效地制止痉厥，故而未出现痉厥或痉厥已经消失即不必使用。

九、滋阴生津法

滋阴生津法是滋阴养液，补充阴津损耗的治法。本法具有润燥生津、滋养真阴、壮水制火的作用，属于八法中的补法。适用于温病后期邪热渐退，阴液耗伤之证。在温病发生发展过程中温热邪气自始至终损伤人体的阴液，病到后期尤其突出，阴液的耗损程度与疾病的发展及其预后密切相关，正如古人云："留得一分津液，便有一分生机。"因此，在温病初期就应该时刻顾护阴液，若后期阴液耗伤明显，便要以救阴为务。根据阴液耗伤的程度和脏腑病位的差异，具体分为以下几种。

（一）滋养肺胃

用甘寒清润之品滋养肺胃津液，又称甘寒生津法。适用于温病气分邪热渐退，而肺胃阴液未复，或肺胃阴伤之证。症见干咳少痰或无痰，口干咽燥，或干呕不欲食，舌光红少苔或干。代表方如沙参麦冬汤、益胃汤。

（二）增液润肠

用甘咸寒生津养液之品润肠通便，又称"增水行舟"法。适用于温病气分热邪渐解，津枯肠燥而便秘之证。症见大便数日不下，口干咽燥，舌红而干。代表方如增液汤。

（三）滋补真阴

用甘酸咸寒之品填补真阴，壮水制火，又称"滋补肝肾"法。适用于温病后期，邪热久羁，真阴耗损，邪少虚多之证。症见低热不退，手足心热甚于手足背，颧红，口干咽燥，神疲欲寐，或心中憺憺大动，舌绛少苔或干绛枯痿，齿燥，脉虚细或结代等。代表方如加减复脉汤。

以上 3 种治法，滋养肺胃法和增液润肠法是针对温病后期气分邪热渐解，出现肺胃津伤或肠液耗伤；滋补真阴法是针对温病后期，邪热久羁，劫灼肝肾之阴而设。前两种治法阴液耗损较轻，病位较浅；后者真阴损伤较重，病位较深。

温热类温病自始至终伤津耗液，湿热类温病湿邪化燥后也具有伤阴的特点，故滋养阴津法使用的机会较多。但阴伤而热邪仍在者，当与他法同用，如滋阴解表、滋阴攻下、滋阴清热、滋阴息风、益气敛阴等法。

滋阴生津法使用应注意温病伤阴兼有湿邪未化者，不可纯用本法，要滋阴而不碍湿，化湿而不伤阴。气热壮甚而阴伤不明显者，不可用本法。

十、固脱救逆法

固脱救逆法是救治气阴外脱或亡阳厥脱证的治法。本法具有益气敛阴、回阳救逆的作用，属于八法中"补法"的范围。适用于温病中患者正气素虚而邪气太盛，或汗出太过，阴液骤损，阴伤及阳，导致气阴外脱或亡阳厥脱之危急证候。分为以下两种。

（一）益气敛阴

用甘温、甘酸补气敛阴之品益气生津，敛阴固脱。适用于温病气阴两伤，正气欲脱的证候。症见身热骤降，汗多气短，体倦神疲，舌光少苔，脉散大无力。代表方如生脉散。

（二）回阳固脱

用甘温、辛热益气温阳之品固脱救逆。适用于温病过程中阳气暴脱证。症见四肢逆冷，大汗淋漓，神疲倦卧，面色苍白，舌淡苔润，脉微细欲绝。代表方如参附汤或参附龙牡汤。

上述两法各有适应证，益气敛阴法适用于津伤气脱证，回阳固脱法适用于阳气暴脱证。但临床往往出现阴津与阳气俱脱，此时应将两法配合运用。还可视病情的需要与其他法配合使用，若气阴或阳气欲脱，而神志昏愦，手厥阴心包症状仍显著者，此为内闭外脱之候，则固脱法须与开窍法并用。

本法为急救之法，运用固脱法应注意用药要快速、及时、准确。生脉散、参附汤现已制成注射剂，供静脉滴注，临床可选用。给药次数、间隔时间及用药剂量等都必须适当掌握，并随时注意病情的变化，作相应调整。另外，一旦阳回脱止，就要注意有无火热复炽、阴气欲竭的现象，并根据具体情况辨证施治。

附：外治法

外治法是在中医整体观和辨证论治原则的指导下，通过皮肤、诸窍、腧穴等给药方式来治疗温病某些病证的治疗方法。具有退热消肿、止痛解毒、醒神开窍等作用。外治法与内治法的作用相辅相成，与内治法相比，外治法具有起效快捷、使用方便、比较安全的特点，尤其对于难以内服药物的昏迷患者或小儿发热患者更为适用。温病治疗中较为常用的外治法有以下几种。

1. 洗浴法　本法是用中药煎剂进行全身沐浴或局部浸洗，以发挥散热、透疹、托毒外出等作用。主治温病表证无汗、热势壮盛或疹出不畅等。如小儿麻疹，疹色淡红，隐而不透时，可用鲜芜荽煎汤外洗；感受风热病邪而致高热、无汗，可用荆芥、薄荷各等分煎水擦浴等。此外，对高热而无恶寒者，还可采用25℃~35℃的30%乙醇擦浴，或用32℃~34℃温水擦浴，都有明显的散热降温效果。

2. 灌肠法　本法是根据辨证论治所确定的方剂，煎成一定浓度的汤液作保留灌肠或直肠点滴以发挥疗效。主治病证范围较为广泛，对较难口服煎剂的患者，如小儿及处于昏迷状态者尤为适用。肠道疾患和肾功能衰竭患者也有较好疗效。具体用法为：灌肠所用药物煎汤过滤去渣，温度保持在38℃左右，患者取左卧位，肛管插入20~30cm，将药液灌入，灌肠次数依病情而定。如痢疾用白头翁汤煎液灌肠；肾综合征出血热急性肾功能衰竭用泻下逐瘀剂作高位保留灌肠；风温病肺胃热盛者用白虎汤加千金苇茎汤灌肠等。

3. 敷药法　本法是用药物制成膏药、搽剂、熨剂等，在病变局部或穴位作外敷。主治各种温病在局部出现热毒壅滞症状者，也可治疗其他一些病证。如将具有解表、清热、通达阳气的药物研细（如大黄、山栀子、生石膏、葱白等），用米醋或蛋清调成糊状，外敷涌泉穴或手足心处，包扎固定，4~6小时取下，具有迅速降温的作用，适用于壮热、烦渴，甚至神识昏迷等症。温毒所发生的局部肿痛，可用水仙膏外敷，敷后如皮肤出现小黄疮如黍米者，改用三黄二香散外敷。又如温病热盛衄血，可用吴茱萸、大蒜捣敷于涌泉穴，以引热下行而止衄；疟疾用二甘散（甘遂、甘草各等分）外敷神阙穴，或用毛茛捣烂外敷内关等穴。

4. 搐鼻法　将辛窜芳香气味的药物研细，抹入鼻孔少许，通过鼻腔黏膜的吸收，或使病人打喷嚏，达到开窍醒神的目的。适用于温病热入心包或中暑神昏。代表方如朱丹溪的通关散（细辛、皂角按6：1调配），治疗高热头痛或神昏、呼吸不畅、鼻塞等症。又如用蟾酥、冰片、雄黄各2g，牛黄1g研细，取少许放入鼻孔以取嚏，可治疗中暑昏迷、卒倒、牙关紧闭等症。

5. 吹喉法　将具有清热解毒、祛腐生新作用的药物研细，吹于喉部少许，治疗烂喉痧咽喉红肿糜烂，具有解毒消肿、利咽清热的作用。代表方如锡类散。

温病的外治法还有很多，如雾化吸入、熏蒸、吹耳、灸疗、冰敷、拭齿等，这些外治法多数与内服药合并运用，可以起到相得益彰的作用。使用外治法也要注意辨证论治，不可机械搬用。一些外治药物对皮肤、黏膜有一定的刺激性，因此必须掌握一定的药量、治疗时间和使用方法，了解禁忌症。如吹鼻和吹喉的药量不宜过多，以免进入气管；高血压脑血管意外、癫痫病人不宜使用取嚏法。

第三节　温病兼夹证的治疗

在温病发展过程中，一些兼夹的病理因素如痰饮、食滞、气郁、瘀血等，对温病的病理演变、病情发展和预后都具有重要的影响。

一、兼痰饮

温病兼夹痰饮，一方面为患者素体有停痰宿饮，感受温邪后，即与痰湿互结，出现痰湿气阻的兼夹证。另一方面由于在温病过程中体内津液不能正常布化所致，如湿热类病邪流连三焦，使三焦气机阻滞，水道通调失利，津液输布受阻而成痰饮；或热邪炽盛，煎熬津液，炼液成痰，痰热互结。常用于兼夹痰饮的治法有以下两种。

（一）燥湿化痰理气

燥湿化痰理气法适用于痰湿气阻者，症见胸脘痞闷，拒按，泛恶欲呕，渴喜热饮而不欲多饮，舌苔黏腻。可在主治方中加半夏、陈皮、茯苓等，也可用温胆汤类。

（二）清热化痰开结

清热化痰开结法适用于痰热互结者，由于痰热所在病位不同，其证情与治疗用药也随之不同。痰热壅肺者，症见身热，咳嗽或气喘，胸闷甚则胸痛，痰黄而黏稠，舌苔黄腻。可在主治方中加瓜蒌、川贝、蛤粉、胆南星等。痰热结胸者，症见发热，胸下按之痛，舌苔黄滑腻，脉滑数等，可在主治方中加用小陷胸汤等。痰热闭窍者，症见神昏，舌蹇肢厥，喉中有痰声，舌红绛，苔黄腻，可在清心开窍剂中加用胆南星、天竺黄、竹沥、菖蒲、郁金及猴枣散等。痰热阻于肝经者，症见灼热，肢体抽搐，甚至角弓反张，喉间痰鸣，舌质红绛，苔黄滑，脉弦滑数，可在清热息风剂中加用牛黄、天竺黄、竹沥等。

二、兼食滞

温病兼夹食滞，一方面由于病前宿食未消，停滞于中；另一方面由于病中脾胃的受纳运化功能减弱，勉强进食，难以消化，以致食滞内停而成。尤其多见于温病的恢复期。根据食滞部位的侧重不同，常用以下两种治法。

（一）消食和胃

消食和胃法适用于食滞胃脘，症见胸脘痞闷，嗳腐吞酸，恶闻食臭，舌苔厚垢腻，脉滑实。常在主治方中加用消化食滞之品，如神曲、山楂、麦芽、莱菔子、陈皮等，也可加保和丸。

（二）导滞通腑

导滞通腑法适用于食滞肠腑，症见腹胀而痛，肠鸣矢气，其气臭秽，大便秘或溏，舌苔厚而浊腻，脉沉涩或滑。常在主治方中加用消食导滞、通导肠腑之品，如枳实、槟榔、大黄、厚朴等，也可用枳实导滞汤。

三、兼气郁

温病兼夹气郁，多因情志失调而引起气机郁结，肝脾不和，症见胸胁满闷或胀痛，时有嗳气或叹息，泛恶，不思饮食，脉沉伏或细弦。常在主治方中加用理气解郁、疏肝理脾之品，如香附、郁金、青皮、枳壳、木香、苏梗、佛手、绿萼梅等，也可用四逆散。

四、兼血瘀

温病兼夹血瘀，主要原因有3种：一是素有瘀血宿伤，如外伤所致的瘀血内停及各种疾病引起的血瘀证，当感受温邪以后，易形成瘀热互结。二是温病过程中热盛动血，迫血妄行，离经之血停蓄体内，或热邪炽盛，耗阴灼液，血液黏稠，脉络血行不畅；或温病后期脏气虚衰导致血行无力。三是恰逢妇女经血适来或产后而病温，热陷血室，热瘀互结，导致经停或恶露不行成瘀。根据温病过程中瘀血所在部位不同，还有以下相应的治法。

（一）清营血、化宿血

用清解营血、活血化瘀之品治疗体内原有瘀伤宿血和热入营血并见证。症见身体灼热，胸胁或脘腹刺痛或拒按，舌质有瘀斑或紫晦，扪之湿润。常在清营凉血方中加入活血散瘀之品，药如桃仁、红花、赤芍、丹皮、丹参、紫草、当归尾、延胡索、山楂等。

（二）清血室、化瘀热

用凉血化瘀之品治疗热入血室证。症见壮热或寒热往来，小腹胀满，昼日明了，暮则谵语等。常在小柴胡汤中加延胡索、当归尾、桃仁等。

第四节　温病瘥后调理

温病瘥后调理是指温病邪气已退，但机体尚未恢复正常状态，或者余热未清，津液尚未恢复，此时应采取一些积极有效的调理措施，促使病体早日康复。瘥后调理包括内容很多，如调节饮食、劳逸结合、调适精神、适避寒热及药物调理等。药物调理是其中的重要环节。以下按温病瘥后的常见临床表现分别论述药物调理方法。

一、正虚未复

在温病过程中，由于热邪炽盛，耗伤人体津气，加上患病后人体脏腑功能的失调，尤其是脾胃受纳和运化的能力减弱，致使气血津液的生成减少，故经常出现体虚未复的表现。根据正气虚弱的部位和性质的不同，主要有以下 3 种治法。

（一）补益气液

补益气液法是用补气生津养阴之品以治疗温病后期气阴两虚者。症见精神委顿，不饥不食，睡眠不酣，口渴咽燥，舌干少津等。代表方如薛氏参麦汤（《湿热病篇》方：西洋参、麦冬、木瓜、石斛、鲜莲子、生谷芽、生甘草）或三才汤。

（二）滋养胃肠

滋养胃肠法是用养阴增液之品以治疗胃肠阴液亏虚者。症见口干咽燥或唇裂，大便秘结，舌光红少苔等。代表方如益胃汤、增液汤。

（三）补养气血

补养气血是用补益气血的药物以治疗温病后气血亏虚者。症见面色少华，气弱倦怠，声音低怯，语不接续，舌质淡红，脉弱无力等。代表方如八珍汤加减或集灵膏。

二、余邪未尽

在温病过程中邪热消退后，正气虚衰，体内尚存未尽之余邪，此时需根据正气之强弱及余邪的种类而分别采取各种治法。

（一）清解余热，益气养阴

用辛凉、甘寒之品以治疗温病后期余热未净、气阴两伤之证。症见低热不退，虚羸少气，口干唇燥，呕恶纳呆，舌光红少苔，脉细数等。代表方如竹叶石膏汤。

（二）芳化湿邪，醒胃和中

用芳香清凉之品以化湿清热，恢复胃气，治疗温病后期湿热余邪未净而胃气未复之证。症见身热已退，脘闷不畅，知饥不食，舌苔薄白微腻等。代表方如薛氏五叶芦根汤。

（三）理气化湿，健脾和中

用理气化湿健脾之品以治疗温病后期余湿阻气，脾气虚弱之证。症见胃脘微痞，饮食不馨，四肢倦怠，大便溏薄，舌苔薄白而腻，脉虚弱，甚至可见肢体浮肿等。代表方如参苓白术散加藿香、佩兰、荷叶、砂仁等。

（四）化湿利水，温补肾阳

用补肾阳、利水湿之品治疗温病后期阳气虚衰而水湿内停之证。症见形寒肢冷，身疲乏力，心悸眩晕，面浮肢肿，小便短少，舌淡苔白，脉沉细等。代表方如真武汤。

三、复证治法

温病复证是指在温病瘥后，因正气未复、调摄不当而邪热复起，又称"复病"或"病复"。如《重订广温热论》中说："温热复证，有复至再三者，皆由病人不讲卫生，病家不知看护所致。"根据引起复证的不同原因，又可分为以下几种。

（一）劳复证

劳复证是指温病瘥后，正气未复，或余热未清，因为过早劳作重新发热者。根据病情具体分为以下 3 种。

1. 气虚劳复 症见发热，畏寒怕冷，四肢倦怠，少气懒言，舌淡少苔而润，脉虚。治以益气健脾，甘温除热。代表方如补中益气汤。

2. 阴虚劳复 症见发热，五心烦热，颧红盗汗，口干舌燥，或心悸失眠，舌红少苔，脉细数等。治以养阴清热。代表方如加减复脉汤。

3. 余热劳复 症见发热，心烦懊侬，胸闷脘痞，或胸胁不舒，口苦咽干，食少纳呆，舌苔薄黄，脉微数等。治以清透余热，解郁除烦。代表方如枳实栀子汤。兼呕恶者，加半夏、竹茹；兼舌红口渴者，加天花粉、石斛、竹叶；兼食滞者，加山楂、麦芽、神曲等。

（二）食复证

食复证是指温病瘥后，脾胃虚弱，余热未尽，暴饮暴食或过食油腻之品而复伤脾胃，导致饮食停滞，余邪复作发热。症见发热头痛，嗳腐吞酸，烦闷呕恶，不欲饮食，甚至烦渴谵语，大便闭结，腹部胀满，舌苔厚腻，脉沉实或滑实等。治以消食化滞，和胃理气。代表方如香砂枳术丸，病情较重者可用大柴胡汤等。

（三）感复证

感复证是指温病瘥后，余热未尽，复感新邪，导致病发。症见发热恶风，头痛恶寒或口渴舌燥，咽痛，咳嗽，舌尖红，苔薄白欠润，脉浮数；或发热恶寒头身痛，舌淡红，苔薄白润，脉浮紧等。治以辛凉解表剂或辛温解表剂。

此外，在温病后期，由于感邪过重，邪热侵犯脏腑，引起实质性的损害；或失治误治，调理失当，出现肢体或清窍失灵等证，又称为温病遗证。其治疗的方法可参考有关的康复专著。

小结

温病的治疗，是在温病辨证论治理论的指导下，明确病因病机，制定相应的治疗大法，选用相应的方药，以驱除病邪、调整机体、扶助正气，从而促使患者恢复健康。

温病的主要治法分为以下3类，一是祛邪为主的治法，这是温病治法的主要内容，包括泄卫透表、清解气热、和解表里、祛湿清热、清营凉血、通下逐邪等法；二是以扶正为主的治法，这是温病后期的主要治法，即滋阴生津法；三是用于急救的治法，包括开窍醒神、息风止痉、固正救脱等法。

温病的证候复杂多变，因此治法也要灵活变通，知常达变。首先要明确病证的性质，如同为中焦气分证，则有热盛津伤和湿热交蒸的不同；同属痉证，有实证和虚证的区别；同是神志异常证候，有热闭心包和湿热酿痰而蒙蔽清窍的不同。二是发病类型，如同是初起的证候，有发于卫表和发于气分甚至发于营血分的不同，还有卫气同病或卫营同病者。三是邪气的兼夹和邪正的虚实。如温病兼夹痰饮、瘀血、食积、气滞者，治疗当分别加以化痰、祛瘀、消导、行气的药物；热盛又有明显的阴伤表现，清热当与养阴并用。四是体质的状况。人的体质有阴阳气血的偏盛偏衰，年龄有老幼的差别，治疗也有区别。

此外，传统理论认为治温病应避用温药。自从刘河间提出寒凉为主的治法以后，又经明清温病四大家的完善，温病学派形成了一套以清热养阴药为主的治疗体系，但并不排斥温法的运用。温病中温法可归纳为温散法、温阳法、甘温益气法。温散法：有学者认为阳热郁结是温病的重要特点，因此治疗使用辛温开通以散热结必不可少。在临床上，凡遇表气被闭之证，单纯用辛凉之品往往不能达邪，必须佐以辛温之品，如银翘散中用豆豉、荆芥。另外，使用辟秽透邪之品也属温散法。温阳法：有的患者素体阳虚，又经汗、吐、下而阳气大伤，有的患者在病变过程中阴损及阳，这些都须及时用温阳法来治疗。甘温益气法：早在《内经》里就已提出"壮火食气"，夏暑之际，最易耗气，暑温病变过程中，气虚者须佐用甘温益气之品以助达邪。因此，甘温益气法是治疗暑温病的一种变法。温病用温药，虽说是治疗中的变法，却并不违背辨证论治的精神，相反更好地体现了中医学辨证论治的实质。

思考题

1. 如何理解温病卫气营血治则与三焦治则？
2. 确立温病治法的依据有哪些？
3. 温病治疗中以祛邪为主的各种治法的作用、主要适应证及代表方是什么？
4. 温病治疗中用于救急的各种治法的作用、主要适应证及代表方是什么？
5. 滋阴生津法的作用、适应证及代表方是什么？
6. 温病有哪些主要兼夹证？如何治疗？
7. 简述温病瘥后的主要调理方法。

第七章 温病的预防

　　预防是在机体未患病之前，预先采取一定的方法和措施，从而防止疾病的发生。温病是一类急性外感热病，大多数温病具有传染性、流行性，且起病急，传变快，来势猛，病情重，如不及早采取有效措施加以预防，则可以在一定范围内形成流行，严重影响人民的健康，甚至威胁生命。因此，温病的预防就显得格外重要，必须引起高度重视。

第一节　古代温病预防的认识与成就

　　中医学关于疾病的预防思想，早在《内经》中就有了充分的认识。《素问》关于"不治已病治未病""夫病已成而后药之，乱已成而后治之，譬犹渴而穿井，斗而铸锥，不亦晚乎"的记载，说明早在两千多年前人们就充分认识到未病先防的重要性。古人还发现有些疾病可以传染和流行。《素问》有"温气流行""五疫之至，皆相染易，无问大小，病状相似"的记载，并进而指出："不施救疗，如何可得不相移易者……不相染者，正气存内，邪不可干。"主张保持机体正气强盛以防止病邪侵袭，从而免致疾病染易。同时，还指出应该"避其毒气"，则又从另一角度，提出设法不与病邪接触，以防止染病。《内经》以后，历代医家通过临床实践和经验总结，积累了丰富的预防知识。《诸病源候论》认为，对于温病可"预服药及为法术以防之"。《肘后备急方》《千金要方》并载有20余首辟温方剂。中医学对预防疾病传染有着许多具体而有效的方法。《礼记》说："鸡初鸣……洒扫室堂及庭。"《楚辞·渔父》载有"新沐者必弹冠，新浴者必振衣"之句，说明当时已极为重视个人清洁和环境卫生。《千金要方》谓："勿食生肉。""常习不唾地。"就是要求人们谨慎饮食，不可随地吐痰。此外，对饮水卫生亦十分注意。宋代庄绰《鸡肋编》说："纵细民在道路，亦必饮煎水。"清代王孟英《霍乱论》云："人烟稠密之区，疫疠时行……故为民上及有心有力之人，平日即宜留意，或疏浚河道，毋使积污或广凿井泉，毋使饮浊，直可登民寿域。"可见对排除污水、粪便处理、保持水源清洁，古人十分重视。为了防止蚊蝇传播疾病，我国在后汉已使用蚊帐，南宋已使用防蝇食罩。除此而外，还发明许多驱除或消灭传播疾病的昆虫或动物的方法。如北宋刘延世《孙公谈圃》说："泰州西溪多蚊，使者行按左右，以艾熏之。"宋代温革《琐碎录》载有驱蚊诗："木别芳香分两停，雄黄少许也须秤。每到黄昏烧一炷，安床高枕到天明。"药物烟熏驱蚊法直到现在仍为民间广泛应用。明代李时珍《本草纲目》记载砒霜可以"和饭毒鼠"。历代本草文献还记有不少灭蝇、杀虱的药物，如百部、藜芦、白矾、银朱等。这些方法，对防止温病的发生和传播有着一定的作用。

　　温病既可传染，为预防起见，"避其毒气"确为可行的简便方法，此即为避免与患者接触

NOTE

的隔离措施。《晋书·王彪之传》云："永和末（356年）多疾疫，旧制：朝臣家有时疾染易三人以上者，身虽无疾，百日不得入宫。"说明当时为防止时疾染易，即使与患者密切接触而尚未发病者亦当暂时不与交往。唐代释道宣《续高僧传》有收容麻风病患者的"疠人坊"的记述，谓："收养疠疾，男女别坊。"明代萧大享《夷俗记》云："凡患痘疮，无论父母兄弟妻子，俱一切避匿不相见。"通过隔离患者，确可防止疾病的传染和流行。

预防传染病最积极、最有效的直接措施，则是免疫接种。此法不仅为我国首创使用，即使免疫一词，亦为中医学所固有。18世纪曾有《李氏免疫类方》一书，可资佐证。远在《肘后方》中，就有"疗猘犬咬人方：仍杀所咬犬，取脑傅之，后不复发"的记载，即为人工免疫法的尝试。特别值得提出的是我国种痘术的发明，它是人工免疫法的开端，为世界医学史上的重大成就之一。清代俞茂鲲《痘科金镜赋集解》云："又闻种痘法起于明朝隆庆（1567—1572）年间，宁国府太平县，姓氏失考，得之异人丹传之家，由此蔓延天下。"此虽系清人之论，但明代周晖《琐事剩录》曾谓："陈评事生一子……未几种痘，夭。"可证明代确已有种痘术，然具体操作方法，却无从查考。《医宗金鉴》对清代的种痘术有较全面的记载，如痘衣法、痘浆法、旱苗法、水苗法等。种痘术的推广使用，对当时保护人民健康起了很大作用，种痘法于17世纪传入欧洲，此后才于1798年出现英人琴纳发明的牛痘苗预防天花，我国较之早出两百余年。

第二节　温病的预防方法

预防温病的具体方法很多，其中尤其是免疫接种等特异性措施对传染病的预防有重要的作用，其具体内容参见《感染病学》，此处不予详述。以下介绍具有中医中药特色的一些预防温病的方法。

一、培固正气，强壮体质

《内经》中明确提出："邪之所凑，其气必虚。"所以增强人体正气，就可以提高机体抗御温邪入侵的能力，从而使温邪不能侵犯人体，或即使感受了温邪也不会发病，即使发病其病情也较轻微，易于治愈、康复。培固正气，强壮体质的方法甚多，以下列举几个方面：一是锻炼身体以增强体质，如气功、太极拳、五禽戏、八段锦、保健按摩及各种其他的武术运动等，可提高自身抵抗力，有助于抵御外界温邪的侵袭。二是顺应四时气候变化。人类生存在自然界中，与自然条件息息相关，如这些条件的改变超过了人体的适应能力，会导致温病的发生与流行。另一方面，人们在日常生活中，应根据季节的变化和气温的升降，合理安排作息时间、及时增减衣被和调整室内温度。顺应四时气候变化是保护人体正气的重要方面，如忽视了这一点，往往会减弱人体对温邪的抵御能力而患病。三是避免过度消耗正气。人体正气对于抵御外来温邪的侵袭有重要的作用。因而必须注意保护正气，避免过度消耗正气。四是注意环境、个人、饮食卫生。应经常保持生活和工作环境的整洁卫生。养成良好的个人卫生习惯，不随地吐痰，饭前便后洗手。在饮食方面，不饮生水，不食用不洁及腐败变质食物等。

二、及时诊治，控制传播

对具有传染性的温病患者，必须早期发现、早期隔离、早期诊断治疗，及时向有关防疫部门报告，使防疫部门能随时掌握疫情，采取相应措施。这不仅有利于患者及早得到诊治，有利于治疗和恢复健康，同时也有助于及早控制疾病的传播，防止发生流行。

三、预施药物，防止染病

预施药物是指在温病流行期间，在一定范围里，对可能感染温邪的人群使用药物，以防止温病的发生与传播。目前使用较多的预防方法有以下几种。

1. 熏蒸预防　即用药物加温燃烧烟熏，或煮沸蒸熏。此法一般适用于以呼吸道为传播途径的温病预防。如在流行期间，用食醋按每立方米空间 2~10mL 加清水一倍，在居室内煮沸蒸熏 1 小时，主要用于流行性感冒的预防。又如采用苍术、艾叶烟熏剂在室内燃烧烟熏，可用于腮腺炎、水痘、猩红热、流行性感冒等传染病的预防。

2. 滴喷预防　即用药物滴入鼻孔，或喷入咽部。此法一般也用于呼吸道传染病。如在流行期间，把食醋用冷开水稀释后滴鼻可预防流行性感冒、流行性脑脊髓膜炎等。或用白芷 3g，冰片 1.5g，防风 3g，共研细末，取少量吹入两侧鼻孔，或放在口罩内任其慢慢吸入，也有一定的预防作用。又有在白喉流行时，用锡类散喷入咽喉部，有一定预防作用。

3. 服药预防　即用一味或多味中药煎服，或制成丸、散剂内服。如预防流感可选用银花、连翘、野菊花、桉树叶、贯众、蟛蜞菊、黄皮叶等；预防流行性脑脊髓膜炎可选用大蒜、银花、连翘、九里光、贯众、野菊花、蒲公英、鲜狗肝菜、鲜鬼针草等；预防流行性乙型脑炎可选用大青叶、板蓝根、牛筋草等；预防伤寒可选用黄连、黄柏等；预防猩红热可选用黄芩、忍冬藤等；预防麻疹可选用紫草、丝瓜子、贯众、胎盘粉等；预防病毒性肝炎可选用板蓝根、糯稻根、茵陈等；预防痢疾可选用马齿苋、大蒜、食醋等。在使用时，可选其中一味或数味煎汤内服，每日 1 剂，连服 2~4 天。

4. 食疗预防　在某些传染性温病流行期间，有目的地食用一些食物，有助于减少被感染或发病的机会。这一方法简便易行，可以作为一种辅助方法使用。如食用大蒜，或用马齿苋加大蒜煎服，可预防痢疾及其他一些消化道的传染性温病。在流行性脑脊髓膜炎流行时节，每日食用大蒜 5g 左右，也有一定的预防作用。在秋末冬初，气候干燥时节，如有白喉流行，也可食用甘蔗汁、胡萝卜汤等以预防。

此外，还有不少流传于民间的简便易行的预防温病的方法，有待于进一步挖掘。

小结

温病是一类急性外感热病，大多数温病具有传染性、流行性，且起病急，传变快，来势猛，病情重，严重影响人民的健康，甚至威胁生命。因此，预先采取一定的方法和措施，控制传染性温病的发病及流行具有重要意义。早在两千多年前的《内经》就已记载了关于预防疾病的思想，古人在重视环境卫生、注意个人卫生、保持饮食卫生、除害灭虫、避邪隔患、药物预防、接种免疫等方面都创造性地采取了一系列预防温病发生、流行的积极的有效的措施。具有中医中药特色的一些预防温病的方法包括培固正气，强壮体质；及时诊治，控制传播；预施药

NOTE

物，防止染病等。

思考题

1. 简述预防温病的意义。
2. 简述古代温病预防方面的成就。
3. 具有中医特色的预防温病方法有哪些?

第八章 风 温

风温是感受风热病邪所引起的急性外感热病。初起以肺卫表热证为主要证候，继则出现邪热壅肺等气分证候，后期多表现为肺胃阴伤。本病四季均可发生，但以冬春两季多见，发于冬季的又称为冬温。

风温之名，首见于《伤寒论》，谓："太阳病，发热而渴，不恶寒者，为温病；若发汗已，身灼热者，名风温。"但其所指系热病误汗后的坏证。晋代王叔和在《伤寒例》中提出的风温则是感受寒邪，发病过程中复感风邪所形成的一种热病。唐代孙思邈《千金要方》引《小品方》之葳蕤汤作为治疗张仲景所述风温的主方。宋代庞安时在《伤寒总病论》中说："病人素伤于风，因复伤于热，风热相搏，则发风温。四肢不收，头痛身热，常自汗出不解，治在少阴厥阴，不可发汗，汗出则谵语。"论述了其病因及证治。至清代叶天士在《三时伏气外感篇》中明确提出："风温者，春月受风，其气已温。"不仅明确了风温是感受时令之邪所致的春季新感温病，而且还阐明了其病机特点、传变趋向及治疗原则。其后，陈平伯著有关于风温的专著《外感温病篇》，对本病进行了系统的论述。谓："风温为病，春月与冬季居多，或恶风，或不恶风，必身热，咳嗽，烦渴。"指明了本病的发生季节和初起的临床特点。此外，清代一些著名医家如吴鞠通、章虚谷、吴坤安、王孟英等，都对风温的因、证、脉、治作了阐述和补充，从而进一步丰富了风温辨证论治的内容。

根据风温的病证特点和临床表现，西医疾病中发生于冬春季节的流行性感冒、急性支气管炎、细菌性肺炎、病毒性肺炎等，均可参考本病辨证论治。此外，其他各科呼吸系统疾病也可参考本病相关证候的辨治方法进行治疗。

第一节 病因病机

一、病因发病

风温的病因是风热病邪。春季风木当令，气候温暖多风，阳气升发，易于形成风热病邪。正如吴鞠通所说："风温者，初春阳气始升，厥阴行令，风夹温也。"冬季气候反常，应寒反暖，也易形成风热病邪。亦如吴坤安所说："凡天时晴燥，温风过暖，感其气者即是风温之邪。"如素禀不足，正气虚弱，或起居不慎，寒温失调，可使卫气防御能力下降，风热病邪每可入侵而发病。

二、病机演变

风热病邪属阳邪，其性升散、疏泄，多从口鼻而入。肺位居高，首当其冲，所以本病初起以邪犯肺卫为主。由于肺主气属卫，外合皮毛，卫气敷布皮毛，风热外袭，肺卫失宣，故病变初起即见发热、恶风、咳嗽、口微渴等肺卫证候。风温初起邪在肺卫，若感邪不甚，并经及时治疗，可终止病变发展。如肺卫之邪不解，则其发展趋向大致有两种情况：一是顺传于胃；二是逆传心包。凡邪热由卫入气，属于风温渐进的传变过程，故称"顺传"，大多出现邪热侵犯肺脏，肺经邪热亢盛，肺气壅滞，宣降失常的病理改变，常有身热、咳喘、胸痛等临床表现；也可呈阳明邪热炽盛之证，出现大热、大渴、大汗等临床表现。所谓"逆传"是与顺传相对而言，是指邪热由肺卫直接内传心包，闭阻心窍，出现神昏谵语、身热肢厥、舌蹇、舌绛等危重证候，因病情急剧变化，骤然加重，故称之为"逆传心包"。即叶天士所说："温邪上受，首先犯肺，逆传心包。"在本病的发展过程中，还可出现正气骤然外脱之象，其既可与热闭心包之证同时出现，称为"内闭外脱"，也可在病之早期或极期发生，病情极为危重。

风温的病理变化以肺经为病变重心。风热病邪由口鼻而入，初起多有肺卫见症；继则表证解而肺热渐炽，出现邪热壅肺，肺失宣降之证；热郁于肺，炼液为痰，可致痰热阻肺，或痰热互结于上焦，气机失于通降而成痰热结胸之证；肺热不解，波及营分，窜入血络可致肺热发疹；肺与大肠相表里，肺热下移大肠，可致肠腑气机不行，肠热内结而便秘，也可因肺热移肠，传导失司而泄泻不止；邪热在肺，易于耗伤肺胃之阴液，故风温后期多呈肺胃阴伤之象。

第二节　辨证论治

一、辨治要点

（一）辨病依据

1. 本病虽一年四季均可见到，但以春季及冬季为多，故发生于春、冬两季的外感热病，应考虑风温的可能性。

2. 发病急骤，初起即见发热，恶风，咳嗽，口微渴，舌苔薄白，舌边尖红，脉浮数等肺卫见症。在病变中期，以邪热壅肺等气分证为主要病理改变，后期多呈现肺胃阴伤证候。此为诊断本病的主要依据。

3. 传变较速，易出现神昏谵语、舌蹇肢厥等逆传心包证候。

（二）辨证要点

1. 辨析肺经证候　风温以手太阴肺为病变中心，初起即见肺卫表证，症见发热微恶寒，咳嗽，头痛，咽痛等；继则邪热壅肺，症见身热，咳喘，汗出，口渴；若伤及肺络，可见胸痛，咯痰带血，或吐铁锈色痰；后期多表现为肺胃阴伤，症见低热，咳嗽少痰，口干咽燥等。

2. 重视相关脏腑的病变　如肺热传入阳明胃经，症见壮热，汗出，口渴，脉洪大等；肺热移肠，其热结肠腑者，可见潮热，便秘，腹痛等；其热迫大肠者，可见下利色黄热臭；肺热波及营分，扰及血络者，则见肌肤红疹。

3. 注意证候的传变 邪热由肺卫传入肺、胃、肠腑，热势虽盛，但邪尚在气分；若出现神昏谵语，多为邪热传入心包，病情较重；如出现正气外脱或化源欲绝，则病情更为危重。

（三）论治要点

风温的病变重心在肺经，故以清泄肺热为治疗原则。风温初起邪在肺卫，治以辛凉解表；邪传气分，肺经热盛，治当清热宣肺；阳明热炽治以宜辛寒清气；阳明腑实则治以苦寒攻下；如热陷心包应清心开窍；后期肺胃阴伤，治宜甘寒清养肺胃之阴。

本病初起，邪在肺卫，当以辛凉疏泄为主，忌用辛温发汗，如麻黄汤、桂枝汤等，以防劫夺肺津、心液，耗散肺气、心阳。本病初起也不可过用寒凉，以免冰伏病邪，阻遏气机，使邪热难以外达，反致内陷。

二、常见证候辨治

（一）邪袭肺卫

【证候】 发热，微恶风寒，无汗或少汗，头痛，咳嗽，口微渴，苔薄白，舌边尖红，脉浮数。

【病机】 本证见于风温初起，为风热病邪侵袭肺卫所致。邪犯于表，卫气被郁，开合失司，可见发热，微恶风寒，无汗或少汗；头为诸阳之会，卫气郁阻，经脉不利则见头痛；风热之邪侵犯肺经，肺气失于宣畅则咳嗽；风热之邪易于损伤阴津，病邪初犯人体，津伤不甚故口微渴；舌苔薄白，舌边尖红，脉浮数，均为风热袭表之征。

【治法】 辛凉解表，宣肺泄热。

【方药】 银翘散或桑菊饮。

银翘散（《温病条辨》）

连翘一两　银花一两　苦桔梗六钱　薄荷六钱　竹叶四钱　生甘草五钱　荆芥穗四钱　淡豆豉五钱　牛蒡子六钱

上杵为散，每服六钱，鲜苇根汤煎，香气大出即取服，勿过煮。肺药取轻清，过煮则味厚而入中焦矣。病重者，约二时一服，日三服，夜一服；轻者三时一服，日二服，夜一服；病不解者，作再服。

吴鞠通说："治上焦如羽，非轻不举。"本方即是取轻清宣透之品以清宣肺卫之邪。方中荆芥穗、淡豆豉、薄荷解表透邪，祛邪外出；牛蒡子、桔梗、甘草轻宣肺气以止咳嗽；银花、连翘、竹叶轻清泄热；芦根生津止渴。本方以辛凉为主，而稍佐辛温之品，疏表散邪，轻清泄热之力较强，称为"辛凉平剂"。

桑菊饮（《温病条辨》）

杏仁二钱　连翘一钱五分　薄荷八分　桑叶二钱五分　菊花一钱　苦桔梗二钱　生甘草八分　苇根二钱

水二杯，煮取一杯，日二服。

本方亦为辛凉解表之剂，方中桑叶、菊花、连翘、薄荷辛凉轻透以泄风热；桔梗、杏仁、甘草宣开肺气以止咳嗽；芦根以生津止渴。本方轻清疏表散邪，长于肃肺止咳，称为"辛凉轻剂"。

【临床运用】　本证当与伤寒初起，风寒袭表之证相鉴别。两者均为病变初起，邪犯肌表之证，临床均可见发热恶寒、头痛等症。但伤寒初起，风寒袭表，卫气郁阻较重，腠理闭塞，故恶寒重于发热，身无汗；寒性收引、凝滞，故头痛，身痛较重而脉浮紧；寒邪在表，故舌淡红，苔薄白。风温初起，风热犯于肺卫，阳热较甚，故发热重于恶寒，脉浮数；热邪易于伤阴，则见口渴；风热在表，则舌边尖红。

银翘散与桑菊饮均为辛凉解表方剂，适用于风热侵犯肺卫之证，但两者清解之力有轻重之别。"辛凉平剂"银翘散中荆芥、豆豉等辛散透表之品合于辛凉药物中，其解表之力较胜，且银花、连翘用量大，并配竹叶，清热作用较强；"辛凉轻剂"桑菊饮多为辛凉之品，力轻平和，其解表清热之力逊于银翘散，但方中杏仁肃降肺气，止咳作用较银翘散为优。所以风温初起邪袭肺卫而偏于表热较重者，宜用银翘散；偏于肺失宣降，表证较轻，以咳嗽为主症者，宜用桑菊饮。

在临床运用银翘散时，如恶寒已解，可去荆芥、豆豉；如因风热灼津而口渴较甚者，则加天花粉、石斛以生津清热；如恶寒，身痛明显，无汗者，多属表郁较甚，可适当配合辛温疏散之品，如苏叶、防风之类；若热势较高，邪热化火者，可加入黄芩、虎杖等以清热泻火；咽喉肿痛者，可加马勃、玄参等以解毒消肿；因肺失宣降而致咳嗽较甚者，可加杏仁、橘红、川贝、枇杷叶等，以宣肺利气，化痰止咳；肺热盛而咯痰浓稠者，病变多已波及气分，可加黄芩、鱼腥草等以清肺化痰；鼻衄者去荆芥、豆豉，加白茅根、焦山栀等以宁络止血；若夹有湿邪而见胸膈满闷者，可加藿香、郁金等以理气化湿。

在运用桑菊饮时，若兼见热入气分而气粗似喘者，加生石膏、知母以清气分之热；如肺热甚，则加黄芩等以清肺热；如热盛伤津口渴者，可加天花粉以生津。

（二）肺热炽盛

1. 邪热壅肺

【证候】　身热，汗出，烦渴，咳喘，或咯痰黄稠，或痰中带血，或痰呈铁锈色，胸闷胸痛，舌红苔黄，脉数。

【病机】　本证为风热之邪入里，邪热壅阻肺经气分所致。邪热入里，热邪炽盛则身热；里热蒸迫津液外泄则汗出；热盛伤津则烦渴引饮；邪热壅肺，肺气失于宣降则胸闷；肺热气滞，脉络失和则出现胸痛；肺热灼液为痰则咯痰黄稠；热伤肺络，则可见痰中带血，或痰呈铁锈色；舌红苔黄，脉数为气分里热征象。

邪热壅肺之证，其病机有侧重于肺气壅阻或侧重于肺热化火之别。胸闷，咳嗽，喘急为肺热壅阻之象；热盛，胸痛，咳吐腥臭黄痰或铁锈色痰，舌红苔黄，脉滑数为肺热化火之象。

【治法】　清热宣肺。

【方药】　麻杏石甘汤或千金苇茎汤。

麻杏石甘汤（《伤寒论》）

麻黄（去节）四两　杏仁（去皮尖）五十个　甘草（炙）二两　生石膏（碎，绵裹）半斤

上四味，以水七升，煮麻黄，减二升，去上沫，内诸药，煮取二升，去渣。温服一升。

方中麻黄辛温，宣肺平喘；石膏辛寒，清泄肺热。麻黄得石膏寒凉之制，则其功专于宣肺平喘，而不在解表发汗；石膏得麻黄，则其功长于清泄肺热。二药的用量，通常石膏多于麻黄5~10倍，并可根据肺气郁滞及邪热之轻重程度，调节石膏与麻黄的药量比例。方中配杏仁降

肺气，以助麻黄止咳平喘；甘草生津止咳，调和诸药。

千金苇茎汤（《备急千金要方》）

苇茎（切）二升　薏苡仁半斤　冬瓜仁半升　桃仁三十枚

苇茎先煎去渣，下余药再煎。

方中重用苇茎（即芦根）清泄肺热；冬瓜仁、薏苡仁清化痰热，排脓解毒；桃仁活血逐瘀。此四药量大力专，有清热化痰、逐瘀排脓之效。

麻杏石甘汤与苇茎汤都可用于风温邪热壅肺者。但前者宣肺作用较强，用于咳喘较甚者为宜；后者以清泄肺热和化痰排脓为主，适用于肺热甚而肺气郁闭不甚，或有化痈倾向者。

【临床运用】　本证与邪袭肺卫证的不同之处在于邪袭肺卫属卫分证，见于风热上受，病发初起，病情轻浅，临床表现以发热并见恶寒，无汗或少汗，口渴不甚，苔薄白，脉浮数等为主；本证则为肺热炽盛之气分证，多从前证进一步发展而来，病情较重，系热邪壅肺，肺气不能宣降所致，临床多见咳而兼喘，并有热盛，舌红苔黄等气分里热之象。

临床治疗时，如热毒炽盛者，可加银花、连翘、虎杖、平地木、黄芩、鱼腥草、知母、金荞麦等以助清肺化痰之力；如胸膈疼痛较甚者，可加桃仁、郁金、瓜蒌、丝瓜络等以活络止痛；痰多而喘急显著者可加葶苈子、苏子等以降气平喘；痰中带血或咯血者加茜草炭、白茅根、侧柏炭、仙鹤草、焦栀子等以凉血止血；如咯吐腥臭脓痰者，可用千金苇茎汤加桔梗汤（《伤寒论》方：桔梗、甘草）以化痰逐瘀排脓。

2. 肺热腑实

【证候】　潮热便秘，痰涎壅盛，喘促不宁，苔黄腻或黄滑，脉右寸实大。

【病机】　本证为既有肺经痰热壅阻，又有肠腑热结不通之肺肠同病证。痰热阻肺，肃降无权，则出现喘促不宁，右脉实大，舌苔也多见黄腻或黄滑；阳明腑实热结，腑气不通则潮热、便秘。由于肺与大肠相表里，肺气不降则腑气亦不易下行；肠腑中热结不通，则肺中之邪亦少外泄之机。

【治法】　宣肺化痰，泄热攻下。

【方药】　宣白承气汤（《温病条辨》）。

生石膏五钱　生大黄三钱　杏仁粉二钱　瓜蒌皮一钱五分

水五杯，煮取二杯，先服一杯，不知再服。

本方取麻杏石甘汤、承气汤二方之意变化而成，方中以生石膏清肺胃之热；杏仁、瓜蒌皮宣降肺气，化痰定喘；大黄攻下腑实。腑实得下，则肺热易清；肺气清肃，则腑气易通。故本方为清热宣肺、泄热通腑、肺肠合治之剂。正如吴鞠通所说："以杏仁、石膏宣肺气之痹，以大黄逐肠胃之结，此脏腑合治法也。"因有宣肺通腑之功效，故称为宣白承气汤。

【临床运用】　邪热壅肺证也见发热、咳喘，与本证相似，但其属无形邪热壅肺，以肺失宣肃为主，而本证见痰涎壅盛、潮热便秘，属有形之邪阻于肺肠。

临床治疗时，如痰涎壅盛，可酌加竹沥、贝母、半夏、天竺黄等以清热涤痰；如喘促较盛，可加葶苈子以泻肺平喘；如腹胀甚，可加枳壳、厚朴等以理气除满。

3. 肺热移肠

【证候】　身热，咳嗽，口渴，下利色黄热臭，肛门灼热，腹痛而不硬满，苔黄，脉数。

【病机】　本证为肺胃邪热下移大肠所致。邪热在肺，肺失清肃，则见身热，咳嗽；热伤肺胃阴液则口渴；肺与大肠相表里，肺热不解，邪热下迫大肠，传导失司，故下利色黄热臭，肛门灼热；苔黄，脉数均为气分里热之象。

【治法】　苦寒清热止利。

【方药】　葛根黄芩黄连汤（《伤寒论》）。

葛根半斤　甘草（炙）二两　黄芩三两　黄连三两

上四味，以水八升，先煮葛根，减二升，内诸药，煮取二升，去渣，分温再服。

方中葛根解肌清热，生津止渴，升清气而止泻利；黄芩、黄连苦寒清热，坚阴止利；甘草甘缓和中，调和诸药。本方重在清热理肠，和中止利，正如陈平伯说："温邪内逼，下注大肠则下利，治之者，宜清泄浊邪，不必专于治利。"

【临床运用】　肺热腑实证也属肺肠同病，但本证为肺热下迫大肠运化失司，故身热，咳嗽，下利稀便，色黄热臭，而无肺热腑实证之潮热便秘、痰壅喘促等症。本证见下利热臭，肛门灼热，与腑实证之热结旁流颇为相似。其区别在于本证为热移大肠，下利多为黄色稀便而非稀水。又因为本证内无燥屎结于肠腑，所以虽可出现腹痛，但按其腹部并无硬满感觉。而热结旁流的腑实证则为燥屎内结，粪水从旁而流下，故下利恶臭稀水，腹部硬满，按之作痛。

临床治疗时，若肺热较甚，可加入银花、鱼腥草、桔梗等以清肺宣气；如咳嗽较甚可加桑白皮、枇杷叶等以肃肺止咳；如腹痛较甚，可加白芍以缓急止痛；下利较甚可加白头翁、马齿苋、地锦草等以清热止利；如呕吐恶心者，可加藿香、姜竹茹、苏梗等以化湿止呕。

4. 肺热发疹

【证候】　身热，肌肤发疹，疹点红润，咳嗽，胸闷，舌红苔薄白，脉数。

【病机】　本证为肺经气分热邪外窜肌肤，波及营络所致。邪热内郁则身热；肺热波及营分，窜入血络，疹点一般红润，如陆子贤在《六因条辨》中所说："疹为太阴风热。"肺气不宣，肺气壅滞则见咳嗽，胸闷；舌红苔薄白，脉数为肺经气分热盛之象。

【治法】　宣肺泄热，凉营透疹。

【方药】　银翘散去豆豉，加细生地、丹皮、大青叶，倍玄参方（《温病条辨》）。

连翘一两　银花一两　苦桔梗六钱　薄荷六钱　竹叶四钱　生甘草五钱　芥穗四钱　牛蒡子六钱　细生地四钱　大青叶三钱　丹皮三钱　玄参一两

本方为银翘散加减而成，因邪不在表，故去温散透表之豆豉，以防助长热势；又因肺热波及营分，营热较甚，窜入血络而发疹，故加入细生地、丹皮、大青叶、玄参以凉营泄热解毒。诸药合用，共奏宣肺泄热、凉营透疹之效。

【临床运用】　若无表郁见证，可去荆芥；皮疹透发不畅者，则可加入蝉蜕、浮萍等透疹外出。

（三）痰热结胸

【证候】　身热面赤，渴欲凉饮，饮不解渴，得水则呕，胸脘痞满，按之疼痛，便秘，苔黄滑，脉滑数有力。

【病机】　本证为邪热入里，与痰搏结于胸脘而成。热盛于里，故面赤身热；痰热内阻胸脘，津不上承，则口渴，因内有邪热，故欲得冷饮，但属痰热有形之邪结于胸脘，故饮不解渴，得水则呕；痰热内阻，致气机不畅，故胸脘痞满；有形之邪内结胸脘，故按之疼痛；痰热内阻，腑气不通，故大便秘结；苔黄滑，脉滑数有力为痰热内阻之象。

【治法】　清热化痰开结。

【方药】　小陷胸加枳实汤（《温病条辨》）。

黄连二钱　瓜蒌三钱　枳实二钱　半夏五钱

急流水五杯，煮取二杯，分二次服。

本方为《伤寒论》小陷胸汤加枳实而成。方中黄连苦寒清热燥湿，瓜蒌化痰宽胸，半夏化痰散结，枳实降气开结。四药配合，共奏辛开苦降、清热化痰开结之功。

【临床运用】　本证身热面赤，渴欲凉饮，有似阳明无形热盛之象，但舌黄滑而非黄燥，且有胸脘满痛之感，则显非阳明经证。其见大便秘结，又有似阳明腑实，但腑实便秘，必见潮热或腹部硬满疼痛，今身热，便秘而腹不硬痛，且舌苔亦不黄厚干燥，脉象亦不沉实，则非腑实便秘可知。

临床治疗时，如呕恶较甚，可加竹茹、生姜汁以和胃降逆；如胸脘胀痛而涉及两胁者，加柴胡、黄芩等以疏泄肝气。

（四）邪入阳明

1. 热炽阳明

【证候】　壮热，恶热，汗大出，面目红赤，渴喜冷饮，苔黄而燥，脉浮洪或滑数。

【病机】　本证为阳明无形邪热内盛所致。正邪剧争，阳明胃热亢盛，里热蒸腾，故壮热，恶热，苔黄而燥，脉浮洪或滑数；里热迫津外泄，故汗大出；邪热炽盛上炎，故面目红赤；热盛伤津，引水自救，故渴喜冷饮。

【治法】　清热保津。

【方药】　白虎汤（《伤寒论》）。

知母六两　石膏一斤（碎）　甘草二两　粳米六合

上四味，以水一斗，煮米熟汤成，去渣，温服一升，日三服。

白虎汤为清泄阳明胃热的代表方剂。方中生石膏辛寒，入肺胃二经，清泄胃热，达热出表；知母苦寒而性润，清热养阴，与石膏配伍，可增强清热止渴除烦之力；生甘草泻火解毒，调和诸药，配粳米可保养胃气，祛邪而不伤正，配石膏则可甘寒生津。本方四药相配，共奏清热保津之功。

【临床运用】　如热毒盛者，可加银花、连翘、板蓝根、大青叶等清热解毒之品；里热化火者，可佐黄连、黄芩等以清热泻火；如津伤显著者，可加石斛、天花粉、芦根等以生津；如热盛而津气耗损，兼有背微恶寒，脉洪大而芤者，可加人参以益气生津，即为白虎加人参汤；如见肺热壅盛而咳喘者，可加杏仁、瓜蒌皮、黄芩、鱼腥草等以清肺化痰。

吴鞠通提出白虎汤"四禁"，即"脉浮弦而细者，不可与也；脉沉者，不可与也；不渴者，不可与也；汗不出者，不可与也"。但在临床上也不必完全拘泥于此"四禁"，大凡掌握表证未解者当慎用，而里热未盛，或病非阳明邪热浮盛，或属阳明腑实，或属里虚证者，多在禁用之例。

2. 热结肠腑

【证候】　日晡潮热，时有谵语，大便秘结，或纯利恶臭稀水，肛门灼热，腹部胀满硬痛，苔老黄而燥，甚则灰黑而燥裂，脉沉实有力。

【病机】　本证多由肺经邪热不解，传入胃肠，与肠中积滞糟粕相结而成。邪热内结肠腑，

NOTE

里热熏蒸而致日晡潮热。邪热与肠中糟粕相结，传导失职，则大便秘结不通；若是燥屎内阻，粪水从旁流下，则可表现为利下纯水，是谓"热结旁流"，其所下之水必恶臭异常，且肛门有灼热感；燥屎内结，腑气壅滞不通，所以腹部胀满硬痛，按之痛甚；热结于内，里热熏蒸，腑热上扰神明，则时有谵语；苔黄燥或灰黑而燥，脉沉实有力，均为里热成实之象。

【治法】　软坚攻下泄热。

【方药】　调胃承气汤（《伤寒论》）。

甘草（炙）二两　芒硝半升　大黄（清酒洗）四两

上三味，切，以水三升，煮二物至一升，去渣，内芒硝，更上微火一二沸，温顿服之，以调胃气。

方中以大黄苦寒攻下泄热；芒硝咸寒软坚泄热润燥，助大黄泻下腑实；甘草以缓硝黄之峻，使其留中缓下。本方不仅能攻下大肠热结，还有泄胃中积热以调胃气之功，所以名为调胃承气汤。

【临床运用】　如见腹胀满较甚，可加枳实、厚朴以行气破坚，但这两味药性偏温燥，津伤甚者当慎用；如见苔灰黑而燥，为津伤已甚，可加玄参、生地黄、麦冬等以攻下泄热，生津养液，即为增液承气汤；若热毒较甚，可加入黄连、黄芩、栀子、黄柏以苦寒攻下，清热解毒。

3. 胃热阴伤

【证候】　身热自汗，面赤，口舌干燥而渴，虚烦不眠，气短神疲，身重难以转侧，时时泛恶，纳谷不馨，苔黄而燥，舌红而干，脉细数。

【病机】　本证为胃热津伤之证。邪热入胃，胃热炽盛，邪正剧争则身热；阳明之脉起于鼻而绕于颜面，胃热上扰则面赤；胃热炽盛，逼津外泄则汗出；胃津已伤，则口舌干燥而渴；胃热内扰则虚烦不眠；气虚未复，则气短神疲；气随津泄则气机失运，故身重难以转侧；胃之气阴两伤，失于和降，故时时泛恶，纳谷不馨；苔黄舌红、脉细数是邪热未解而阴液已伤之象。

【治法】　清泄胃热，生津益气。

【方药】　竹叶石膏汤（《伤寒论》）。

竹叶二把　生石膏一斤　半夏（洗）半升　麦冬（去心）一升　人参二两　甘草（炙）二两　粳米半升

上七味，以水一斗，煮取六升，去渣，内粳米，煮米熟，汤成去米，温服一升，日三服。

方中竹叶、石膏清泄阳明胃热，麦冬滋养胃阴，粳米和胃生津；半夏虽为辛温之品，但能降逆解郁，并能和胃，在寒凉滋润药中少量用之，既可防止麦冬之滋腻，又合甘草以保胃气；人参益气养胃生津。诸药配伍，祛邪不伤正，扶正不恋邪，共奏清热生津、益气和胃之功。正如吴谦所云："以大寒之剂易为清补之方。"

【临床运用】　气阴耗伤较重者，方中人参可用西洋参替代以补益气阴；痰热内阻者，可加竹沥清热化痰；热毒较重者，可加入银花、虎杖、败酱草、鱼腥草等以清热解毒；呕恶较甚，加竹茹、橘皮和胃止呕。

（五）热入心包

1. 热陷心包

【证候】　神昏谵语，或昏愦不语，身体灼热，四肢厥冷，舌蹇，舌纯绛鲜泽，脉细数。

【病机】　本证多因气分、营血分邪热传入心包所致，也可于病变初期，肺卫之邪不顺传气分，而直接传入心包而成，即为逆传心包。本证来势凶险，病情较重，属危重之证。邪热内陷，阻闭包络，堵塞窍机，扰乱神明，则见神昏，或昏愦不语；心包热盛，营阴耗损，心之苗窍不利则舌蹇而舌色纯绛鲜泽；营阴耗损则脉象细数；邪热内闭，阻滞气机，阳气不达于四肢，故见四肢厥冷。其热闭浅者则肢厥较轻，热闭愈重则肢厥愈甚，即所谓"热深厥亦深"。

【治法】 清心开窍。

【方药】 清宫汤送服安宫牛黄丸或紫雪丹、至宝丹等。

清宫汤（《温病条辨》）

玄参心三钱 莲子心五分 竹叶卷心二钱 连翘心二钱 犀角尖（磨冲）二钱 连心麦冬三钱

方中原用犀角，能清心凉营，现代临床都以水牛角代之；玄参心、莲子心、连心麦冬可清心滋液；竹叶卷心、连翘心则清心泄热。诸药合用，共奏清心泄热、凉营滋阴之效。本方专清包络邪热，故谓之清宫。

安宫牛黄丸（引《温病条辨》）

牛黄一两 郁金一两 犀角一两 黄连一两 朱砂一两 冰片二钱五分 麝香二钱五分 珍珠五钱 山栀一两 雄黄一两 黄芩一两

上为极细末，炼老蜜为丸，每丸一钱，金箔为衣，蜡护。脉虚者人参汤下，脉实者银花、薄荷汤下，每服一丸。大人病重体实者，日再服，甚至日三服；小儿服半丸，不知再服半丸。

紫雪丹（引《温病条辨》）

滑石一斤 石膏一斤 寒水石一斤 磁石（水煮）二斤 捣煎、去渣，入后药：羚羊角五两 木香五两 犀角五两 沉香五两 丁香一两 升麻一斤 玄参一斤 炙甘草半斤 上八味，并捣剉，入前药汁中煎，去渣，入后药：朴硝、硝石各二斤。提净，入前药汁中，微火煎，不住手将柳木搅，候汁欲凝，再加入后二味：辰砂三两（研细） 麝香一两二钱（研细）入煎药拌匀。合成，退火气。冷水调服一二钱。

至宝丹（引《温病条辨》）

犀角（镑）一两 朱砂（飞）一两 琥珀（研）一两 玳瑁（镑）一两 牛黄五钱 麝香五钱

以安息香重汤炖化，和诸药为丸，一百丸，蜡护。

安宫牛黄丸、至宝丹、紫雪丹三方皆有清热解毒、透络开窍、苏醒神志之功，属凉开之剂，是传统治疗温病神昏之要药，俗称"三宝"。三方药物组成不同，功效各异。安宫牛黄丸药性最凉，长于清热兼能解毒，主要用于高热昏迷之症；紫雪丹药性偏凉，长于止痉息风，泄热通便，多用于高热惊厥之症；至宝丹则长于芳香辟秽，多用于窍闭谵语之症。

【临床运用】 本证与营分证营热扰心而致的神昏有所不同，营分证的神志症状较轻，且无舌蹇肢厥，而常见斑点隐隐；热陷心包则有明显的神志症状。热结肠腑证与本证均可出现神志异常，但热结肠腑乃肠腑浊热上扰神明，表现为腹满，便结，脉沉实，谵语或有或无，神志症状一般较轻，时间也较短。

临床运用时，方中犀角均应以水牛角（5~10倍剂量）代替，并可配合大青叶、生地黄等药，以发挥凉血解毒作用。若见痰热蒙蔽心包，神昏肢厥，舌苔浊腻者，可去莲心、麦冬，加入芳香透泄，宣化湿浊之银花、赤豆皮，以清心豁痰，芳香开窍。本证病情严重，可采用中西医结合治疗，临床上常用清开灵注射液或醒脑静注射液加入葡萄糖液中静滴给药。两者均是以安宫牛黄丸为基础而制成的新剂型，使用较方便，奏效亦快。

2. 热入心包兼阳明腑实

【证候】　身热，神昏，舌蹇，肢厥，便秘，腹部按之硬痛，舌绛，苔黄燥，脉数沉实。

【病机】　本证为手厥阴心包与手阳明大肠俱病之证。热陷心包，心经热盛则身热，舌色绛；邪热内盛，阳气闭郁，不能外达则肢厥；邪阻包络，闭塞机窍则神昏谵语；阳明腑实，燥屎内结，故大便秘结，腹部按之硬痛；苔黄燥，脉数沉实，为热结肠腑之象。

【治法】　清心开窍，攻下腑实。

【方药】　牛黄承气汤（《温病条辨》）。

即用前安宫牛黄丸二丸，化开，调生大黄末三钱，先服一半，不知再服。

本方以安宫牛黄丸清心包热闭，生大黄攻阳明腑实。

【临床运用】　本证所见的身热、神昏、肢厥等症，在一般的阳明腑实证亦能出现，但单纯的阳明腑实证不致舌蹇而言语不利，神昏程度亦较轻。

如燥结津伤甚者，可加入芒硝、玄参等以软坚润燥；如心包见症严重而燥结不甚者，可先予清心开窍而后再行攻下。

（六）正气外脱

【证候】　身体灼热，神志昏愦，倦卧，气息短促，汗多，脉散大或细数无力；或发热骤退，面色苍白，四肢厥冷，汗出不止，虚烦躁扰，气息短促，舌淡，脉微细欲绝。

【病机】　风温发生正气外脱可见于热陷心包之后，由邪热内闭于心包，继而正气外脱，即"内闭外脱"。由于邪热闭于心包，故身热而神昏；正气外脱，则倦卧，气息短促，汗多，脉散大或细数无力。内闭外脱可进而引起气脱亡阳。本证也可发生在风温病变过程中，甚至在病之早期，因邪气太盛而正气大虚，导致正气暴脱，阳气外亡，则发热骤降而四肢厥冷；气失固摄，津不内守则汗出不止；气虚不足以息，则呼吸短促；心失所养，心神散佚则虚烦躁扰；心阳虚衰，心血不能上荣则面色苍白而舌淡；脉微细欲绝为心阳虚衰、正气暴脱之征。

【治疗】　益气敛阴固脱或回阳固脱，如属内闭外脱者，配合清心开窍。

【方药】　生脉散或参附汤，属内闭外脱者配合安宫牛黄丸（方见本章）。

生脉散（引《温病条辨》）

人参三钱　麦冬（不去心）二钱　五味子一钱

水三杯，煮取八分二杯，分二次服，渣再煎服，脉不敛，再作服，以脉敛为度。

方中用人参补益气阴，麦冬与五味子酸甘化阴，守阴留阳，气阴内守则汗不外泄，气不外脱。全方有益气敛阴固脱之功，适用于气阴外脱之证。

参附汤（《医方类聚》引《济生续方》）

人参半两　附子（炮，去皮脐）一两

上㕮咀，分作三服。水二盏，加生姜十片，煎至八分，去渣，食前温服。

方中以人参大补元气，附子温壮真阳。二药合用，具有回阳、益气、固脱的功效，适用于阳气暴脱之证。

【临床运用】　若见汗出淋漓者，可加龙骨、牡蛎以止汗固脱。亦可根据病情选用生脉注射液或参附注射液，静脉给药。

（七）余邪未净，肺胃阴伤

【证候】 低热或不发热，干咳不已或痰少而黏，口舌干燥而渴，舌干红少苔，脉细。

【病机】 本证多见于风温病恢复期。低热不退为余邪未净之征，如不发热提示邪热已解；肺阴耗伤，不能润养肺金，肺气失于宣降，则咳嗽而无痰，或痰少而黏；肺胃阴伤则口舌干燥而渴；舌干红少苔，脉细均为阴液不足之象。

【治法】 滋养肺胃，清涤余邪。

【方药】 沙参麦冬汤（《温病条辨》）。

沙参三钱　玉竹二钱　生甘草一钱　冬桑叶一钱五分　麦冬三钱　生扁豆一钱五分　花粉一钱五分

水五杯，煮取二杯，日再服。

方中以沙参、麦冬、玉竹、花粉甘寒生津，润养肺胃；生扁豆、甘草扶助胃气；桑叶轻清宣透以散余邪。诸药相配，共奏清养肺胃之功。

【临床运用】 肺经热邪尚盛者，加知母、地骨皮等以清泄肺热；胃阴伤明显者，加石斛、芦根等以养阴生津；咳重者加杏仁、贝母、枇杷叶等以化痰止咳；纳呆者加炒谷麦芽、神曲等以健胃消食。肺胃阴伤还可配合饮食疗法，如进食雪梨汁、荸荠汁、石斛茶等，常有较好效果。同时应注意避免过早进食油腻和辛辣食物。

小结

风温是冬春季节新感温热类温病的代表病种。感受风热病邪，以手太阴肺为病变中心，或由肺传及相关脏腑，少数病例可由肺卫逆传心包，病变过程中易化燥伤阴，后期多肺胃阴伤。风温的治疗以清热泄肺为基本原则。初起邪在肺卫，治以辛凉解表，方选银翘散或桑菊饮；邪渐入里，辛寒清气，根据不同脏腑的病变，配合不同治法，可分别选用麻杏甘汤、宣白承气汤、葛根芩连汤、小陷胸加枳实汤、白虎汤、调胃承气汤等；若邪热逆传心包以清心芳香开窍，方选清宫汤合凉开"三宝"；正气外脱者，益气敛汗固脱，方用生脉散或参附汤；后期肺胃阴伤者，宜甘寒滋养肺胃之阴，方用沙参麦门冬汤。

思考题

1. 简述风温病的病机演变特点。
2. 风温邪袭肺卫时如何区别使用银翘散和桑菊饮？
3. 试述风温邪热在肺的辨证施治。
4. 试述风温逆传心包的病机及证治。
5. 风温后期为什么易伤肺胃之阴？请述其证候表现与治法方药。

第九章　春　温

　　春温是感受温热病邪所引起的急性外感热病。初起以气分或营分里热证候为主要特征，症见高热、心烦、口渴、舌红、苔黄，甚则神昏、痉厥、斑疹等。一般起病急骤，病发于里，病情严重，变化较多。本病多发生于春季。

　　春温初起即以里热证候为主，据此古代医家多将本病归属于伏气温病。有关春温的论述肇始于《内经》，《素问·生气通天论》提出"冬伤于寒，春必病温"。《素问·金匮真言论》指出阴精不足乃是春季温病发病的内在条件，即所谓"藏于精者，春不病温"。晋代王叔和提出"冬时严寒……中而即病者，名曰伤寒，不即病者，寒毒藏于肌肤，至春变为温病"，认为春温的发生外因为冬伤于寒，内因为冬不藏精，且病邪伏藏在体内有一定的时间过程及部位。其后，宋代医家郭雍首先提出"春温"病名，并在《伤寒补亡论》中说："冬伤于寒，至春发者，谓之温病；冬不伤寒，而春自感风寒温气而病者，亦谓之温；及春有非节之气中人为疫者，亦谓之温。"但其所论之春温还包含春季"自感风寒温气"及"春有非节之气中人为疫"等发生在春季的其他外感温热病。元代王履认为本病的病理特点为"怫热自内而达于外"，故起病即见里热之证，并强调治疗以"清里热"为主。至清代，人们对本病的认识日渐深刻和丰富。叶天士在《三时伏气外感篇》中提出本病病机特点为"冬寒内伏，藏于少阴，入春发于少阳"，治法当"以黄芩汤为主方，苦寒直清里热，热伏于阴，苦味坚阴乃正治也"。俞根初在《通俗伤寒论》中提出"伏温内发，新寒外束，有实有虚，实邪多发于少阳膜原，虚邪多发于少阴血分、阴分"，对春温的发病部位及证候类型进行了精辟的阐述。陆子贤在《六因条辨》中列"春温条辨"专篇，对本病证治条分缕析，较切合临证实用。柳宝诒的《温热逢源》针对春温的病因、病机、证候、辨证及治疗等问题进行系统论述，形成了春温的辨证施治理论体系，被认为是集历代医家论述之大成。

　　根据本病的发病季节和证候特点，发生于春季的重型流感、流行性脑脊髓膜炎、病毒性脑炎、败血症等，如发病之初即有明显里热证候，多可参考本病内容进行辨证论治。此外，临床各科疾病，如表现出春温证候特点者，亦可参考本病相关证候辨证施治。

第一节　病因病机

一、病因发病

　　对于春温的病因，传统的观点认为是"伏寒化温"。即春温的发生是由于冬季感受寒邪，当时未立即发病，邪气伏藏于体内，日久寒邪郁而化热，形成温热内蕴，至春季阳气升发之时，发为春温。近年有学者根据历史上有医家提出春温有新感而发的观点，认为春温的病因是春季的温热病邪，这种病邪具有较强的致病力，其侵入人体后迅速由表入里，郁伏气分或营分，故病变初期多以里热证为主要表现。同时，在病变过程中里热亢盛，容易伤阴、化火，并出现神昏谵语、痉厥抽搐、斑疹、出血等危重证候。温热病邪易于损伤人体的肝肾阴液，所以春温后期多表现为肝肾真阴耗损之证。上述两种观点虽然说法不一，但都突出了春温的致病因素具有较突出的温热特性，致病初起即表现出里热亢盛的证候特点。

春温发病的内因是阴精先亏，正气不足。如《素问·金匮真言论》所言："夫精者，身之本也，故藏于精者，春不病温。"凡摄生不慎、过度操劳、思虑多欲、房事不节、汗泻过度、大病之后、禀赋不足等，均可导致阴精亏损，失于封藏，形成阴精不足的体质。而本病的发生，多由于素体阴精亏虚，招致温热病邪侵袭而致病。清代医家柳宝诒在《温热逢源》中指出："经曰：冬伤于寒，春必温病。又曰：冬不藏精，春必病温。分而言之，则一言其邪之实，一言其正之虚。合而言之，则唯其冬不藏精而肾气先虚，寒邪乃得而伤之。"此处所言肾气先虚，就一般而论，应以阴精亏损为主，但有时也出现肾阳亏损者。

二、病机演变

由于冬季感寒，邪伏郁久而化热形成的温热病邪伏藏的部位不同，阴精亏损程度不一，春温有病发于气分和病发于营分的不同，其病势发展也有所不同。病发于气分者，邪热虽盛，但正气抗邪能力尚强，病情较病发于营分者轻，若病情进一步发展，可向营、血分深入。初起病发于营分者，病情较邪发气分者为重，营热炽盛，营阴亏耗，多表现为热郁营分。其病势发展，营分之热既可向外透达，转出气分而解；亦可深入血分或耗伤下焦肝肾之阴，病情更为危重。此外，春温初起虽以里热炽盛为主，但亦有因"新感引动伏邪"而发病者，可有短暂的卫表见症，表现为表里同病，或卫气同病，或卫营同病。

春温在病变过程中，里热炽盛，阴精亏损是其基本病理特点。每因阴液耗损严重而呈虚实错杂之候；病变初期，虽里热炽盛而兼有阴津不足，但邪实为病机关键；病至极期，邪热盛极，阴伤渐重，甚或出现气阴两伤，或动风、动血、闭窍等病理变化；病至后期，总以虚多邪少为其病理基础，素体阴精亏损之体，更加邪热久郁不退，耗损阴精，故易致肝肾阴亏，甚或虚风内动之候，病情危重，预后亦差。本病后期在邪热衰退之后，每有余邪久留阴分不去，恢复较慢。

第二节　辨证论治

一、辨治要点

（一）辨病依据

1. 本病多见于春季。

2. 初起即见高热、烦渴，甚则神昏谵语、斑疹、惊厥等里热见证，病发于气分或病发于营分是诊断本病的主要依据，少数兼短暂的表证。

3. 本病发病急骤，病情复杂，变化迅速，病程中易入营动血出现斑疹、痉厥、神昏、正气外脱等危重证候，后期易致肾阴耗竭、虚风内动。

4. 与风温、感冒鉴别。

（1）与风温鉴别   风温与春温均发生于春季，同为温热性质的温病，都具有发病急、变化多、传变快的特点。但风温的病因是风热病邪，发病之初邪犯肺卫，故初起见有发热，微恶风寒，咳嗽，口微渴，舌苔薄白，舌边尖红，脉浮数等肺卫表热证；而春温是温热病邪伏而后发所致，其初起即可见身灼热、烦渴、舌苔黄，甚则神昏、痉厥、斑疹等里热证候。风温初起病变部位在肺卫，后期易出现肺胃阴伤之象；春温初起病变部位在气分或营分，病情重、变化快，后期常见肝肾阴伤证候。

（2）与感冒鉴别   春温若为新感引发者，可伴见恶寒、无汗或少汗等表证，易与感冒相混淆。但感冒一年四季皆可发生，不特发于春季，以鼻塞、喷嚏、流涕、咽痛、头痛等肺卫失宣，清窍不利为主，里热症状不明显，在恶寒消失后，其发热等症亦随之减轻；春温则多发于春季或冬春之际，发病急，病情重，以突发高热、烦渴、尿赤、斑点隐隐等里热炽盛证候为主，短暂的恶寒消失后，里热证候反而转盛，病程较感冒长，甚至很快出现神昏、斑疹、痉厥或脱厥等症。

（二）辨证要点

1. 辨初起证候   本病初起以病发于气或病发于营表现为主，辨在气在营是春温初发辨治的关键。病发于气分者，见发热、口渴、舌红苔黄并兼口苦或心烦等热郁胆腑的症状，此时正气抗邪能力较强，病情尚轻；病发于营分者，症见身热夜甚，口干不甚渴饮，斑点隐隐，心烦不寐或时有谵语，舌红绛，脉细数，此时正气抗邪能力较弱，病情较重。

2. 辨邪实正虚   本病系患者阴精先亏，复感温热病邪而发，病程中邪热亢盛与阴液耗损并存而呈虚实错杂之候。病变初期，里热炽盛而兼有阴虚，邪实为病机关键；病至中期，热炽阴伤并重，如春温腑实多兼阴液亏损或气液两虚；病变后期，邪热渐退或余邪留伏，肝肾阴伤，邪少虚多成为此期的证候特点。

3. 辨动风虚实   春温中、后期多见动风之候，需辨别虚实。实风多见于春温极期，系热盛动风之候，证属里热炽盛，引动肝风，其证属实；虚风每见于春温后期，乃阴虚动风之候，证属肝肾阴亏，筋脉失养，其证属虚。

（三）论治要点

春温治疗总以清泄里热为主，同时注意顾护阴液，透邪外出。因本病病变部位广泛，病情复杂，临床治疗时应根据不同的病变部位、病变阶段、邪正虚实等情况，灵活变化。

本病初起如热郁胆腑，治宜苦寒清热，宣郁透邪；热郁胸膈，治宜清宣郁热；热在营分，治宜清营泄热；如兼表邪，若为卫气同病者，治宜解表清里；若为卫营同病者，则泄卫透营。热在气分，若热灼胸膈，治宜清泄膈热；阳明热盛，宜清热保津；热结肠腑，宜通腑泄热，并辨别兼症灵活治疗，若阳明热结，阴液亏损，则滋阴攻下；阳明热结，气液两虚，宜攻下腑实，补益气阴；阳明腑实，小肠热盛，治宜攻下腑实，通泄火腑；春温邪热从气分传入营分，若气（营）血两燔，治宜气营（血）两清；若热盛动血，须凉血散血，清热解毒；若热与血结，宜泄热通结，活血逐瘀。春温过程中热入心包者，治宜清心开窍；热盛动风治宜清热凉肝息风；春温后期，热灼真阴，若阴虚火炽治宜清热降火，育阴安神；若真阴亏损，治宜滋补肝肾，润养阴液；若阴虚风动者，治宜滋阴息风；若邪留阴分，治宜滋阴清热，搜邪透络。

二、常见证候辨治

（一）初发证治

1. 气分郁热

【证候】　身热，口苦而渴，干呕心烦，小便短赤，胸胁不舒，舌红苔黄，脉弦数。

【病机】　本证病机为热郁胆腑，津液耗伤。热郁气分，故身热而不恶寒；邪热内郁化火，或胆火上扰，故口苦、心烦；胆热犯胃，胃失和降，故干呕；里热伤津，故口渴而小便短赤；胸胁为肝胆经脉所循之处，邪郁胆腑，经脉不畅，故胸胁不舒；舌红苔黄，脉象弦数为里热郁于胆经之征。其中身热、口苦、心烦、脉弦数为本证辨证要点。

【治法】　苦寒清热，宣郁透泄。

【方药】　黄芩汤加豆豉、玄参方（《温热逢源》）。

黄芩三钱　芍药三钱　甘草（炙）一钱　大枣（擘）三枚　淡豆豉四钱　玄参三钱

水五杯，煮取八分，三杯。温服一杯，日再服，夜一服。

本方由《伤寒论》黄芩汤加豆豉、玄参，减大枣而成。方中以黄芩苦寒泻火，直清胆热；配合玄参养阴生津，清热解毒；芍药、甘草酸甘化阴；佐豆豉宣发郁热，透邪外达，兼以除烦。黄芩汤虽能直清里热，但无透热之功；虽能苦以坚阴，但养阴之力不足。故柳宝诒在本方基础上加入豆豉、玄参，使本方"清""养""透"三法兼备，使之成为治疗春温热郁少阳胆腑之代表方剂。

【临床运用】　胃热炽盛证与本证均为气分热盛之证，均见身热，烦渴，舌红，苔黄，脉数。但前者病位在阳明胃而不在少阳胆，故无口苦、胸胁满闷不舒、脉弦等症，其热势蒸腾，故有壮热、大汗、大渴、脉洪大等症。伤寒邪在少阳证，病属少阳经证，邪在半表半里，故以寒热往来、胸胁苦满为主症，与本证少阳胆腑郁热伤津而见身热，口渴，小便短赤，舌红苔黄，脉弦数等不同。

在临床运用时，芍药可用白芍；炙甘草性偏温补，可改用生甘草清热解毒。本方酌加黄连、栀子、龙胆草等以加强其清热泻火之力。若伴见头痛，恶寒，无汗或少汗者，可加葛根、蝉蜕、薄荷、桑叶以透达卫表之邪；若伴寒热往来，胸胁胀闷，心烦者，可加柴胡、栀子以疏解胆经郁热；胆热炽盛，口苦，呕吐甚者，加龙胆草、黄连、竹茹、代赭石以降逆止呕，或用黄连黄芩汤（《温病条辨》方：黄连、黄芩、郁金、豆豉）以清宣胆腑郁热。

2. 卫气同病

【证候】　发热恶寒，无汗或有汗，头项强痛，肢体酸痛，心烦口渴，腹胀，大便干燥，唇焦，舌苔黄燥，脉象滑数或弦数。

【病机】　本证病机为邪郁于里，又兼新感时令之邪，致卫气同病。时邪困阻卫表，腠理闭塞，故发热恶寒，无汗或有汗；经脉为外邪所阻，经气不利，故头项强痛，肢体酸痛；里热内蕴，扰神伤津，故心烦，口渴，大便干燥，唇焦；邪热内郁，升降失常，气机不畅，故腹胀；舌苔黄燥，舌红脉数为邪热炽盛之征。其中发热恶寒、心烦口渴、舌红、脉数为本证辨证要点。

【治法】　解表清里。

【方药】 增损双解散（《伤寒瘟疫条辨》）。

白僵蚕（酒炒）、滑石各三钱　蝉蜕十二个　广姜黄七分　防风、薄荷叶、荆芥穗、当归、白芍、黄连、连翘（去心）、山栀、甘草各一钱　黄芩、桔梗、大黄（酒浸）、芒硝（冲服）各二钱　生石膏六钱

水煎去渣，冲芒硝，加蜜三匙，黄酒半杯，和匀冷服。

增损双解散是在双解散的基础上加减而成。方中以荆芥、防风、薄荷叶、蝉蜕疏表散邪；僵蚕、姜黄、当归、芍药通络和营；黄连、黄芩、山栀、连翘、石膏清透里热；大黄、芒硝通腑泄热，配桔梗以调升降之机，合滑石使热从小便而去；生甘草既和中，又可清热解毒。

【临床运用】 若系外感风热之邪，表热之证明显者，可加银花、牛蒡子、竹叶等疏风泄热；若系风寒外束，恶寒、无汗较重者，可用苏叶、防风等以疏表散寒；若经气郁滞，头痛、身痛显著者，可加羌活、白芷等疏通经脉、行气止痛；若患者里热不甚，无明显大便燥结者，可去大黄、芒硝；阴津损伤，口渴者，可加天花粉生津止渴。

3. 热灼营分

【证候】 身热夜甚，心烦躁扰，甚或时有谵语，斑点隐隐，咽燥口干而反不甚渴，舌质红绛，脉细数。

【病机】 此证病机为营热炽盛，营阴耗伤，心神被扰。热入营分，营热亢盛，营阴耗损，故身热夜甚，脉细数；营热蒸腾营阴上潮，故咽燥口干反不甚渴饮；心主血属营，营热扰神，故神志异常，轻则心烦躁扰，甚则时有谵语；营分热邪，窜于肌肤血络，则斑点隐隐；舌质红绛，脉细数为营热阴伤之征。其中身热夜甚、心烦谵语、舌红绛为本证辨证要点。

【治法】 清营泄热。

【方药】 清营汤（《温病条辨》）。

犀角三钱　生地五钱　玄参三钱　竹叶心一钱　麦冬三钱　丹参二钱　黄连一钱五分　银花三钱　连翘（连心用）二钱

水八杯，煮取三杯，日三服。

本方为清泄营分热邪的基本方。方中以犀角、黄连、丹参清营泄热；生地黄、玄参、麦冬清热滋阴；佐以性凉质轻之银花、连翘、竹叶轻清透热，宣通气机，与清营药配合，可使营热外达，透出气分而解，此即叶天士所谓之"入营犹可透热转气"。

【临床运用】 营分证可见时有谵语，需与阳明热盛腑实出现的谵语相鉴别。两者有病在气、营之不同，可从是否有大渴、大汗，大便是否燥结，腹部有无满痛，舌上有无苔垢等方面进行鉴别。

如兼有表证者，可酌加豆豉、薄荷、牛蒡子等以宣透表邪；若黄苔尽退，舌转深绛，斑疹透发，为热毒由营渐转入血，可撤去银、翘、竹叶等气药，加用凉血解毒之品；若见神昏谵语，舌蹇肢厥，为热入心营之证，可加用安宫牛黄丸或紫雪丹。

4. 卫营同病

【证候】 发热，微恶风寒，汗少或无汗，咽痛，咳嗽，口渴，肌肤斑点隐隐，心烦躁扰，甚或时有谵语，舌红绛，苔白黄相兼，脉象浮弦数。

【病机】 本证病机为表有邪阻，营有热灼，致卫营同病。外感温邪，卫表失常，故发热而微恶风寒；在卫之邪郁闭腠理，故汗少或无汗；外邪犯肺，肺气失宣，故咽痛，咳嗽；邪热伤

及营阴，故口渴而不甚渴饮；营热扰乱心神，故心烦躁扰，甚或时有谵语；营热波及血络，故肌肤斑点隐隐；舌红绛，苔白黄相兼，脉浮弦数是卫营同病之征。发热恶寒、心烦谵语、舌红绛、苔白黄相兼、脉浮弦数为本证辨证要点。

【治法】 泄卫透营。

【方药】 银翘散去豆豉，加细生地、丹皮、大青叶，倍玄参方（见风温章）。

方中以银花、连翘、荆芥、薄荷、牛蒡子泄卫透表；细生地、玄参、丹皮、大青叶凉营泄热解毒；加生甘草调和诸药。诸药合用，泄卫透表，凉营泄热。

【临床运用】 本证与风温肺热发疹类似，都有发热、皮疹、咳嗽等症状，但本证所发之疹多为出血性皮疹，按之不退色，且有舌绛等症，故为热在营分，同时兼有表证，属卫营同病，其演变趋势，往往邪热炽盛，病情很快加重。肺热发疹属肺热波及营络，病在气分，故多为充血性皮疹，且无舌绛等营分表现，其邪热多不甚，病情较轻。

方中荆芥性温，为增强透邪外达之力而用，若表邪见证不明显，可去之；如皮疹透发不畅，按之退色者，可加入蝉蜕、浮萍等透疹。

（二）邪盛气分

1. 热灼胸膈

【证候】 身热不已，胸膈灼热如焚，烦躁不安，唇焦咽燥，口渴，口舌生疮，齿龈肿痛，或大便秘结，舌红，苔黄，脉滑数。

【病机】 本证病机为热灼胸膈，气热灼津。邪热炽盛，熏蒸胸膈，故身热不已，胸膈灼热如焚；胸膈热炽扰心，故烦躁不安；热炽上焦，火热炎上，灼伤津液，故唇焦，咽燥，口渴，口舌生疮，齿龈肿痛；胸膈炽热及肠，腑气不通，故大便秘结；舌红，苔黄，脉滑数为里热炽盛之象。其中热甚、烦躁、胸膈灼热如焚为本证辨证要点。

【治法】 清泄膈热。

【方药】 凉膈散（《太平惠民和剂局方》）。

大黄（酒浸）二两 芒硝一两 甘草（炙）六钱 山栀（炒焦）八钱 薄荷七钱 黄芩（酒炒）一两 连翘一两

研为末，每服四五钱至一两，加竹叶十五片，清水煎，去渣，温服。日三夜二服，得下热退为度。

本方清透并举，上下兼顾。方中以连翘、栀子、黄芩、薄荷、竹叶清泄头面、胸膈灼热治上；大黄、芒硝通腑泄热，"以泻代清"以治下；甘草、白蜜缓急润燥。诸药共用，凉膈泄热，清上泻下。

【临床运用】 热郁胸膈证与本证均为热在胸膈，但前证为无形热郁，邪热较轻；本证胸膈郁热较甚，微兼腑实。

临证如见伤津较甚，而无明显便秘者，可去芒硝，加天花粉、芦根等清热生津；若渴甚，可加天花粉、石膏、知母；如兼热盛动风而发痉，可加菊花、钩藤以凉肝息风。

2. 阳明热盛

【证候】 壮热，面赤，汗多，心烦，渴喜凉饮，舌质红，苔黄而燥，脉洪大或滑数。

【病机】 本证病机为阳明热盛，灼伤津液。气分郁热未解，传入阳明，正邪剧争，故壮热；阳明之脉荣于面，邪热循经上蒸，故面赤；热盛迫津外泄，故汗多；热盛扰乱心神，故心

NOTE

烦；热盛津伤，故渴喜凉饮；舌苔黄燥，脉象洪大或滑数为热盛津伤之征。其中壮热、渴饮、汗多、脉洪大为本证辨证要点。

【治法】 清热保津。

【方药】 白虎汤（方见风温章）。

【临床运用】 本证热毒较重，临证用药时可酌加银花、连翘、板蓝根、大青叶以清热解毒；若热盛伤津，烦渴甚者，加山栀、竹叶、石斛、芦根等以清热生津；若阳明热盛引动肝风，出现手足抽搐者，可加犀角、羚羊角、钩藤、菊花等凉肝息风；若兼呕吐者，可加法半夏、竹茹等降逆止呕；若兼气阴两伤而见微喘、脉芤者，可加人参或西洋参以清热益气生津。

3. 热结肠腑

【证候】 身热，腹满便秘，口干唇裂，舌苔焦燥，脉沉细；或伴见口干咽燥，倦怠少气，撮空摸床，肢体震颤，目不了了，苔干黄或焦黑，脉沉弱或沉细；或伴见小便涓滴不畅，溺时疼痛，尿色红赤，时烦渴甚，舌红脉数。

【病机】 本证病机为热结肠腑，兼阴液已伤，或气液两虚，或小肠热盛。阳明热盛，燥屎内结，故身热，便秘，脉沉；阳明燥结，腑气壅滞，故腹满；邪热内盛，阴液亏损，故口干唇裂，舌苔焦燥，脉细；若热结腑实，应下失下，致气液两虚，则口干咽燥，倦怠少气，撮空摸床，目不了了，苔干黄或焦黑，脉沉弱或沉细；若腑实内结，兼见小肠热盛，下注膀胱，则小便涓滴不畅，溺时疼痛，尿色红赤。

【治法】 阳明腑实，阴液亏虚者，治宜攻下腑实，滋阴增液。

阳明腑实，气液两虚者，治宜攻下腑实，补益气阴。

热结肠腑，小肠热盛者，治宜攻下肠腑热结，清泄小肠邪热。

【方药】 阳明腑实，阴液亏虚，方用增液承气汤。

阳明腑实，气液两虚者，方用新加黄龙汤。

阳明热结，小肠热盛者，方用导赤承气汤。

增液承气汤（《温病条辨》）

玄参一两　麦冬（连心）八钱　生地黄八钱　大黄三钱　芒硝一钱五分

水八杯，煮取三杯，先服一杯，不知再服。

本方由增液汤加硝、黄而成。方中以玄参、麦冬、生地黄养阴润肠，增水行舟；加大黄、芒硝以泻热软坚，攻下腑实。

新加黄龙汤（《温病条辨》）

生地黄五钱　麦冬（连心）五钱　玄参五钱　生大黄三钱　芒硝一钱　生甘草二钱　人参（另煎）一钱半　当归一钱半　海参（洗）二条　姜汁六匙

水八杯，煮取三杯，先服一杯，冲参汁五分，姜汁两匙，顿服之。如腹中有响声，或转矢气者，为欲便也；候一二时不便，再如前法服一杯……如服一杯即得便，止后服，酌服益胃汤一剂。

本方由陶节庵之黄龙汤加减变化而成。方中以大黄、芒硝泄热软坚，攻下燥屎；以人参、甘草大补元气；生地黄、麦冬、玄参、海参滋养阴液；加姜汁宣胃肠气机，当归和血分之滞。诸药合用，共成扶正攻下、邪正合治之剂。

导赤承气汤（《温病条辨》）

赤芍三钱 生地黄五钱 生大黄三钱 黄连二钱 黄柏二钱 芒硝一钱

水五杯，煮取二杯，先服一杯，不下再服。

本方由导赤散、调胃承气汤加减组合而成，故名导赤承气汤。方中以赤芍、生地黄凉血养阴；大黄、芒硝攻下大肠热结；黄连、黄柏清泄小肠火热。此为二肠同治之法，大小肠之热去，则膀胱之热亦解，二便自然通利。

【临床运用】 春温阳明腑实证，由于每有阴精先亏，同时，病程中因里热炽盛又易伤阴，故阴亏尤为突出，故腑实证多有兼症同时出现，可兼阴液亏损，或兼气液两虚，或兼小肠热盛等，应分辨不同情况进行辨治。

大黄为苦寒攻下之要药，能使里结之燥热从大便而解，但对于阴液亏损或元气不足之证，应用时须配合滋阴益气之品，以防苦寒更伤气阴。若热炽阴伤较甚者，可加知母、天花粉、玄参、芦根等以清热生津；若小便赤色有血者，可加白茅根、小蓟等凉血止血；若服本方后大便已通而热不退，或退而未尽，口燥咽干，舌苔干黄或金黄色，脉沉实有力，此为邪热复聚，可以本方去芒硝，加丹皮、知母以彻其热。若邪热已去，仅因阴液亏虚而肠燥便秘者，只须用增液汤以润肠通便，不可再用硝、黄，以防克伐伤正。

热结腑实兼小肠热盛证的小便短少为热盛灼津，火腑不通，故治疗以清热滋阴为主，热清阴充，小便自畅，切不可滥用淡渗利水，防其更伤津液，即吴鞠通所说："有余于火，不足于水。"故此"小便不利者，淡渗不可与""唯以滋水泻火为急务"。

（三）热燔营血

1. 气营（血）两燔

【证候】 壮热，目赤，头痛，口渴饮冷，心烦躁扰，甚或谵语，斑点隐隐；甚或大渴引饮，头痛如劈，骨节烦痛，烦躁不安，或时谵语，甚则昏狂谵妄，或发斑吐衄，舌绛或深绛，苔黄燥，脉滑数、弦数或洪大有力。

【病机】 本证病机为气分邪热未解，营血分热毒又盛。因热邪燔炽于气营（血），故曰"两燔"，属气营（血）同病之证。邪热炽盛，燔灼气分，故壮热，苔黄燥，口渴饮冷或大渴引饮；火热炎上，故目赤，头痛；热灼营阴，热扰心神，故心烦躁扰，甚或谵语；热伤血络，溢于肌肤，故斑点隐隐。若气分不解，深入血分，导致热毒充斥气血两经，则属气血两燔。血分热炽，扰乱心神，故烦躁不安，甚则昏狂谵妄；热盛动血，故发斑，吐衄；热毒充斥，故头痛如劈，骨节烦痛；舌绛，脉数为气营（血）两燔之征。

气营两燔与气血两燔都可见壮热、口渴、苔黄的气分热盛证，但区别在于：兼心烦，时有谵语，或斑点隐隐，舌绛者，属气营两燔；兼斑疹透发，或吐衄下血，舌深绛者，属气血两燔。

【治法】 气营（血）两清。

【方药】 玉女煎去牛膝、熟地黄加生地黄、玄参方，或用化斑汤、清瘟败毒饮。

玉女煎去牛膝、熟地黄加生地黄、玄参方（《温病条辨》）

生石膏一两 知母四钱 玄参四钱 生地黄六钱 麦冬六钱

水八杯，煮取三杯，分二次服，渣再煮一盅服。

本方是吴鞠通据《景岳全书》玉女煎去熟地黄、牛膝加生地黄、玄参而成，俗称加减玉女

NOTE

煎。方中以石膏、知母清气分邪热；玄参、生地黄、麦冬清营滋阴。诸药合用清气凉营。

化斑汤（《温病条辨》）

生石膏（捣细）一两　知母四钱　生甘草三钱　玄参三钱　犀角二钱　白粳米一合

水八杯，煮取三杯，日三服。渣再煮一盅，夜一服。

本方为白虎汤加犀角、玄参而成。方中以白虎汤辛寒清气，泄热救阴；配合犀角、玄参清营血以解毒化斑。

清瘟败毒饮（《疫疹一得》）

生石膏　大剂六两至八两，中剂二两至四两，小剂八钱至一两二钱。

生地黄　大剂六钱至一两，中剂三钱至五钱，小剂二钱至四钱。

乌犀角　大剂六钱至八钱，中剂三钱至五钱，小剂二钱至四钱。

真川连　大剂四钱至八钱，中剂二钱至四钱，小剂一钱至一钱半。

生栀子　桔梗　黄芩　知母　赤芍　玄参　连翘　竹叶　甘草　丹皮

先煮石膏数十沸，后下诸药，犀角磨汁和服。

本方由白虎汤、凉膈散、黄连解毒汤及犀角地黄汤四方组合而成。方内石膏、知母大清阳明气热，清热保津；犀角、生地黄、玄参、丹皮、赤芍等清营凉血解毒；黄连、黄芩、栀子、连翘清热泻火解毒；竹叶清心除烦；桔梗载药上行，开宣肺气，畅达气机以促药力；甘草解毒利咽。

【临床运用】　以上三方皆为气营（血）两清之剂。加减玉女煎因其泻火解毒之力较弱，主要用于气营两燔，热毒尚不甚者；化斑汤主要用于热毒炽盛于气营（血）分而斑疹显露者；清瘟败毒饮大清气血，适用于热毒亢盛至极的气血两燔及气营血俱燔之重症。

在用加减玉女煎治疗气营两燔证时，如热毒较盛者，可加黄连、黄芩、板蓝根、大青叶以清热解毒；在用化斑汤治疗斑疹透发时，可加丹皮、大青叶、赤芍以凉血散血，化斑解毒；清瘟败毒饮治疗气血两燔重症，如吐衄重者，可去桔梗、甘草加白茅根、小蓟以增强凉血止血之力；斑疹紫黑者，可重用生地黄、赤芍，加紫草、丹参、红花、归尾以增强凉血化瘀之力；大便秘结，腹胀满者，加大黄、芒硝以通腑泄热。

2. 热盛动血

【证候】　身体灼热，躁扰不安，甚或昏狂谵妄，斑疹密布，色深红甚或紫黑，或吐衄便血，舌质深绛，脉数。

【病机】　本证病机为血热瘀阻，耗血动血。热毒炽盛于血分，故身体灼热；邪热内扰心神，故躁扰不安，甚或昏狂谵妄；热伤血络，迫血外溢肌肤，故斑疹密布；热毒烁血成瘀，瘀热互结，故斑色紫黑；如热伤阳络，血从上溢则吐血、衄血，若热伤阴络，血从下溢则便血、溺血；舌质深绛，脉数为热毒已入血分之象。灼热躁扰，斑疹，多部位、多窍道出血，舌深绛为本证辨证要点。

【治法】　凉血散血，清热解毒。

【方药】　犀角地黄汤（引《温病条辨》）。

生地黄一两　生白芍三钱　丹皮三钱　犀角三钱

水五杯，煮取二杯，分二次服，渣再煮一杯服。

犀角地黄汤是治疗血分证的代表方，方中以犀角清心凉血，解血分热毒；生地黄凉血养阴，与犀角相配凉血止血，滋养阴血；生白芍配丹皮清热凉血，活血散瘀。四药配合，共奏清热解毒、凉血散血之功，恰合本证血热、血瘀、阴伤之病机。

【临床运用】　临床运用时应根据出血病位及药物归经分别加入凉血止血之品。如吐血可加侧柏叶、白茅根、三七；衄血加白茅根、黄芩、焦栀子；便血加槐米、地榆炭；尿血加小蓟、琥珀、白茅根。若热毒较甚，瘀热内结而症见昏狂，斑色紫者，可加水蛭、大黄、神犀丹以活血祛瘀解毒；如热盛伤阴，出血不止，舌紫绛而干者，加紫草、玄参、三七、西洋参以清热凉血，益阴止血。

3. 热与血结

【证候】　身热，少腹坚满，按之疼痛，小便自利，大便色黑，神志如狂，或清或乱，口干而漱水不欲咽，舌紫绛色暗或有瘀斑，脉象沉实而涩。

【病机】　本证病机为热与血结，瘀蓄下焦。热与血结，蓄于下焦，故见少腹坚满，按之疼痛，大便黑而小便自利；心主血，血分瘀热上扰心神，故神志如狂，或清或乱；热灼营血，津液耗伤，故口干；热蒸营阴上潮，故口干而漱水不欲咽；热瘀相结，气血运行不畅，故舌绛紫色暗或有瘀斑，脉沉实或涩。身热、少腹坚满疼痛、神志如狂、舌紫绛或有瘀斑、脉沉实而涩为本证辨证要点。

【治法】　泄热通结，活血逐瘀。

【方药】　桃仁承气汤（《温病条辨》）。

大黄五钱　芒硝二钱　桃仁三钱　芍药三钱　丹皮三钱　当归三钱

水八杯，煮取三杯，先服一杯。得下，止后服。不知，再服。

本方是以《伤寒论》桃核承气汤去辛温之桂枝、甘缓之甘草，加丹皮、芍药、当归而成。方中以大黄、芒硝泄热软坚，攻逐瘀结；丹皮、芍药、桃仁清热凉血消瘀；当归和血养血，并行血中之气。

【临床运用】　热盛迫血证也见身灼热、躁扰昏狂、便血色黑、舌紫绛，与本证相似，但无本证瘀热蓄下焦之少腹坚满疼痛等表现，临证不难辨识。

临床上，若兼昏谵、斑疹、吐血、衄血者，为血分热盛血瘀，宜与犀角地黄汤合用，兼以凉血解毒化瘀；若少腹疼痛较甚者，可加生蒲黄、五灵脂等以增强活血化瘀止痛之功。

（四）热陷心包

1. 邪热闭窍　春温邪热闭窍证治与风温热入心包相类，可以互参。

2. 内闭外脱

【证候】　身体灼热，神志昏愦不语，汗多，蜷卧，气息短促，舌质红绛少苔，脉细数无力或散大；甚者身热骤降，烦躁不宁，呼吸浅促，面色苍白，冷汗淋漓，四肢厥冷，脉细欲绝。

【分析】　本证病机为邪盛正虚，或邪入心包，汗下太过，阴液骤损，气随津脱，甚则亡阳气脱。邪热闭遏于内则身热；热灼津液为痰，痰热闭阻包络，则神志昏愦不语；气脱失神则蜷卧；气阴两伤，正气欲脱，失于固摄，则汗多，气息短促，脉细微无力。若阴液亏虚太甚，致使阳气暴脱，心主血脉之功能失司，机体失于温煦则身热骤降，面色苍白，四肢厥冷；阳脱则神无所守，烦躁不宁；阳脱肺主呼吸功能失司，则呼吸浅促；阳脱固摄无权，则冷汗淋漓；正气暴脱，则脉来细微欲绝。身热、神昏、汗多、肢厥、脉微为本证辨证要点。

NOTE

【治法】 清心开窍，固脱救逆。

【方药】 生脉散或参附汤合"三宝"（方均见风温章）。

【临床运用】 临证运用时，偏于气阴外脱者，以生脉散为主；偏于阳气暴脱者，以参附汤为主。但临床上二者常配合使用。上述方药与温病"三宝"同时服用，以扶正祛邪，开闭固脱。回阳固脱之法用于急救，用药当适可而止，待阳回脱止，不可再用，恐助热恋邪，须视具体证情辨治。清开灵注射液、醒脑静注射液、参麦注射液、参附注射液均可配合使用。

（五）阳气暴脱

【证候】 身热骤降，四肢逆冷，面色苍白，冷汗淋漓，皮肤出现花纹，斑疹成片，色紫黯，或肢端青紫，呼吸短促或微弱，舌淡，脉微细欲绝。

【病机】 本证病机为邪陷正衰，阳气暴脱。阳气暴脱，则身热骤降；阳气外亡，不能布达于外，则面色苍白，冷汗淋漓，肢体厥冷；阳气外脱，无力推动血脉运行，脉络凝滞不通，或阳气外脱不能摄血，血行脉外，则皮肤出现花纹，斑疹成片，色紫黯，或肢端青紫；阳气脱而肺主呼吸和心主血脉之功能失司，则见呼吸短促或微弱，舌淡，脉微细欲绝。其中冷汗淋漓、肢厥、脉微为本证辨证要点。

【治法】 回阳救逆。

【方药】 参附汤（方见风温章）或回阳救急汤。

回阳救急汤（《伤寒六书》）

熟附子 干姜 肉桂 人参 白术 茯苓 陈皮 甘草 五味子 半夏

水二盅，姜三片，煎之。临卧入麝香三厘调服。中病以手足温和即止，不得多服。

本方即四逆汤合六君子汤加五味子、肉桂、麝香而成。麝香芳香辛窜，开窍醒神，并鼓舞阳气之运行，可助参、附、姜、桂温阳之用，亦可借其辛散之性，透散内陷之热毒；熟附子、干姜、肉桂回阳救逆；人参、茯苓、甘草补益心气，温壮心阳；五味子固脱救逆；白术、陈皮、生姜助运以温壮脾阳。

【临床运用】 参附汤为温阳固脱之剂，若汗出淋漓不止，可加龙骨、牡蛎以止汗固脱；若气阴两竭，可加服生脉散以育阴潜阳救逆。回阳救急汤为大温大热之剂，运用后厥回脱止，手足转温，即当停用，以防温热之品助热生变。本证病情危重，治疗时应配合现代制剂，如生脉注射液、参附注射液等静脉注射以提升治疗效果。若冷汗淋漓者，可加煅龙骨、煅牡蛎以固脱救逆；若为内闭外脱，应配合清心开窍之品，如安宫牛黄丸等，亦可用清开灵注射液、醒脑静注射液；若兼有明显瘀血阻络见症，可加丹参、赤芍、桃仁、红花等药，或用丹参注射液静脉点滴。

（六）热盛动风

【证候】 高热不退，头晕胀痛，烦渴，烦闷躁扰，甚则狂乱，神昏，手足抽搐，或见颈项强直，角弓反张，舌干红绛，脉弦数。

【病机】 本证病机为热陷厥阴，肝风内动。热毒内盛，故高热不退；热极生风，厥气上逆，上扰清窍，故头晕胀痛；津液损伤，故烦渴甚；邪热扰乱心神，故烦闷躁扰，甚则狂乱、神昏；热盛引动肝风，筋脉挛急，故手足躁扰或抽搐，甚则颈项强直，角弓反张；舌干绛为血热内郁伤津之象，热盛而肝风内动，故见脉弦数。其中高热不退、手足抽搐为本证辨证要点。

【治法】 清热凉肝息风。

【方药】　羚角钩藤汤（《通俗伤寒论》）。

羚羊角片（先煎）一钱五分　霜桑叶二钱　川贝（去心）四钱　鲜生地黄五钱　双钩藤（后入）三钱　滁菊花三钱　茯神三钱　生白芍三钱　生甘草八分　鲜竹茹（与羚角片先煎代水）五钱

方中以羚羊角、钩藤凉肝息风止痉；菊花、桑叶轻清宣透，助羚羊角、钩藤息风透热；鲜生地黄养阴，生白芍养阴柔肝、缓解挛急，配以甘草又有酸甘化阴之效；茯神宁心安神镇惊；川贝母、竹茹清肝胆郁热而化痰通络。诸药配合以凉肝息风。

【临床运用】　如痉厥而兼有表气郁闭者，可加入僵蚕、蝉蜕、银花等以清透表邪，祛风止痉；热盛动风如属气分热盛者，可加石膏、知母等以清泄气热；腑实便秘者，可加大黄、芒硝等以攻下泄热；营血分热盛而伴见肌肤发斑者，可加犀角、板蓝根、丹皮、紫草等以凉血解毒；项强者，可加葛根以解痉；角弓反张或抽搐较重者，加全蝎、地龙、蜈蚣等以息风止痉；若见神志昏狂，可加用安宫牛黄丸，或紫雪丹、至宝丹；痰涎壅盛者，可加石菖蒲、郁金、竹沥、姜汁以清热涤痰开窍。

（七）热灼真阴

1. 真阴亏损

【证候】　身热不甚，日久不退，手足心热甚于手足背，口干咽燥，齿黑，舌质干绛或枯痿，甚则紫晦，或神倦，耳聋，脉虚软或结代。

【病机】　本证病机为邪热久羁，深入下焦，真阴亏损。阴虚内热，故身热不甚，久久不退，手足心热甚于手足背；肾精亏损，不能上荣，故口干咽燥，齿黑；肝肾精血不足，不能上承于耳，故耳聋；肝肾亏耗，精不化气，神失所养，故神倦；阴精亏耗，脉络凝滞，故舌干绛枯痿紫晦，脉虚软或结代。其中手足心热甚于手足背、咽燥、齿黑、舌干绛、脉虚细或结代为本证辨证要点。

【治法】　滋补肝肾，润养阴液。

【方药】　加减复脉汤（《温病条辨》）。

炙甘草六钱　干地黄六钱　生白芍六钱　麦冬（不去心）五钱　阿胶三钱　麻仁三钱

水八杯，煮取八分三杯，分三次服。剧者加甘草至一两，地黄、白芍各八钱，麦冬七钱，日三服，夜一服。

本方由《伤寒论》炙甘草汤去参、桂、姜、枣加白芍而成。方中以白芍、地黄、阿胶、麦冬滋养肝肾真阴；炙甘草、麻仁扶正润燥。全方共奏滋阴退热、养阴润燥之功。为治疗温邪深入下焦，肝肾阴伤之主方，如吴鞠通《温病条辨》所云："热邪深入，或在少阴，或在厥阴，均宜复脉。"

【临床运用】　邪热在少阳的耳聋因少阳风热上扰，清窍不利所致，其证属实，症见突然发作，耳鸣声如钟，迅即听觉失聪，甚则全不能听，多有胀闷感，并兼有口苦咽干、头目胀晕等症。本证的耳聋则因肾精亏耗，耳窍失养所致，其证属虚，症见耳聋逐渐加重，其声较低，并伴有低热盗汗、口燥咽干诸症，且见于温病之后期，二者较易区别。

因误汗耗伤心气，以致汗自出，心无所主，震震悸动者，宜去麻仁加生牡蛎、生龙骨，名救逆汤，以滋阴敛汗，摄阳固脱。兼见大便溏者，可去麻仁加生牡蛎，名一甲复脉汤，以滋阴固摄。如虚风将起而见手指蠕动者，加生牡蛎、生鳖甲，名二甲复脉汤，以防痉厥。如虚衰至极而见脉虚大欲散者，更加人参（另炖服）以补益元气，增加固脱之力。

2. 阴虚风动

【证候】 低热，手足蠕动，甚或瘛疭，两目上视或斜视，筋惕肉瞤，心悸或心中憺憺大动，甚则心中作痛，时时欲脱，形消神倦，齿黑唇裂，舌干绛或光绛无苔，脉虚细无力。

【病机】 本证病机为邪热久耗真阴，水不涵木，虚风内动。由肾阴耗损证发展而来，多见于本病后期。肝肾阴虚，虚热内生，故低热；肝为风木之脏，藏血而主筋，赖肾水滋养，邪热深入下焦，灼烁肝肾阴血，筋脉失于濡养，故手足蠕动，甚或瘛疭，筋惕肉瞤；阴虚水亏，心失所养，故心悸或心中憺憺大动，甚则心中作痛；神失所养故神倦欲眠；阴液枯涸，不能濡养肌肤，故形体消瘦；肝开窍于目，肝风内动，故两目上视或斜视；真阴竭极，阴阳离决，故时时欲脱。齿黑唇裂，舌干绛少苔或光绛无苔，脉象虚弱或细促为肝肾阴亏，虚风内动之象。手足蠕动，甚或瘛疭，舌干绛为本证辨证要点。

【治法】 滋阴息风。

【方药】 三甲复脉汤或大定风珠。

三甲复脉汤（《温病条辨》）

炙甘草六钱 干地黄六钱 生白芍六钱 麦冬（不去心）五钱 阿胶三钱 麻仁三钱 生牡蛎五钱 生鳖甲八钱 生龟板一两

水八杯，煮取八分三杯，分三次服。

本方为加减复脉汤加生牡蛎、生鳖甲、生龟板而成，在滋养肝肾的基础上，加三甲以潜阳息风，养心安神。

大定风珠（《温病条辨》）

生白芍六钱 阿胶三钱 生龟板四钱 干地黄六钱 麻仁二钱 五味子二钱 生牡蛎四钱 麦冬（连心）六钱 炙甘草四钱 鸡子黄（生用）二枚 生鳖甲四钱

水八杯，煮取三杯，去渣，再入鸡子黄搅令相得，分三次服。喘加人参；自汗者，加龙骨、人参、小麦；悸者，加茯神、人参、小麦。

本方为三甲复脉汤加鸡子黄、五味子而成，为治疗肝肾阴虚，虚风内动重症之主方。方中以加减复脉汤滋补肝肾之阴；三甲滋阴潜阳息风；加鸡子黄血肉有情之品，以滋补心肾，增强滋阴息风之效；五味子补阴敛阳以防厥脱之变。主治纯虚无邪，阴虚至极，正气时时欲脱之虚风内动重症。

【临床运用】 三甲复脉汤和大定风珠是针对真阴损伤严重，虚风内动而设，对邪热已去，纯属阴虚风动者方可使用，若邪热尚盛者，不得与之，以防滋腻恋邪难解。正如吴鞠通所说："壮火尚盛者，不得用定风珠、复脉。"在临床上，如兼有肺气将绝而喘息气促者，急加人参以培元固本；若将成阴阳两脱之势而兼见自汗不止者，加龙骨、人参、浮小麦以益气敛汗固脱；若心阴心气大伤，而兼见心悸者，加人参、茯神、炒枣仁、浮小麦等以益气养心安神。

3. 阴虚火炽

【证候】 身热不甚，心烦不得卧，舌红，苔黄或薄黑而干，脉细数。

【病机】 本证病机为春温后期，邪热久羁而耗伤肾阴，心火亢盛。如吴鞠通《温病条辨》所言"少阴温病，真阴欲竭，壮火复炽，心中烦，不得卧者，黄连阿胶汤主之"。春温后期，邪热久羁，水亏火旺，水火不能相济，火愈亢而阴愈伤，阴愈亏而火愈炽。阴虚火炽则身热，但因邪热已衰，故热势不甚；心火上炎，扰乱心神，故心烦不得卧；舌红、苔黄或薄黑而干、脉细数亦是阴虚火炽之征。其中心烦不寐、舌红、脉细数为本证辨证要点。

【治法】 清热降火，育阴安神。

【方药】 黄连阿胶汤（引《温病条辨》）。

黄连四钱　黄芩一钱　阿胶三钱　白芍一钱　鸡子黄二枚

水八杯，先煮三物，取三杯，去渣，纳胶烊尽，再纳鸡子黄搅令相得，日三服。

本方为《伤寒论》中黄连阿胶汤，只是用药剂用量有所变化。方中以黄连、黄芩苦寒清热，泻心火，坚真阴；鸡子黄交通心肾，养心而滋肾，安中焦，补精血；阿胶、白芍滋肝肾，养真阴，抑亢阳。诸药配伍，上泄心火，下滋肾水，为泄火育阴、攻补兼施之方。吴鞠通分析该方"以黄芩从黄连，外泻壮火而内坚真阴；以芍药从阿胶，内护真阴而外捍亢阳。名黄连阿胶汤者，取一刚以御外侮，一柔以护内主之义也"。

【临床运用】 热郁胸膈证也可见心烦不寐，但症状表现和病机与本证有明显区别。热郁胸膈为膈热扰心所致，可见于温病后期余热未净者，也时见于温病初起，但无肾阴耗伤和心火上炎之象；本证则系春温后期水火失济所致，有肾阴耗伤和心火上炎的表现。

临床上，若口渴者，可加麦冬、北五味；若更兼气短，可加生脉散。

（八）邪留阴分

【证候】 夜热早凉，热退无汗，能食形瘦，舌红苔少，脉沉细略数。

【病机】 本证病机为阴液亏损，邪伏阴分。人体卫气日行于阳，夜行于阴，余邪留于阴分，卫气夜入阴分与邪相争，故夜热；天明卫气行于阳，不与邪争，故早凉；留伏之余邪未能随卫气外出，故热虽退而身无汗；余邪久留，营阴耗损，肌肤失于充养，故形瘦；但病在阴分，与脾胃无关，故能食；舌红苔少，脉沉细略数为邪留于体内，阴精亏乏之象。夜热早凉、热退无汗、舌红少苔为本证辨证要点。

【治法】 滋阴清热，搜邪透络。

【方药】 青蒿鳖甲汤（《温病条辨》）。

青蒿二钱　鳖甲五钱　生地黄四钱　知母二钱　丹皮三钱

水五杯，煮取二杯，日再服。

方中以鳖甲咸寒滋阴，入络搜邪；青蒿芳香，透络清热，两药相配，导邪从阴分而出。本方之用，妙在青蒿与鳖甲的配伍，吴鞠通指出"再此方有先入后出之妙，青蒿不能直入阴分，有鳖甲领之入也；鳖甲不能独出阳分，有青蒿领之出也"。二药相合，搜剔阴分邪热，使之透达于外。生地黄滋阴养液；丹皮凉血，并散血中余热；知母清热生津润燥，并清气分之邪热。诸药合用使阴分邪热得以透解。

【临床运用】 真阴亏损证、阴虚火炽证与本证均属温热类温病的后期病证，但三者病机不同，证候有异：真阴亏损证属肾阴亏损，虚热内生，虚多邪少之候，以低热、舌干绛、脉虚细或结代为主症，病情较重；阴虚火炽证乃阴伤而邪火仍盛之证，以身热、心烦不寐、舌红为主症；本证为肾阴亏损，余邪深伏阴分，亦属邪少虚多之候，以夜热早凉、热退无汗为主症。

若兼肺阴虚者，可加沙参、麦冬、川贝母等滋养肺阴；若兼胃阴虚者，可加玉竹、石斛、山药等滋养胃阴；若虚热明显而呈五心烦热者，可加地骨皮、白薇、胡黄连等清退虚热。

小结

春温是发生在春季的伏气温病，与同样发生于春季的风温不同，初起以里热证候为主，有病发于气分和病发于营分之异。本病以里热炽盛、阴精亏损为基本病理特点，治疗以清泄里热为主，并注意顾护阴液及透邪外出。春温初起病发于气分，热郁少阳者，治宜苦寒清泄里热，注意宣郁透邪；若热郁营分者，治宜清营解毒，透热外达；若由新感引发者，则应表里双解。病程中，热炽气分者，治宜清气泄热为主，根据病变所在部位，分别采用清泄膈热、通腑泄热、清热解毒等治法，同时注意保护阴液。热郁营分者，治宜清营解毒透邪，根据病变部位，分别配合凉血散血、凉肝息风、清心开窍等治法，注意扶正祛邪。后期热伤肝肾阴精者，治宜滋养肝肾阴精，余邪留伏阴分者，治当滋阴透邪。

思考题

1. 如何认识春温的病机？
2. 春温初起如何辨治？
3. 春温热结阳明有何特点？如何辨治？
4. 春温邪入营血常见哪些证候？如何辨治？
5. 春温与风温均发于春季，应怎样鉴别？

第十章　暑　温

暑温是感受暑热病邪引起的一种急性外感热病。本病起病急骤，初起即见壮热、烦渴、汗多、脉洪等阳明气分热盛证候。病机传变较为迅速，病程中易耗气伤津，多闭窍动风之变。发病有明显的季节性特点，发生于夏暑当令之时。由于暑邪有夹湿与不夹湿之别，故又将其中夹湿者称为暑湿。

古代文献中很早就有关于暑病的记载，如《素问·热论》说："凡病伤寒而成温者，先夏至日者为病温，后夏至日者为病暑。"《素问·生气通天论》还进一步指出了暑病的临床特点，"因于暑，汗，烦则喘喝，静则多言，体若燔炭，汗出而散"。汉代张仲景在《金匮要略》中所论述的中暍，即是暑病，并论述了其因证脉治，提出了用白虎加人参汤等方治疗。宋代陈无择在《三因极一病证方论》中提出：冬伤寒至夏而发为热病，夏间即病者即伤暑，二者不同。他还认为：伤暑、中暍，其实一病，但轻重不同。元代戴思恭在《丹溪心法》中把暑病进一步分为冒暑、中暑、伤暑三类，从而使暑病的分类及证治更趋全面。张元素以动静分阴暑和阳暑，认为"静而得之为中暑，动而得之为中热，中暑者为阴证，中热者为阳证"。张景岳则以受寒受热分阴暑和阳暑，认为："阴暑者，因暑而受寒者也。""阳暑者，乃因暑而受热者也。"王纶《明医杂著》中提出暑邪可自口齿而侵犯人体，伤于心包络之经，为后世温病邪入心包理论开了先河。明末王肯堂《证治准绳》中提出，发于夏季的热病，既有伏寒化热者，也有暴感暑邪为病者。清初喻嘉言提出暑病均为新感暑邪所致，而非伏寒化热引起。叶天士更明确提出了"夏暑发自阳明"及"暑必兼湿"的见解，突出了暑病的病理特点。吴鞠通则在《温病条辨》中首次提出："暑温者，正夏之时，暑病之偏于热者也。"至此确立了暑温的病名。其后，关于暑温的证治内容不断丰富，并成为四时温病中的重要病种之一。

根据暑温发病的季节特点和临床表现，西医学中发生于夏季的流行性乙型脑炎、登革热和登革出血热、钩端螺旋体病、流行性感冒及热射病等，可参考本病辨证论治。

第一节　病因病机

一、病因发病

暑温的病因是暑热病邪。暑热病邪形成于夏季气候炎热之时，正如朱丹溪所说："暑乃夏月炎暑也，盛热之气火也。"暑热病邪虽为阳邪，但其致病又常兼夹湿邪。这是因为在夏季炎热的气候条件下，地湿蒸腾，加之雨水较多，以致暑热既盛而湿气亦重，所以暑、湿常易相合为患，其病邪又可称为暑湿病邪，可形成暑温夹湿之证，即暑湿。

暑温的发生与人体内在正气不足，不能抵御暑热病邪侵袭有着直接的关系。夏月暑热当令，若素体虚弱，元气不足；或劳作过度，汗出气伤；或饮食失节伤及正气，均可导致暑热病邪乘虚入侵人体而发为暑温。正如王安道所说："暑热者，夏之令也，大行于天地之间，人或劳倦，或饥饿，元气亏乏，不足以御天令之亢热，于是受伤而为病。"即指出了本病的发生是由于内在元气先亏和外感暑热之邪这两种因素共同作用而致。

二、病机演变

暑为火热之邪，其性酷烈，传变迅速，故侵犯人体后大多直接入于气分，一般没有明显的卫分过程，初起即见壮热、汗多、口渴、脉洪等阳明气分热盛证候。叶天士所说："夏暑发自阳明。"此即揭示了暑温发病初起的病理特点。由于暑性炎热，致病极易伤人正气，尤多耗伤津气，因而在病变过程中常伴有津气耗损之象，甚至出现津气欲脱的危候。同时，暑热亢盛，易入心营与引动肝风，所以气分热邪不能及时清解，最易化火，深入心营，生痰生风，从而迅速出现痰热闭窍，风火相煽等危重病证，故有"暑气通于心"之说。暑邪亢盛还易于内迫血分，损伤血络而致斑疹、出血等危重症状。由于暑热酷烈，传变极快，因而临床亦有起病之初即见到内陷心包或犯于肝经，引起神昏、痉厥。这些危重的病证于小儿患者更为多见。

如感受暑邪兼夹湿邪者，其初起以热盛阳明，兼湿邪困阻太阴为主要病机。若在夏暑之季，贪凉饮冷太过而夹湿兼寒者，则又可有暑湿内阻而寒邪外遏的病机变化。暑邪为病虽有兼湿与不兼湿之分，但其间并无绝对界限，一般把病变初期暑热明显而无明显湿象者称为暑温，兼湿邪较明显者称为暑湿。但暑湿在病变发展过程中，随着湿邪化热、化燥，其病机演变与暑温无异，故暑温与暑湿并不是两种完全不同的温病。

本病后期阶段，暑热渐退而津气未复，大多表现为正虚邪恋证候。若偏于气阴亏损者，可见低热久留、心悸、烦躁，甚或因虚风内动而致手指蠕动。若因包络痰热未净，机窍不利，则可见神情呆顿，甚或痴呆、失语、失明、耳聋等症；若痰瘀阻滞经络，筋脉失利，则可见手足拘挛、肢体强直或瘫痪等后遗症。

第二节   辨证论治

一、辨治要点

（一）辨病依据

1. 有明显的季节性，多发生于夏暑当令之时，即夏至到处暑期间。

2. 起病多急骤，初起较少卫分过程，发病即可见高热、汗多、烦渴、脉洪等暑入阳明气分、里热炽盛的典型表现。

3. 病程中传变迅速，变化较多，既可有化火、动风、生痰等较多的病理变化，又易见津气欲脱、闭窍、伤络动血等严重病证。

4. 发病初期，若伴有脘痞、身重、苔腻等症状者为暑温兼湿之证；若兼有恶寒、无汗等症者则为暑湿兼寒之候。

（二）辨证要点

1. 辨病邪兼夹 本病初起的典型表现为壮热、烦渴、大汗、脉洪大等阳明气分热盛证候，也有初起见发热恶寒、头痛身痛、苔薄白、脉浮数等卫表症状者，但为时短暂，随即传入阳明气分而见气分热盛之象。如兼夹湿邪者，有时可见明显表证，易误诊为一般暑月感冒，故应注意辨察。若症见高热，同时有背微恶寒者，为暑温阳明热盛而多汗，阳气随汗外泄所致，并非邪在卫表之征。暑邪若夹湿兼寒，又可见暑湿内阻兼外寒束表的表现，临床当认真鉴别。

2. 辨邪热轻重 暑温病火势亢盛程度每与病情轻重密切相关，大多邪热越盛则越易导致津气外脱、闭窍动风、伤络动血等严重病变。因而掌握热势之轻重可以推断本病的轻重及转归。

3. 辨正伤程度 本病过程中尤易耗伤津气，导致多种凶险危证，所以应对气阴耗伤程度予以重视。凡见口渴引饮、舌干少津者为津伤；神疲脉虚为气耗；二者同见即津伤气耗。若出现消渴不已，或渴不咽水，舌光绛而干，脉细数，则为肝肾真阴耗灼；兼见咯血，则为肺阴灼伤，脉络受损；兼心烦失眠，则为心阴亏耗；若汗出淋漓，喘促脉散，则为津气大伤而元气欲脱之危候。

4. 辨昏痉先兆 本病起病急，传变快，神昏、抽搐往往突然发生，为掌握治疗的主动，当对其先兆详加辨析，以便及早发现。凡出现嗜睡，甚而沉睡，或烦躁不寐，神志恍惚者，可能为神昏之兆；若见手足微微抽动，筋惕肉𥆧，项强者，则应防肝风内动。

（三）论治要点

暑温以清暑泄热为基本治疗原则。本病初起暑伤气分，阳明热盛者，治以辛寒清气，涤暑泄热；如进而伤及津气，则宜甘寒之剂以清热生津；若暑邪虽去而津气大伤，又当以甘酸之品以益气敛津，酸苦之品以泄热生津。正如叶天士引用张凤逵所说："暑病首用辛凉，继用甘寒，再用酸泄、酸敛。"此即概括指出了本病气分阶段治疗的基本大法。若暑热化火，生痰生风，内传心营，引起闭窍、动风、入营、动血等病变时，则须根据病情而采取清营凉血、化痰开窍、凉肝息风等法。本病为暑热病邪所致，"暑气通于心"，心与小肠相表里，故清心涤暑，导热下行，给暑热外出之机，亦是治暑大法之一。如王纶在《明医杂著》中所说："治暑之法，清心利小便最好。"特别是兼夹湿邪者，更应注意导湿下行。对于暑兼湿邪之证，则应在清暑之中兼以祛湿，若属寒邪遏伏暑湿，则又宜在清暑化湿的同时兼以解表散寒。

本病虽有暑热盛于内，但未成腑实证者，多不用下法，但如有热结肠腑，亦当用之。因暑多夹湿为患，故本病治疗中当慎用滋腻之品，以防助湿而致病势缠绵。

二、常见证候辨治

（一）暑温本病

1. 气分证治

（1）暑入阳明

【证候】 壮热汗多，口渴心烦，头痛且晕，面赤气粗，或背微恶寒，苔黄燥，脉洪数或洪大而芤。

【病机】 本证见于暑温初起，为暑热之邪侵入阳明气分，邪正剧烈交争所致。邪热炽盛，阳明里热蒸腾于外，则体表壮热；暑热内蒸，迫津外泄，则汗多；邪热炽盛耗伤津液，故口渴引饮；暑邪内扰于心，则心烦不安；热邪上蒸头目，则头痛且晕，面目红赤；热壅气机则呼吸气粗而似喘；苔黄燥、脉洪数为阳明热盛之征。若汗泄过多，津气耗伤，腠理疏松则背微恶寒，若汗多津气耗伤过甚，则可见脉洪大而芤。其中壮热、汗多、口渴、脉洪大为辨证要点。

【治法】　清泄暑热。津气受伤者兼以益气生津。

【方药】　白虎汤（方见风温章）或白虎加人参汤。

白虎加人参汤（引《温病条辨》）

生石膏（研）一两　知母五钱　甘草三钱　白粳米一合　人参三钱

水八杯，煮取三杯，分温三服。病退，减后服，不知，再作服。

暑入阳明，热盛于内而蒸腾于外，内外俱热，故治以白虎汤清暑泄热，透邪外达。吴鞠通说："白虎本为达热出表。"即含此意。若阳明热盛而津气耗伤者，则须于清热中佐以益气生津之品，在白虎汤中加人参，即白虎加人参汤。本证治疗以透泄热邪为主，不宜滥用苦寒之品。

【临床运用】　本证的背微恶寒，须与卫分表证之恶寒相鉴别：本证背微恶寒为汗出过多，肌腠疏松，卫气受伤所致，伴见热盛，大汗，烦渴，苔黄燥，脉洪数；卫表证的恶寒为邪侵肌表，卫阳被郁而致，伴见无汗，苔薄白，脉浮等症。二者一属里证一属表证，不可混淆。本证的苔黄燥，应与阳明腑实之黄苔相区别：本证见黄燥苔是属热盛津伤之象，黄苔之质地较薄，虽干燥但无裂纹、起刺；阳明腑实证之黄燥苔为热与燥屎内结肠腑而致，黄苔之质地大多较厚，燥而焦裂起刺。

若暑热较盛，可酌情加入银花、连翘、竹叶、荷叶、西瓜翠衣等以增强清暑透邪之力；若发病之初兼有暑湿而见微恶寒、胸痞、呕恶、苔腻者，可酌加藿香、佩兰、滑石或六一散等芳化渗利之品；若兼邪遏卫表而见微恶风寒，身灼热无汗者，可加香薷、大豆卷、银花、连翘等以疏解表邪。

（2）暑伤津气

【证候】　身热心烦，小溲色黄，口渴自汗，气短而促，肢倦神疲，苔黄干燥，脉虚无力。

【病机】　本证为暑热亢盛，津气两伤之候。暑热郁蒸，故身热，心烦，小溲色黄；暑为阳邪，主升主散，迫津外泄，故腠理开而汗多；汗泄太过，伤津耗气，故口渴，气短而促，肢倦神疲，苔燥，脉虚无力。其中身热心烦、气短而促、肢倦神疲为本证辨证要点

【治法】　清热涤暑，益气生津。

【方药】　王氏清暑益气汤（《温热经纬》）。

西洋参三钱　石斛三钱　麦冬二钱　黄连八分　竹叶三钱　荷梗三钱　知母三钱　甘草一钱　粳米三钱　西瓜翠衣四钱

水煎服。

本证为暑热仍盛而津气两伤，故治疗时清热涤暑与益气生津并施。方中西瓜翠衣、黄连、竹叶、知母、荷梗清涤暑热；西洋参、石斛、麦冬、甘草、粳米益气生津。

【临床运用】　本方与白虎加人参汤均为清热解暑、益气生津之剂，临床运用时应注意区别其适应证候：白虎加人参汤清暑泄热之力较强，适用于暑入阳明，暑热较盛而津气耗伤较轻之证；本方清泄暑热之力不及前方，但养阴生津益气之力较强，则适用于暑热稍轻，津气耗伤较甚之证。

本方在临床使用时当权衡暑热与津气耗伤两个方面的轻重而予以灵活加减。若暑热较重

者，当加重清透暑热药的用量，或加用石膏、银花之类以清涤暑热；如津气耗伤较甚者，当加重益气生津药的用量，并酌减黄连或不用，防其化燥伤阴；如久热不退，可去黄连、知母，加白薇、地骨皮、青蒿以退虚热。

（3）津气欲脱

【证候】 身热已退，汗出不止，喘喝欲脱，脉散大。

【病机】 本证为津气耗伤过甚所致的津气欲脱之候。暑热渐去故身热已退；正气耗散过甚，固摄无权，津不内守，故汗出不止；津气耗伤太过，肺之化源欲绝，则见喘喝欲脱；津气势欲外脱，则脉散大而无力。本证汗出愈多则津气愈耗，正气愈伤则汗泄愈甚。此与阳气外亡而汗出肢冷、面色苍白、脉微细欲绝者有所不同，但病势亦属重险。若病情进一步发展，亦可出现阳气外亡之危候。

【治法】 益气敛津，扶正固脱。

【方药】 生脉散（方见风温章）。

本证属津气欲脱的危重之候，故治疗应急予益气敛津固脱之法。方中人参补益元气，麦冬、五味子酸甘化阴，守阴留阳，使元气得固。元气固则汗不外泄，阴液内守则阳留而不外脱，此即"再用酸敛"之意。可见本方功在补气敛阴，并非治暑之剂，故只适用于津气欲脱而邪热已去的病证。若暑热仍盛者，则不宜单投本方。正如《温热经纬》中引用徐灵胎所说："此伤暑之后，存其津液之方也……用此方者，须详审其邪之有无，不可徇俗而视为治暑之剂也。"

【临床运用】 对本证的治疗，亦可用生脉注射液静脉注射。如邪热未尽，可加入银花、连翘、石膏、知母等清暑泄热；如兼见阳气外脱之四肢厥冷、面色苍白、脉微细欲绝等症，则应加入附子、干姜等以回阳固脱，或选用参附龙牡汤，也可用参附注射液静脉注射。

（4）热结肠腑

【证候】 身灼热，日晡为甚，腹胀满硬痛，谵语狂乱，大便秘结或热结旁流，循衣摸床，舌卷囊缩，舌红，苔黄燥，脉沉数。

【病机】 此为暑热伤津，热结阳明腑实之证。暑热与糟粕郁蒸肠腑，不能透达于外，故身热日晡为甚；肠中热结，传导失司，腑气不通，故大便秘结而腹满硬痛；若大便虽结，热迫于中，津液下夺，从旁而出，则见大便稀水、色黄臭秽等"热结旁流"之症；邪热循经上扰心神，神不守舍则谵语狂乱、循衣摸床；热邪炽盛，淫于厥阴，则舌卷囊缩；舌红苔黄燥、脉沉数，为暑热灼伤津液，热结肠腑之象。本证除具有痞、满、燥、实、坚外，尚有火毒炽盛之象，病情较为深重。

【治法】 通腑泄热，清热解毒。

【方药】 解毒承气汤（《伤寒瘟疫条辨》）。

白僵蚕（酒炒）三钱 蝉蜕（全）十个 黄连一钱 黄芩一钱 黄柏一钱 栀子一钱 枳实（麸炒）二钱五分 厚朴（姜汁炒）五钱 大黄（酒洗）五钱 芒硝（另入）三钱

本方为黄连解毒汤、升降散合大承气汤加味而成，适用于腑实而热毒盛者。方中以大承气汤通腑泄热，荡涤肠腑热结，使邪热随攻下而外泄；用黄连解毒汤清暑解毒；升降散中的白僵蚕、蝉蜕入厥阴肝经，有息风镇痉之力，可防热盛动风之患，配合黄连解毒汤能透解暑邪外达，配大黄后又有升清降浊之功。诸药合用，使暑热火毒得去，肠腑热结可除，津液可保而诸

NOTE

症得愈。

【临床运用】 如热毒炽盛者，可加大青叶、石膏清泄热毒；动风抽搐者，可加羚羊角、钩藤等凉肝息风；兼气虚者，可加入人参以益气。临床上对属暑温的流行性乙型脑炎的治疗，有主张即使未表现有明显阳明腑实者，亦可适当配合大黄等攻下之品，使邪热有外泄之机，可以提高疗效。

2. 营血分证治

（1）暑入心营

【证候】 灼热烦躁，夜寐不安，时有谵语，舌蹇肢厥，舌红绛，脉细数；或猝然昏倒，不知人事，身热肢厥，气粗如喘，牙关微紧，舌绛脉数。

【病机】 暑属火热之邪，"暑气通于心"，中人最速，极易内陷心营。因此，暑入心营证候，除可从气分证发展而来外，还可因暑热之邪猝中心营，内闭心包而致，以一病即发昏厥为特征，临床称之为"暑厥"，又称"中暑"。暑热内盛则身灼热；暑入心营，心神被扰，则烦躁不宁，夜寐不安，时有谵语；热陷心包，清窍堵闭，则神昏谵语或昏愦不语；舌红绛，脉细数为暑入心营，营阴被灼之征。若暑邪猝中心营而内闭心包，则表现为猝然昏倒，不省人事；暑热内迫，热深厥深则伴见身热肢厥，气粗如喘；牙关微紧为热盛而有动风之象。

【治法】 清营泄热，清心开窍。

【方药】 清营汤（方见春温章）送服安宫牛黄丸、紫雪丹（见风温章）等。

本证为暑热犯于心营而致，故用清营汤清营分之热，并配合安宫牛黄丸、紫雪丹等清心开窍。

【临床运用】 本证发病急骤，猝然昏倒，与中风相似，但中风多有口眼㖞斜、半身不遂，且一年四季均可发生，本证则无此表现，且发于夏暑之令。故两者一般不难鉴别。

如因猝中暑邪而骤然闭窍昏厥，除服上述清心开窍剂外，还可服用行军散，同时配合针刺人中、十宣、曲池、合谷等穴位以加强清泄邪热、苏醒神志的效果。同时还应注意环境的通风降温。

若依法施治后神清厥回而暑热仍未尽除者，应按病机之在气在营，选择不同的治法。并且，对暑热内闭而神昏者，不可滥用寒凉之法，以免暑邪愈遏愈深难以外解。在治疗时应注意透热与芳化之法合用，使暑热有外泄之机。如兼见腹满硬痛、大便秘结等症状，应酌情配合通下，使热有外出之路。

（2）气营两燔

【证候】 壮热，头痛如劈，口渴饮冷，心烦躁扰，甚或谵语、神昏，或有斑点隐隐，舌绛，苔黄燥，脉弦数或洪大有力。

【病机】 本证为气分暑热未解，继而营热又盛，热邪炽于气营，气营同病，故名"两燔"。邪热炽盛，燔灼气分，则壮热，口渴饮冷或大渴引饮；火热炎上则头痛剧烈；热灼营阴，热扰心神，故心烦躁扰，甚或谵语神昏；如热伤血络，溢于肌肤，则可见斑点隐隐；舌绛是热在营分之征，苔黄燥、脉数为气分邪热亢盛之象。

【治法】 清气凉营，解毒救阴。

【方药】 玉女煎去牛膝、熟地黄加生地黄、玄参方（见春温章）。

【临床运用】 如热毒较甚，可加入水牛角、大青叶、板蓝根等以清热解毒；如见便秘、腹胀满者，可加入大黄以攻下泄热；如兼有神昏痉厥者，可配合安宫牛黄丸等清心息风之品，方中可加僵蚕、全蝎、地龙、蝉衣、郁金、菖蒲等，并可静脉点滴醒脑静注射液。也可参照"暑入心营""暑热动风"等证施治。

（3）暑热动风

【证候】 身灼热，四肢抽搐，甚则角弓反张，神志不清，或喉有痰壅，脉弦数或弦滑。

【病机】 本证为暑热亢盛，引动肝风之证，以痉厥为特征。如病初即见本证，称之为"暑风"。暑为阳邪，火热鸱张，最易内陷厥阴，引动肝风而致痉厥。暑热亢盛，引动肝风，则身灼热，四肢抽搐，角弓反张，牙关紧闭，脉弦数或弦滑；风火相煽，扰乱神明，则见神迷不清；风动生痰，随火上壅则见喉间痰壅。本证病机关键在于风、火、痰交炽为患。热盛化火则动风，风动则痰生，痰随火升则上壅。本证既可见于暑温的病变过程中，亦可因猝中暑热之邪而突然发生，尤多见于小儿患者。吴鞠通说："小儿暑温，身热，卒然痉厥，名曰暑痫。"其所说暑痫即是暑风。

【治法】 清泄暑热，息风定痉。

【方药】 羚角钩藤汤（方见春温章）。

【临床运用】 本方在临床运用时，还应结合具体证情灵活加减。若心营热盛者，可加水牛角、玄参、丹皮等清营泄热；阳明邪热亢盛者，加石膏、知母等辛寒之品以清泄气分邪热；若兼有腑实燥结者，可加大黄、芒硝、全瓜蒌以通腑泄热；若热毒炽盛者，加板蓝根、大青叶等以清热解毒；如抽搐频繁，难以控制者，加全蝎、蜈蚣、地龙、僵蚕等以加强息风定痉之功，或加用羚羊角粉口服；若兼邪陷心包者，称为邪陷手足厥阴，可加紫雪丹、至宝丹等以清心化痰，息风开窍；痰涎壅盛者，可加胆星、天竺黄、竹沥等清化痰热。

（4）暑入血分

【证候】 灼热躁扰，神昏谵妄，斑疹密布，色呈紫黑，吐血、衄血、便血，或兼见四肢抽搐，角弓反张，舌绛苔焦。

【病机】 本证为暑热火毒燔灼血分，内陷心包，生痰动风之重险证候。热盛动血，迫血妄行，则见身体灼热，斑色紫黑，吐、衄、便血；血分热毒炽盛，内陷心包，扰乱心神，则见躁扰不宁，神昏谵妄；热盛引动肝风，则可见四肢抽搐，角弓反张；舌绛苔焦为血分热毒极盛的表现。其中灼热躁扰，神昏谵妄，斑疹密布，色呈紫黑，吐血、衄血、便血为辨证要点。

【治法】 凉血解毒，清心开窍。

【方药】 神犀丹合安宫牛黄丸（方见风温章）。

神犀丹（《温热经纬》）

犀角尖（磨汁，可以水牛角代）、石菖蒲、黄芩各六两 粪清、连翘各十两 真怀生地（冷水洗净绞汁）、银花各一斤（如有鲜者捣汁用尤良） 板蓝根（无则以飞净青黛代之）九两 香豉八两 玄参七两 花粉、紫草各四两

各药生晒研细（忌用火炒），以犀角、地黄汁、粪清和捣为丸（切勿加蜜，如难丸，可将香豉煮烂），每丸重三钱，凉开水化服，日二次，小儿减半。

本证属血分热毒炽盛，故方用神犀丹凉血解毒。方中犀角、粪清、银花、连翘、玄参、黄芩、板蓝根、生地黄、紫草凉血解毒；佐天花粉与生地黄、玄参共奏生津养阴之功；又加豆豉，配合生地黄、紫草凉血透斑；石菖蒲芳香开窍醒神。王孟英在《温热经纬》中论及该方功

效时说："温热暑疫诸病，邪不即解，耗液伤营，逆传内陷，痉厥昏狂，谵语发斑等证，但看病人舌色，干光，或紫绛，或圆硬，或黑苔，皆以此丹救之。"但如窍闭较甚，该方清心开窍力较弱，故又配合安宫牛黄丸，既可加强开窍醒神之力，又可加强清热凉血解毒之效。

【临床运用】　若见动风抽搐，则加入羚羊角、钩藤以凉肝息风，或加服止痉散以增强止痉之效；痰涎壅盛者，加天竺黄、胆星、竹沥或送服猴枣散以清化痰热；血热炽盛又伴气分热盛者，加生石膏、知母等清气药，或用清瘟败毒饮加减；若发斑兼吐血者，加茅根、知母、茜草；斑色紫黑加生地黄、紫草、大青叶。

（5）暑伤肺络

【证候】　灼热烦渴，咳嗽气粗或喘促，咯血或痰中带血丝，烦躁，舌质红，苔黄而干，脉象细数。

【病机】　本证为暑热犯肺，损伤阳络所致。临床上常见骤然咯血、咳嗽等症，其表现颇似痨瘵，故有暑瘵之称。由于暑热损伤肺络，血从上溢，故见咯血或痰中带血丝，甚则可出现口鼻鲜血外涌；暑热内盛，消灼津液，则灼热烦渴；暑热迫肺，肺气失于宣降则咳嗽气粗或喘促；暑热上扰心神则烦躁。舌质红，苔黄而干，脉象细数，均为暑热内盛而气阴受伤之象。其中灼热烦渴、咳嗽气粗或喘促、咯血或痰中带血丝为辨证要点。

【治法】　凉血解毒，清暑安络。

【方药】　犀角地黄汤（方见春温章）合黄连解毒汤。

黄连解毒汤（《外台秘要》）

黄连三钱　黄柏二钱　黄芩二钱　山栀二钱

水煎服。

本证由暑热化火生毒，灼伤肺络所致，治疗当清暑凉血解毒以安肺络而止血。故选犀角地黄汤以凉血止血，黄连解毒汤以清暑解毒。

【临床运用】　若肺热尚轻，亦可用银翘散去豆豉、芥穗、薄荷，合犀角地黄汤清肺宁络止血。若兼气分热盛而烦渴甚，属气血两燔之证者，加石膏、知母等以清气泄热，热毒甚者可投清瘟败毒饮以大清气血热毒；若出血较多者，加参三七、茅根、侧柏叶炭、藕节炭等以清热泻火、凉血止血；若出现气随血脱之证，须急投独参汤、参附汤等益气固脱之剂，或急予生脉注射液或参附注射液益气敛阴，固脱救逆。

3. 后期证治

（1）暑伤心肾

【证候】　心热烦躁，消渴不已，麻痹，舌红绛，苔薄黄或薄黑而干，脉细数。

【病机】　本证为暑热久羁，耗伤肾阴，致水火不济之候，多见于暑温的后期。余热扰心，心火亢炽，心神不安，则心热烦躁；暑热灼耗肾水，肾水不能上济，则见消渴不已；肾阴耗伤，肝阴失养，不能濡养筋脉，则肢体麻痹；舌红绛，苔薄干为阴虚里热之征。

【治法】　清心泻火，滋肾养液。

【方药】　连梅汤（《温病条辨》）。

黄连二钱　乌梅三钱（去核）　麦冬三钱（连心）　生地黄三钱　阿胶二钱

水五杯，煮取二杯，分二次服。脉虚大而芤者，加人参。

本证以肾水亏、心火旺为主要病机。两者可互为影响：肾水不足，不能上济于心，则心火愈亢；心火亢炽，则下劫肾水，致肾水愈虚，故投以连梅汤清心火，滋肾水。本方由《伤寒论》黄连阿胶汤去黄芩、芍药、鸡子黄加乌梅、生地黄、麦冬而成。方中以黄连苦寒清心火，阿胶、生地黄滋肾液；麦冬甘寒滋阴。方中乌梅与黄连相合，有酸苦泄热之效；乌梅与生地黄、麦冬相合，有酸甘化阴之功，充分体现了暑温后期"再用酸泄酸敛"的治疗原则。诸药合用，可使心火清而肾水复，即所谓"泻南补北"之法。

【临床运用】 若因气阴不足脉象虚大而芤者，可加人参以益气养阴；若口干渴饮者，加石斛、花粉、玉竹以生津养液；心烦不寐，可加远志；心火旺，可加莲子心；头晕目旋则加天麻、白芍、何首乌；大便干结者，重用生地黄、麦冬，并加入玄参以"增水行舟"；低热者，可加白薇、地骨皮等。

（2）暑热未净，痰瘀滞络

【证候】 低热不退，心悸烦躁，手足颤动，神情呆钝，默默不语，甚则痴呆、失语、失明、耳聋，或见手足拘挛、肢体强直、瘫痪等。

【病机】 本证见于暑温后期，尤其多见于病程中有动风、闭窍等危候，并持续时间较久者。由于病势迁延，余热夹痰、夹瘀留滞络脉，导致气钝血滞，机窍阻闭所致。余热未净，阴虚内热，故低热不退；肾阴亏损，心肾不交，虚风内动，则心悸、烦躁、手足颤动；痰热阻滞包络，清窍失灵，则见神情呆钝，甚或痴呆，默默不语；痰瘀留滞经络，筋脉失利，则见手足拘挛、肢体强直、瘫痪；如痰瘀留滞日久不去，气血日耗，以上诸症可能难以恢复，从而留下后遗症。

【治法】 清透余热，化痰祛瘀搜络。

【方药】 三甲散（《湿热病篇》）。

醉地鳖虫 醋炒鳖甲 土炒穿山甲 生僵蚕 柴胡 桃仁泥

本证为热、痰、瘀阻滞经络，灵机失运而致，故治用薛生白仿吴又可三甲散而制订的加减方，涤除余热、破滞通瘀、化痰通络以灵动心机。方中柴胡配鳖甲以透散阴分邪热，桃仁配地鳖虫破瘀活血，僵蚕配山甲片入络而搜邪。全方共奏络通和脉、清热化瘀之效。

【临床运用】 如余热未清而低热难退者，可酌加青蒿、地骨皮、白薇等以清透余邪；如痰浊蒙闭清窍而致意识不清、神呆、失语、失聪、舌苔腻浊而无热者，可酌用苏合香丸以豁痰开窍；如见痰瘀阻络而肢体拘急，强直或手足震颤，不时抽动者，可加止痉散（全蝎、蜈蚣、地龙、僵蚕），还可配合白附子、陈胆星、乌梢蛇、桃仁、红花、白芥子等化痰祛瘀通络，或用华佗再造丸等以加强活血通络之效，同时还应注意选用生地黄、当归、赤白芍等养血活血之品，既有行血息风之效，又有养血护正之功；如肝肾阴亏而致虚风内动者，可用大定风珠滋补肝肾，潜镇虚风。

（二）暑温兼证

（1）暑湿在卫

【证候】 身热，微恶风寒，头痛胀重，身重肢节酸楚，无汗或微汗，脘痞，口不渴，舌尖红，苔白腻或微黄腻，脉浮滑数或濡数。

若兼寒湿者，可见发热无汗，恶寒，甚则寒战，身形拘急，胸脘痞闷，心中烦，时有呕恶，舌苔薄腻，脉象浮弦。

【病机】 此为暑湿之邪郁遏肌表之证。暑湿袭表，闭阻卫分，则见微恶风寒；邪正交争而为身热，暑性炎热，故其身热较高；腠理郁遏，则无汗或微汗；邪热壅盛，则头重胀痛；暑湿遏阻经络肌肤，则身重、肢节酸楚；湿邪内阻，气机不畅，故脘痞、口不渴。舌尖红、苔白腻或微黄腻，脉浮滑数为暑湿在表之象。

如先受暑湿之邪，暑湿阻于里，再感寒邪，以致暑湿为寒邪所遏，寒邪外束，腠理闭塞，玄府不开，故发热无汗；卫表郁闭，邪正交争剧烈，则为恶寒，甚则寒战，身形拘急；湿邪内阻，清阳失展，气机升降失常，心神被扰，则胸脘痞闷，心中烦，时有呕恶；舌苔薄腻提示有湿邪内阻；脉象浮弦为暑湿犯表、寒邪困束之象。

【治法】　透邪达表，涤暑化湿。

【方药】　卫分宣湿饮或新加香薷饮。

卫分宣湿饮（《暑病证治要略》）

西香薷一钱　全青蒿钱半　滑石四钱　浙茯苓三钱　通草一钱　苦杏仁钱半　淡竹叶三十片　鲜冬瓜皮一两　鲜荷叶一角

水煎服。

方取香薷辛苦性温，气味芳香，能解表散寒，涤暑化湿；青蒿味苦性寒，气亦芳香，有清解暑邪、宣化湿热的作用。两药相配，香薷可助青蒿透表之力，青蒿可制香薷辛温之性。青蒿后下之意在于取气之芳香，合轻可去实之意。杏仁宣通上焦气机，鲜荷叶气味芳香而清暑热，滑石、茯苓、通草、冬瓜皮等甘淡渗湿，淡竹叶清热生津。

新加香薷饮（《温病条辨》）

香薷二钱　金银花三钱　鲜扁豆花三钱　厚朴二钱　连翘二钱

水五杯，煮取二杯。先服一杯，得汗，止后服；不汗，再服；服尽不汗，再作服。

本方为香薷饮加银花、连翘而成。方中香薷芳香可透在表之暑湿，辛温以解在表之寒，故李时珍称之为："夏月之用香薷，犹冬月之用麻黄。"虑其寒湿之性入里而难散，故用厚朴燥湿和中，再合银花、扁豆花、连翘以辛凉清热涤暑。吴鞠通称此法为辛温复辛凉法。药仅5味，却合散寒、化湿、清暑于一方。

【临床运用】　卫分宣湿饮和新加香薷饮均可治疗暑湿在卫，但前方辛温合以甘淡，意在透邪达表而化湿，适用于暑热之象较轻者；后方辛温配伍辛凉，重在解表寒清暑湿，适用于寒邪外束而暑湿内郁之证。

若暑热较甚，可加西瓜翠衣、大青叶等，以加强清解暑热之力；外寒甚而见恶寒明显、脉象浮紧者，可加荆芥、蔓荆子疏风散寒；如尿黄赤短少，可加用芦根、滑石等，以导湿下行，并使暑热有出路；若药后汗出恶寒解，香薷即应停用，以免其发散太过而耗伤正气。

（2）暑湿困阻中焦

【证候】　壮热烦渴，汗多溺短，脘痞身重，脉洪大。

【病机】　本证为暑热盛于阳明，兼有湿困太阴之证，其性质属热重于湿。阳明胃热亢盛，故见壮热烦渴、汗多溺短、脉洪大；太阴脾湿困阻，故见脘痞身重。其中壮热烦渴、脘痞身重为本证辨证要点。

【治法】　清热化湿。

【方药】　白虎加苍术汤（《类证活人书》）。

石膏一斤　知母六两　甘草（炙）二两　粳米三两　苍术三两

上剉如麻豆大，每服五钱，水一盏半，煎至八九分，去渣，取六分清汁，温服。

本方由白虎汤加苍术而成。暑热夹湿为患，徒清热则湿不退，而湿祛则热易清，故治疗以清热为主，化湿为辅，清暑祛湿同施。方以白虎汤清阳明胃热，苍术燥太阴脾湿。

【临床运用】 若阳明热盛较著，可酌加竹叶、银花等以清透暑邪；若热盛化火，可酌加黄芩、黄连、栀子以清热解毒；如中焦湿邪较盛，可加藿香、佩兰、滑石、大豆卷、通草等以芳化渗利；如属中焦暑湿俱盛而呈现湿热并重者，可取辛开苦降之法，药用厚朴、黄连、半夏、黄芩等；若肢体酸楚较甚者，可加桑枝、汉防己等以化湿通络。

（3）暑湿弥漫三焦

【证候】 身热面赤，耳聋眩晕，咳痰带血，不甚渴饮，胸闷脘痞，恶心呕吐，小便短赤，下利稀水，舌质红赤，苔黄腻，脉滑数。

【病机】 本证为暑湿弥漫三焦，邪在气分，暑湿均盛之候。暑湿内盛，蒸腾于外故见身热不退；暑湿蒸腾，上蒙清窍则面赤耳聋；暑热漫及上焦，侵袭于肺，肺气不利，肺络受损，则见胸闷、咯痰带血；暑湿困阻中焦，脾胃升降失司，则脘腹痞闷而不甚渴饮；湿热蕴结下焦，肠道失于分清泌浊，则见小便短赤、下利稀水，此与热结旁流之下利稀水而有腹部按之硬痛者明显不同；舌红赤、苔黄滑，可知暑湿之邪郁蒸气分。可见，本证病位涉及上、中、下三焦，即除中焦有暑湿证外，还有上焦与下焦见症，故与暑湿困阻中焦证之病位在脾胃有别。

【治法】 清热利湿，宣通三焦。

【方药】 三石汤（《温病条辨》）。

滑石三钱 生石膏五钱 寒水石三钱 杏仁三钱 竹茹（炒）二钱 银花（露更妙）三钱 金汁（冲）一酒杯 白通草二钱

水五杯，煮成二杯，分两次温服。

方中杏仁宣开上焦肺气，气化则暑湿易化；石膏、竹茹清泄中焦邪热；滑石、寒水石、通草清利下焦湿热；银花、金汁涤暑解毒。诸药配合，重在清暑泄热，兼以利湿，共奏清宣上中下三焦暑湿之功。

【临床运用】 叶天士说："湿乃重浊之邪，热为熏蒸之气，热处湿中，蒸淫之气上迫清窍，耳为失聪，不与少阳耳聋同例。"提示少阳耳聋乃胆热上冲所致，必伴有寒热往来、口苦咽干、脉弦等症，与本证因暑湿郁蒸而耳聋，症见脘痞呕恶、苔黄腻、脉滑数者明显有别。

临床应根据暑湿弥漫三焦部位的侧重不同选择用药。如暑湿偏于上焦者，主用杏仁、荷叶、大豆卷、淡豆豉等；偏重于中焦者，主用石膏、竹叶、竹茹、苍术、半夏、厚朴等；偏重于下焦者，主用滑石、寒水石、猪苓、茯苓、泽泻、通草等。此外，若心胸烦闷较甚者，可加栀子皮、竹叶心；痰多带血者，可加川贝、竹沥、白茅根；小便色赤热痛明显者，可加车前草、薏苡仁等以加强清利暑湿之力。

（4）暑湿伤气

【证候】 身热自汗，心烦口渴，胸闷气短，四肢困倦，神疲乏力，小便短赤，大便溏薄，舌苔腻，脉大无力或濡滑带数。

【病机】 本证系暑温夹湿证后期，出现暑湿犹盛，元气已耗之候。暑热迫津外泄，则身热自汗；暑热扰心，津液受损，故心烦口渴；暑热伤中，元气亏损，则胸闷气短，四肢困倦，神

NOTE

疲乏力；暑热夹湿蕴阻于下，水道清浊不分，大肠传导失司，则小便短赤，大便溏薄；苔腻，脉大无力或濡滑带数为暑湿内蕴兼有气虚之象。其中身热自汗、心烦口渴、胸闷气短、四肢困倦、神疲乏力为本证辨证要点。

【治法】　清暑化湿，培元和中。

【方药】　东垣清暑益气汤（《脾胃论》）。

黄芪一钱（汗少减五分）　苍术（泔浸，去皮）一钱　人参（去芦）五分　升麻一钱　橘皮五分　白术五分　泽泻五分　黄柏（酒洗，去皮）二分或三分　麦冬（去心）三分　青皮（去白）二分半　葛根二分　当归身三分　六曲（炒黄）五分　五味子九枚　炙甘草三分

上㕮咀，都作一服。水二大盏煎至一盏，去渣，食远温服。剂之多少，临病斟酌。

本证的特点是既有暑湿未尽，又有元气耗伤。一般见于病之后期，此时暑湿病邪渐去，暑邪耗气之象渐显。故方中用人参、黄芪、甘草益气固表，扶正敛汗；苍术、白术健脾燥湿，泽泻利水渗湿；麦冬、五味子养肺生津，黄柏清热泻火以存阴，当归养血而和阴；升麻、葛根升举清气；青皮、陈皮理气和中；六曲和胃消食。全方药味精当，药力平和，在清化暑湿的同时，又助运和中，补益气阴以治本。

【临床运用】　本方与王孟英之清暑益气汤同治暑病气阴两伤之证。后者清暑热之力较强，并在益气同时，注重养阴生津，宜于暑热亢盛而伤津耗气之证；而本方清暑生津之力较逊，在益气培中的同时，侧重于健脾燥湿，治暑湿伤气或元气本虚，又感受暑湿者。

在临床上，当视邪实与正虚之缓急、暑热与湿邪之侧重而确定治疗重点。若暑热较重，可加银花、竹叶、荷叶、青蒿等清涤暑热；湿象明显，可加藿香、佩兰等化湿理气；如津气耗伤较甚，则益气生津之品可重用。

（5）暑湿未净，蒙扰清阳

【证候】　低热未除，头目不清，昏眩微胀，口渴不甚，舌淡红，苔薄腻。

【病机】　此为暑湿余邪未净之证。暑湿余邪留滞气分，故仍见低热起伏；暑湿余邪蒙扰清阳，故见头目不清，昏眩微胀；阴伤未复，故口虽渴而程度不甚；舌淡红、苔薄腻为微有余湿，病变轻浅之象。

【治法】　清化暑湿余邪。

【方药】　清络饮（《温病条辨》）。

鲜荷叶边二钱　鲜银花二钱　西瓜翠衣二钱　鲜扁豆花一枝　丝瓜皮二钱　鲜竹叶心二钱

水二杯，煮取一杯，日二服。

方中鲜银花、西瓜翠衣、丝瓜皮清暑泄热，其中西瓜翠衣尚能生津止渴，导暑热由小便而去；鲜荷叶边、扁豆花清暑化湿；鲜竹叶心清心利水，令暑湿从下而泄。全方共奏清化暑湿、祛除余邪之功。

【临床运用】　本方能清暑利湿，但利湿之力较弱，若尿少而黄、苔腻者，可加薏苡仁、滑石、甘草梢以泄热利湿；若兼见干咳无痰，咳声清高者，为暑湿余邪伤及肺络，可加杏仁、桔梗、麦冬、知母、甘草等以宣肺润燥。由于本方有清暑化湿之效，所以在夏暑季节如感受暑湿之邪，见发热、头目不清、胸痞、纳差等症状时，亦每可投用本方，不必拘于只用在暑温夹湿之后期。

附：冒暑、暑秽

一、冒暑

夏月感受暑邪，以肌表、肺卫见证为主要表现的称为冒暑。冒暑即暑月感冒，病情较轻，邪势轻浅，病程较短，极少发生传变，预后良好。按其初起的临床表现，可分为以下两种证候类型。

（一）暑湿内蕴，寒邪束表

【证候】 发热恶寒，头痛无汗，身形拘急，心烦，胸闷脘痞，苔薄腻。

【病机】 本证为暑湿内蕴而又兼寒邪外束。多因夏月暑气当令，先受暑湿之邪蕴阻于内，复因起居不慎，贪凉过度，导致寒邪外侵，以致暑湿为寒邪所遏。寒邪束表，卫气郁闭，表气不通，则发热恶寒，头痛无汗，身形拘急；暑热内郁，则心烦不安；暑湿内阻，气机不畅，故胸闷脘痞，苔腻。

【治法】 疏表散寒，涤暑化湿。

【方药】 新加香薷饮（方见本章）。

【临床运用】 若外寒甚而见恶寒较重，脉象浮紧者，可加荆芥、蔓荆子以温散表寒；若湿邪较重，卫阳郁遏较甚，可酌加藿香、佩兰、豆卷、滑石、通草等芳香化湿或淡渗利湿之品；若暑热较盛而心烦、口渴较显著者，可酌加淡竹叶、西瓜翠衣、荷叶、生石膏等清热解暑之品。此外，因香薷性温发散，用之不当有助热耗气之弊，故使用本方后，一旦汗出热退，香薷即应停用。

（二）暑热夹湿，郁阻肺卫

【证候】 头晕，寒热汗出，咳嗽，苔薄微腻。

【病机】 本证为暑湿之邪袭于上焦肺卫所致，其症较轻。初起邪阻卫分，开合失司，故见寒热汗出；暑湿上蒙清阳，清气不升，故头晕；暑湿在肺，肺气失宣，则咳嗽；苔薄白微腻为暑湿之邪犯于肺卫，邪势较浅之征。

【治法】 涤暑清热，化湿宣肺。

【方药】 雷氏清凉涤暑法（《时病论》）。

滑石（水飞）三钱 生甘草八分 通草一钱 青蒿一钱五分 白扁豆一钱 连翘（去心）三钱 白茯苓三钱 加西瓜翠衣一片

水煎服。

本证为暑热夹湿侵袭肺卫而致，病在上焦，邪势轻浅，所以治疗直须轻清宣肺，清透邪热。雷氏清凉涤暑法中以青蒿、扁豆、连翘、西瓜翠衣清涤暑热，透邪外达；滑石、甘草、茯苓、通草利湿泄热。

【临床运用】 本证与暑湿内蕴，寒邪束表之证均属冒暑。后者以寒邪束表为主要特征，恶寒发热较明显；本证以肺气失宣而咳嗽为主要特点，卫表的恶寒发热见症较轻，其病变一般只限于上焦肺卫。

若咳嗽较甚，可加杏仁、瓜蒌皮、枇杷叶等宣肺化痰止咳之品；如暑热较盛，可酌加银花、丝瓜皮、荷叶等，以加强清热涤暑之力；若湿邪较重，可酌加车前子、泽泻等以分利湿热。

二、暑秽

夏季因感受暑湿秽浊病邪而致猝然闷乱、烦躁的病候，称为暑秽。俗称"发痧""龌龊"，雷少逸称之为"秽浊"，实质上也是猝中暑邪的一类病证。

【证候】　头痛而胀，胸脘痞闷，烦躁呕恶，肤热有汗，甚则神昏耳聋。

【病机】　暑秽的病因是暑湿秽浊病邪。夏秋之间，天暑下迫，地湿升腾，暑湿交蒸，更兼秽浊之气交混于内，若素体脾虚湿盛，或起居不慎，暑湿秽浊之邪易侵犯人体，困遏气机而发为本病。秽浊之气阻遏清阳，则头痛且胀；暑湿秽浊交阻于中焦，阻滞气机，则胸脘痞闷，烦躁呕恶；暑湿郁蒸，则肤热有汗，但一般热势不甚，汗亦不多；秽浊蒙蔽清窍，则可见神昏，耳聋，此与热陷心包之神昏而见舌蹇肢厥、灼热舌绛者明显不同。偏于暑热重者，苔多黄腻，且有心烦口渴；偏于湿浊重者，则舌苔白腻，口多不渴。

【治法】　芳香辟秽，化湿涤浊。

【方药】　藿香正气散、通关散、玉枢丹。

藿香正气散（《太平惠民和剂局方》）

藿香三两　苏叶、白芷、大腹皮、茯苓（去皮）各一两　白术（土炒）、半夏曲、陈皮（去白）、厚朴（去粗皮，姜制）、桔梗各二两　炙甘草二两半

上为细末，每服二钱，姜三片，枣一枚，水煎服。如欲汗出，衣被盖取汗。

方中以藿香辛散风寒，芳化湿浊；半夏曲燥湿降气，和胃止呕；厚朴行气化湿，宽胸除满；苏叶、白芷疏散表邪，芳化湿邪；茯苓、白术健脾运湿；并用大腹皮、陈皮理气化湿宽中，桔梗宣肺利膈；以生姜、大枣、甘草调和脾胃。全方有发散表邪、芳化辟秽、理气和中之效。

通关散（《丹溪心法附余》）

猪牙皂　细辛等分

为细末取少许吹鼻取嚏。

玉枢丹（又名神仙解毒万病丸、太乙紫金锭）（《百一选方》）

山慈菇（洗）二两　文蛤（淡红黄色者，槌破，洗净）三两　红芽大戟（净洗）一两半　续随子（去壳秤，研细，纸裹压出油，再研如白霜）一两　麝香（研）三分

上将前三味焙干，为细末，入麝香、续随子研令匀，以糯米粥为丸，每料分作 40 丸（于端午、七夕、重阳日合，如欲急用，辰日亦得）。

若所感秽浊太盛而蒙蔽清窍见神昏者，可先用通关散吹鼻取嚏以苏醒神志，并服玉枢丹以芳香涤浊，辟秽开窍。

【临床运用】　藿香正气散性偏温燥，用于暑兼寒湿者更妥。若湿中蕴热，可加六一散清热利湿。除以上治法外，还可用救急十滴水（《北京市中药成方选集》），每服一瓶，温开水送下。或用刮痧疗法，在患者背部自上而下，由内向外刮拭，以皮肤呈紫红色为度。由于本证不属热闭心包，故其治疗不可滥用清心开窍之法，"三宝"对于本证并不适宜。

小结

暑温是感受夏令暑热病邪而发生的一种急性外感热病。发病有明显的季节性，以发病急骤，初起径见阳明气分里热证候，病程中易伤津耗气，并可有动风、闭窍、化火、生痰之变为其临床特点。清暑泄热，顾护津气为本病的基本治法。具体辨治应把握其主要证候类型，分别选用白虎汤、清暑益气汤、生脉散、羚角钩藤汤、神犀丹、"三宝"、连梅汤、三甲散等。本病与春温中的热灼营阴、热盛动风、阴虚火炽等证，其证治大体相同，但选方用药有差异，应注意鉴别。

暑热病邪易兼夹湿邪，暑湿初起邪气在卫表逗留时间较长，邪入气分，大多留连或困阻脾胃，或壅滞肺络，或弥漫三焦，均有不同程度的湿邪郁阻证候。暑湿郁阻气分，亦可耗伤元气；暑湿余邪留滞气分日久，还可蒙扰清阳。暑热夹湿者，治当清暑化湿并施。

思考题

1. 试述暑温的发病特点和临床类型。
2. 如何理解"暑病首用辛凉，继用甘寒，再用酸泄、酸敛"？
3. 简述暑温夹湿的机理及证治。
4. 暑风与暑厥的病机是什么？如何辨治？
5. 暑温后期余邪未尽，应如何辨治？

第十一章　湿　温

　　湿温是由湿热病邪所引起的一种急性外感热病。初起见恶寒身热不扬、身重肢倦、胸闷脘痞、苔腻脉缓等湿遏卫气证候。临床以发病较缓、传变较慢、病程较长、病势缠绵，以脾胃为中心，流连气分阶段较长为特征。本病全年可见，但好发于夏秋雨湿较盛、气候炎热之季。

　　湿温病名首见于《难经·五十八难》，书中记载："伤寒有五：有中风，有伤寒，有湿温，有热病，有温病。"将其归属于广义伤寒的范畴，并载其脉象特点为"阳濡而弱，阴小而急"。汉代张仲景《伤寒杂病论》虽未明确论述湿温，但其泻心法为后世辛开苦降、寒温并用治疗湿温所师法。晋代王叔和《脉经》首先提出湿温的病因证治，谓其病因是"常伤于湿，因而中暍，湿热相搏，则为湿温"，其主症为"两胫逆冷，腹满叉胸，头目痛苦，妄言"，其治则为"治在足太阴，不可发汗"。宋代朱肱《伤寒类证活人书》提出以白虎加苍术汤为本病治疗主方。金元时期，刘河间认为湿为土之气，因热而怫郁，不得宣行而化热化火，提出了"因热致湿"的观点，他在《素问病机气宜保命集·病机论》中提出："治湿之法，不利小便，非其治也。"并以六一散开清热利湿法之先河。明代李梴提出"生湿郁热""清热燥湿兼补中，此治湿热法也"的病因病机和治疗观。明末清初喻昌也提出"分解湿热"的治则。时至清代，有关湿温的理论认识渐臻完善。叶天士在《温热论》中将温病分为夹风、夹湿两大类，提出湿热病与体质有关，即："在阳旺之躯，胃湿恒多；在阴盛之体，脾湿亦不少，然其化热则一。"还提出分解湿热的具体方法应是"渗湿于热下，不与热相搏，势必孤矣"及"通阳不在温，而在利小便"等观点。薛生白首撰湿热类温病专著《湿热病篇》，并对湿热病的因证脉治作了详细论述，认为"湿热病属阳明太阴经者居多，中气实则病在阳明，中气虚则病在太阴"，并创湿热病按上、中、下三焦辨治的湿热病三焦辨证方法，论述了芳香化湿、理气化湿、淡渗利湿、清热燥湿、祛风胜湿等治湿五法，为湿热病的辨治奠定了较完整的理论基础，使湿热类温病的辨治自成体系。此后，吴鞠通《温病条辨》详细阐述了湿热病三焦分证论治规律，并创三仁汤、五加减正气散、三石汤等治疗湿温的名方。后经王孟英等医家的不断补充，使湿温病的辨治内容更加丰富和完善。

　　根据湿温的好发季节和临床特征，西医学中的伤寒、副伤寒、沙门菌属感染、钩端螺旋体病、某些肠道病毒感染等具有湿温临床特征的感染性疾病，可参考本病进行辨治。此外，临床各科消化系统疾病也可参考本病相关证候辨证论治。

第一节　病因病机

一、病因发病

湿热病邪是本病的主要致病因素。湿热病邪的感受与季节和地域有关，夏秋季节天暑下逼，地湿上蒸，人处气交之中，则易感受湿热病邪。如吴坤安云："凡暑月淫雨之后，日气煦照，湿浊上腾，人在湿浊蒸淫中感之……骤发而重者，为湿温。"此外，江南地卑水湿，久居湿地，易感湿邪，湿郁化热，湿热互结而致病。但湿热病邪能否侵入人体，侵入人体后是否发病，还取决于人体脾胃功能。脾胃功能旺盛则感而不病，脾胃功能呆滞则感而发病，因此脾失健运是导致本病发生的内在因素。或因脾胃素虚、劳倦伤脾、过食生冷损伤脾胃；或因湿热偏盛季节，脾胃运化功能受其影响而呆滞，若再饮食不节，恣食生冷，或劳倦过度，或脾胃素虚，运化功能更易受损，导致湿邪内蕴，则"同类相召"，外感湿热病邪乘机侵袭，内外相合而发为湿温。正如薛生白《湿热病篇》所说："太阴内伤，湿饮停聚，客邪再至，内外相引，故病湿热。"提示湿温病的发病是内因和外因两方面相互作用的结果，对此，古代温病学家的观点甚为一致，如叶天士所言："外邪入里，里湿为合。"吴鞠通亦曰："内不能运化水湿，外复感时令之湿。"可见只有内外合邪，才能引起本病的发生。

二、病机演变

湿热病邪侵入人体多从口鼻而入，由肌表而伤者较少。如薛生白所言："湿热之邪，由表伤者十之一二，由口鼻而入者，十之八九。"因脾为湿土之脏，胃为水谷之海，二者同属于中土，而湿为土之气，湿土之气同类相召，湿热病邪致病多太阴、阳明受病，发展演变也以脾胃为病变中心。正如章虚谷所言："湿土之气同类相召，故湿热之邪始虽外受，终归脾胃。"然湿热病邪具有蒙上流下、弥漫三焦之特性，故病程中其在阻滞脾胃气机基础上，又可随湿热弥漫留著不同部位，引起相应部位的气机阻滞表现。因湿为阴邪，其性重浊黏腻难以骤化，与热相合，胶着难解，所以本病较一般温病起病迟缓，传变较慢，病势缠绵，病程迁延。

湿温初期以湿遏卫气为主要病理变化，湿热外遏肌表，内蕴脾胃。遂病情发展，湿热郁蒸气分，病变重心以中焦脾胃为主。病偏于脾者，证为湿重于热；病偏于胃者，证为热重于湿；病在脾胃，则证为湿热并重。一般而言，病程前期多以湿重热轻为主，随着病程发展，湿邪逐渐化热，则逐渐转化为热重湿轻。同时脾胃阳气的盛衰也直接影响着湿热的转化。薛生白云："中气实则病在阳明，中气虚则病在太阴。"即指素体中阳偏盛者，则邪从热化而病变偏于阳明胃，表现为热重于湿；素体中阳偏虚者，则邪随湿化而病变偏于太阴脾，表现为湿重于热。如中阳无明显偏颇，多为湿热并重之证。

湿热病邪郁蒸气分，虽以中焦脾胃病变为主，但因湿热有蒙上流下的特性，故可见湿热弥漫三焦，波及其他脏腑，导致较为复杂的病证。如石芾南所言："湿之化气，为阴中之阳，氤氲腻浊，故兼症最多，变迁最幻，愈期最缓。"如湿热郁蒸蒙蔽于上，清窍壅塞，则引起头晕胸闷，甚或神志昏昧；如湿热下注大肠，蕴结膀胱，则致大便溏而不爽、小便不利，甚或二便不通；如湿热蕴毒，上壅咽喉，内聚肝胆，则咽喉肿痛、身目发黄；湿热外蒸肌腠，则发白痦等。湿热郁阻中焦日久，其热偏盛者，易化燥伤阴；其湿偏盛者，易损伤阳气。若感邪严重，湿热化燥化火，即可深逼营血，除有斑疹、昏谵等营血分一般见症外，多见络伤动血，甚至气随血脱而危及生命。亦有因湿热久羁，致阳气衰微，即湿胜阳微，甚至可转化为寒湿。本病经过顺利者，病变可停留于气分而不再发展，或进入恢复阶段。随着湿热渐消，以胃气未醒、脾虚不运等证候为多。本病后期若善后失当，每有病情反复。

第二节　辨证论治

一、辨治要点

（一）辨病依据

1. 本病多发生于夏秋雨湿季节，其他季节雨湿较重时也可见到。

2. 起病较缓，初期即见恶寒身热不扬，进而热势渐高，稽留不退，并见头重如裹，身重肢倦，胸闷脘痞，苔腻脉缓等。

3. 传变较慢，病势缠绵，湿热留恋气分阶段较长，病变以脾胃为中心，也可涉及其他脏腑。

4. 病程之中易见白痦。后期邪随火化，损伤肠络，可见大便下血甚或气随血脱；或湿从寒化，致湿盛阳微等严重证候。

（二）辨证要点

1. 辨病程阶段　湿温病在发展过程中，虽然以脾胃为中心，留恋气分阶段较长，但仍有卫气营血不同阶段之浅深变化。如湿温初期多为湿遏卫气，可见恶寒身热不扬、身重脘痞、苔腻脉缓。湿温发展至中期气分阶段，停留时间较长，以脾胃湿热为主，可见身热不扬，脘痞呕恶，苔白腻，或黄腻，或黄而微腻，脉濡数或滑数，并可弥漫三焦及其他脏腑。湿温后期可有湿热化燥，深入营血而见大便下血；或湿从寒化而见脘痞便溏、身冷汗泄等。湿温恢复期多表现为余邪未尽，而见脘中微闷、知饥不食等症。

2. 辨病邪部位　湿温病虽以脾胃为中心，但湿热有蒙上流下、弥漫三焦的特点。因此，辨湿热偏上焦、中焦、下焦及所属脏腑，对湿温病诊治至关重要。湿热偏上焦肺卫，多见恶寒发热、头重、胸闷、咽肿、耳聋等；湿热蒙蔽心包，轻则神志淡漠，重则神识昏蒙等。若湿热阻于中焦胃脘，多见胃脘痞满、恶心呕吐、苔白腻或黄腻；偏于脾者，可见知饥不食、大便溏薄；湿热熏蒸肝胆者，可见身目发黄、胁肋胀满等。若湿热阻于下焦膀胱，则见小便不利，尿频尿急，甚或尿闭；阻滞肠道则见大便不爽、腹满、下利黏垢等。

3. 辨湿热轻重　辨别湿热轻重程度是本病的辨证关键。湿温病在卫、气分阶段有湿重于热、湿热并重、热重于湿3种病理类型，均有胸痞、身重、苔腻等湿阻气滞之见症。湿重于热者，以身热不扬、口不渴、苔白腻、脉濡缓为特点；湿热并重者，以发热较甚、渴不欲饮、溲赤、苔黄腻、脉濡数为特点；热重于湿者，以壮热、汗多、烦渴、溲短赤、苔黄微腻、脉滑数为特点。临证还应结合患者体质及病程阶段进行分析：脾虚者多湿重，胃热者多热重；初起及前期阶段多表现湿重于热，随着病情发展，湿渐化热，可转为湿热并重或热重于湿。

4. 辨虚实转化 湿温病过程中多以实证为主，初起的卫气同病、中期的气分脾胃湿热及后期化燥入血，均以邪实为主；病至后期，邪退正虚，多表现为脾胃虚弱，此为一般规律。临床也有以下特殊情况，如湿热留恋日久，损伤阳气，致湿从寒化，甚则湿胜阳微；或湿热化燥损伤肠络，出现便血不止，气随血脱时，则病已由实转虚，而见身冷汗泄、脘痞苔腻或身热骤退、汗出肢冷、面色苍白、脉微欲绝等危重证候。

（三）论治要点

祛湿清热为本病的治疗原则。由于湿热病邪引起的病证具有湿与热的两重性质，为湿中蕴热，蒸酿为患，病情复杂。正如薛生白云："热得湿而愈炽，湿得热而愈横，湿热两分，其病轻而缓，湿热两合，其病重而速。"故以分解湿热，使湿去热孤易于消解。同时祛湿和清热要二者兼顾，合理运用。

根据湿热所在部位的不同，分别施治。在上焦者宜芳化，在中焦者宜苦燥，在下焦者宜淡渗。湿温病初期多邪遏卫表，以上焦气机为湿热所困，肺气不得宣化为主要表现，同时还每兼有湿邪困脾。此阶段以湿重于热为特征，治疗宜用芳香化湿为主，兼以清热。病在中焦，湿渐化热，表现为湿热并重，治以苦辛通降，即以苦寒清热燥湿，辛苦行气化湿；如湿热蕴毒，湿毒症状显著者，则予清热解毒化湿；如湿邪进一步化热，出现热重于湿之证，则以清热为主，祛湿为次。如湿热下流下焦膀胱者，以淡渗清热利湿为主。详审湿热之偏盛，确定祛湿与清热的侧重。初起湿邪偏盛，宜芳化之品宣透表里之湿；中期湿热蕴蒸，湿邪偏重者，治以化湿为主，稍佐泄热；热邪偏重者，则以清热为主，兼以化湿；湿热俱甚者，则应清热化湿并重。

湿温初起治疗禁用辛温发汗、苦寒攻下、滋养阴液。即吴鞠通提出的："汗之则神昏耳聋，甚则目暝、不欲言；下之则洞泄不止；润之则病深不解。"俗称湿温初起"三禁"。因湿温初期湿遏卫气，症见恶寒少汗、头痛身重、口不渴等类似伤寒在表的表现，易误作伤寒而予辛温发汗。因湿为阴邪，黏滞难于速除，峻发其汗不但湿不易祛，反易助热动湿，使湿随辛温发表药蒸腾上逆，内蒙心窍则神昏，上蒙清窍则耳聋、目暝、不欲言；若湿阻中焦，气机不畅而见脘痞腹胀，甚或大便数日不解，易误当积滞而予苦寒攻下，则易损伤脾阳，使脾气下陷，致湿邪乘虚内渍，而致洞泄不止；湿热交蒸可见午后热甚，易误为阴虚而予滋润腻补，则滋腻助湿，反致湿热胶着难解，病情迁延难愈。但随着病情的发展，如湿热化燥，内结阳明或湿热夹滞者，则不可不下；而阴液已伤者，则滋阴养液之品又每常使用。因此，对湿温初起治法"三禁"应理解其主要是针对湿温初起而言的，而对湿温全过程的治疗则不可拘泥于"三禁"之说。此外，湿温病以中焦脾胃为病变中心，易于损伤脾胃功能，因此，治疗湿温病过程中应时时注意顾护脾胃，脾胃功能健全有利于湿邪的消散。苦寒之品每可败胃，在湿温病治疗中不可过量、久服；苦寒攻下中病即止，避免损伤脾胃。

二、常见证候辨治

（一）湿重于热

1. 湿遏卫气

【证候】 恶寒身热不扬，午后热盛，少汗，头痛如裹，身重肢倦，胸闷脘痞，面色淡黄，口不渴，苔白腻，脉濡缓。

【病机】　本证为湿温初起内外合邪，卫气同病，湿重热轻之候。其既有湿郁卫分之表证，又有湿郁气分、遏阻脾胃气机之里证。湿遏卫阳，腠理开合失常，故恶寒少汗，湿邪在表，卫气不得宣泄而发热，因热处湿中，热为湿遏，故身热不扬，湿热交蒸于午后，则午后热甚；湿性重浊，蒙蔽清阳，故头重如裹，客于肌腠则身重肢倦；湿阻中焦，气机升降不畅，故胸闷脘痞；面色淡黄、口不渴、苔白腻、脉濡缓均为湿邪偏盛的征象。其中身热不扬、头痛如裹、身重肢倦、胸闷脘痞、苔白腻、脉濡缓为本证辨证要点。

【治法】　芳香化湿，宣通气机。

【方药】　藿朴夏苓汤或三仁汤。

藿朴夏苓汤（《医原》）

藿香二钱　姜半夏钱半　赤苓三钱　杏仁三钱　生薏仁四钱　蔻仁六分　猪苓钱半　泽泻钱半　淡豆豉三钱　厚朴一钱

水煎服。

本证属卫气同病，故以藿朴夏苓汤宣化表里之湿。方中淡豆豉宣肺解表，杏仁开宣肺气，气化湿亦化；藿香、厚朴、半夏、蔻仁芳香化浊，燥湿理气，使湿邪得除，气机调畅；薏仁、猪苓、赤苓、泽泻淡渗利湿，引邪从小便而去。石蒂南云："湿去气通，布津于外，自然汗解。"本方集芳香化湿、苦温燥湿、淡渗利湿于一方，上中下三焦同治，使表里之湿内外分解。

三仁汤（《温病条辨》）

杏仁五钱　飞滑石六钱　白通草二钱　白蔻仁二钱　竹叶二钱　厚朴二钱　生薏仁六钱　半夏五钱

甘澜水八碗，煮取三碗，每服一碗，日三服。

本方以杏仁轻宣肺气；白蔻仁、厚朴、半夏芳香化浊，燥湿理气；生薏仁、滑石、通草淡渗利湿；竹叶轻清宣透郁热。吴鞠通云："唯以三仁汤轻开上焦肺气，盖肺主一身之气，气化则湿亦化也。"石蒂南也指出："治法总以轻开上焦肺气为主，肺主一身之气，气化则湿自化，即有兼邪，亦与之俱化。"

【临床运用】　藿朴夏苓汤与三仁汤两方组成相似，均有开上、畅中、渗下的作用，能宣化表里之湿而用于湿温初起表里合邪、湿遏卫气之证。但藿朴夏苓汤用豆豉配藿香芳香透表，用薏仁、猪苓、泽泻淡渗利湿，故用于湿邪偏于卫表而化热不明显者；而三仁汤因有竹叶、滑石、通草能泻湿中之热，故用于湿渐化热者，或里湿蕴热者。

对湿温初起湿遏卫气证的治疗虽用开上、畅中、渗下之法，但因病邪偏于中上二焦，所以用药主以芳香化湿之品宣化湿邪，常用藿香、佩兰、大豆黄卷、白豆蔻、荷叶等。同时配伍宣展肺气之品，如杏仁、淡豆豉等，以取流气化湿之效。如湿中蕴热者，则伍以连翘、黄芩等清热之品。同时配伍淡渗之茯苓、滑石、通草、薏仁、竹叶等，即可通利小便导湿外出，又有助于湿热从小便外泄。

吴鞠通提出湿温初起当禁用辛温发汗、苦寒攻下和滋养阴液。本证所见湿郁肌表症状，类似风寒表证，但从脉不浮紧而濡缓、项不强痛而胸闷脘痞、舌腻等可资鉴别；本证湿郁气机之胸闷脘痞，苔腻，有似食滞里证，但从无伤食病史、无嗳腐食臭、无腹痛等可资鉴别；本证午后热甚，状如阴虚，但无五心烦热、舌红少苔等阴虚内热见症，可资鉴别。

2. 邪阻膜原

【证候】 寒热往来，寒甚热微，身痛有汗，手足沉重，呕逆胀满，舌苔白厚腻浊或如积粉，脉缓。

【病机】 本证为湿热秽浊郁伏膜原，阻遏气机所致。膜原者，外通肌肉，内近胃腑，为三焦之门户，一身之半表半里。湿热病邪从口鼻而入，直趋中道，膜原为必经之路，故可郁伏膜原。湿热病邪阻遏膜原，表里气机不畅，故见寒热往来；湿浊偏盛，阳气被郁，故见恶寒较甚，而发热较微，至阳气渐积，郁极而通，则恶寒消失，而见发热汗出。湿浊之邪，外渍肌肉，故见身痛，手足沉重；内阻脾胃，气机不畅，则见呕逆胀满；舌苔白厚腻浊如积粉，脉缓，均为湿浊偏盛的征象。其中寒热往来、寒甚热微、舌苔白厚腻浊或如积粉为本证辨证要点。

【治法】 疏利透达膜原湿浊。

【方药】 达原饮或雷氏宣透膜原法。

达原饮（《温疫论》）

槟榔二钱 厚朴一钱 草果五分 知母一钱 白芍一钱 黄芩一钱 甘草五分

上用水二盅，煎八分，午后温服。

方中槟榔、厚朴、草果苦温燥湿，辛开气机，直达膜原，透达湿热秽浊；配知母滋阴清热，白芍敛阴和血，黄芩清湿中之热，甘草和中。全方共奏疏利、透达膜原湿浊之功。

雷氏宣透膜原法（《时病论》）

厚朴（姜制）一钱 槟榔一钱五分 草果仁（煨）八分 黄芩一钱 粉甘草五分 藿香叶一钱 半夏（姜制）一钱五分

加生姜三片为引，水煎服。

本方为达原饮去白芍、知母之酸敛滋润，加化湿泄浊之半夏、藿香。方中厚朴、槟榔、草果辛温燥烈，直达膜原，开泄透达膜原湿浊；辅以藿香、半夏芳香理气，化湿除秽；佐黄芩清湿中蕴热；甘草和中。另以生姜为引，和胃降逆，宣通气机，以利湿浊透化。

【临床运用】 寒热往来是确立本证居半表半里病变层次的特殊表现；寒甚热微，舌苔白厚腻，脉缓是确定本证属于湿重于热的主要凭证；舌苔白厚腻浊如积粉，是邪伏膜原的特征性表现。本证寒热往来似疟，但发作没有定时，故可与疟疾鉴别；本证寒热往来类似伏暑邪郁少阳，但伏暑邪郁少阳之寒热往来，多热甚寒微，且舌质红，苔黄，脉弦数有力等，故可区别。本证湿浊较甚，一般化湿之剂难以取效，须投以疏利透达之剂，以开达膜原湿浊。达原饮和雷氏宣透膜原法两方均可用于湿遏热伏，邪阻膜原证，但达原饮方中有知母、黄芩，清热滋阴之力稍盛，适用于湿温邪阻膜原，营阴不足，见苔白腻如积粉而舌质绛者；雷氏宣透膜原法方中用藿香叶、半夏，燥湿化浊之力更强，适用于湿浊阻滞膜原气分，苔厚腻如积粉而舌红者。二方药力均较峻猛，且药性偏于温燥，临床运用时必须辨证准确，并应注意中病即止。一旦湿开热透，即应转手清化，甚勿过剂使用，否则反助热势，劫伤阴液，以致痉厥之变。对于阳虚体寒者，加蔻仁、干姜以破阴化湿。

3. 邪困中焦

【证候】 身热不扬，脘痞腹胀，恶心呕吐，口不渴或渴而不欲饮或渴喜热饮，大便溏泄，小便浑浊，苔白腻，脉濡缓。

【病机】 本证为湿浊偏盛，困阻中焦，脾胃升降失职所致，吴鞠通称"本证以中焦为扼要"。本证的形成或因湿热病邪直犯中焦，或为膜原湿浊传归于脾胃所致。章虚谷云："始受于膜原，终归于脾胃。"本证身热不扬为湿中蕴热，热为湿遏，故热势虽高而热象不显；湿困脾胃，气机失于展化，则见脘痞腹胀；脾胃升降失常，清阳不升，津液失于上布，则见口不渴，或渴而不欲饮，或喜热饮；湿浊趋下，脾气升运受阻，则大便溏泄；胃气失于和降，浊气上逆而见恶心呕吐；苔白腻，脉濡缓，为湿邪偏重征象。其中身热不扬、脘痞腹胀、大便溏泄、小便浑浊、苔白腻、脉濡缓为本证辨证要点。

【治法】　芳香化浊，燥湿运脾。

【方药】　雷氏芳香化浊法（《时病论》）。

藿香叶一钱　佩兰叶一钱　陈广皮一钱五分　制半夏一钱五分　大腹皮（酒洗）一钱　厚朴（姜汁炒）八分

加鲜荷叶三钱为引，水煎服。

本证虽以湿阻中焦，气机不畅为主，但祛湿之法兼顾三焦。方中藿香、佩兰芳香化浊；陈皮、半夏、川厚朴、大腹皮燥湿理气和中；鲜荷叶透热升清化浊，泄湿中之热。全方具有芳香化浊、燥湿理气的功效。

【临床运用】　本证之脘痞腹胀、呕恶，类似邪伏膜原之呕逆胀满，但本证无寒热往来，苔白腻如积粉，可资鉴别。本证因湿浊偏盛，湿中蕴热，治疗当先开其湿，而后清热。不可早投寒凉而致闭郁湿浊，阻滞气机，亦不可早投益气健脾之品，恐其恋邪不解。如湿邪已有化热之象，见口渴、小便黄赤、苔微黄腻者可加入竹叶、栀子、黄芩、滑石、生甘草以增泄热之力；如胸闷脘痞较甚，可加枳壳、郁金、苏梗等理气之品。

4. 湿阻肠道，传导失司

【证候】　少腹满硬，大便不通，神识如蒙，苔垢腻。

【病机】　本证为湿热久羁，肠道湿郁气结，传导失职所致。湿热里结于肠，久郁气结，腑气不通，故少腹硬满，大便不通；湿浊上蒙，蔽郁清窍，故见神识如蒙，因病在气分，而非入营扰心，故意识尚清；苔垢腻为湿热留恋气分湿邪偏盛之征象。其中少腹满硬、大便不通、神识如蒙为本证辨证要点。

【治法】　宣通气机，清化湿浊。

【方药】　宣清导浊汤（《温病条辨》）。

猪苓五钱　茯苓五钱　寒水石六钱　晚蚕沙四钱　皂荚子（去皮）三钱

水五杯，煮成二杯，分二次服，以大便通快为度。

本方用晚蚕沙清化肠道湿浊，皂荚子化湿除秽，宣畅气机，猪苓、茯苓、寒水石利湿清热。诸药合之，使湿浊去，气机畅，便自调。

【临床运用】　临床注意与阳明腑实证加以鉴别：本证为湿浊郁闭肠道，气机不通所致，以少腹硬满而无疼痛、苔垢腻为特点；而阳明腑实证为燥屎内结，腑气不通所致，以腹部硬满疼痛拒按、苔多黄厚而焦燥为特点。若肠腑湿浊较甚，少腹胀满拘急者，可加杏仁、全瓜蒌、槟榔等肃肺气，畅腑气；若神志昏蒙较甚，可加服苏合香丸开窍醒神。本证大便不通非热结肠道所致，故不可用苦寒攻下。

5. 湿浊上蒙，泌别失职

【证候】　热蒸头胀，呕逆神迷，小便不通，渴不多饮，舌苔白腻。

【病机】 本证为中焦湿浊久困，热为湿遏，热蒸湿动，蒙上流下所致。湿邪蒸郁蒙蔽于上，则热蒸头胀，甚或蒙蔽心包而神迷；湿滞中阻，胃气不降，则见呕逆；湿浊下注，阻滞膀胱，泌别失职，则小便不通；湿浊偏盛，阻滞气机，则渴不多饮，舌苔白腻。其中热蒸头胀、呕逆神迷、小便不通为本证辨证要点。

【治法】 先予芳香开窍，继予淡渗利湿。

【方药】 苏合香丸，茯苓皮汤。

苏合香丸（《太平惠民和剂局方》）

白术 青木香 乌犀屑 香附子（炒，去毛） 朱砂（研，水飞） 诃黎勒 白檀香 安息香（别为末，用无灰酒一升熬膏） 沉香 麝香（研） 丁香 荜茇 龙脑（研） 苏合香油（入安息香膏内） 乳香（别研）

上药除苏合香油外，均研成极细粉末和匀，然后将苏合香油用白蜜适量（微温）调匀拌入药粉内，加炼蜜制成药丸。

苏合香丸有芳香开闭、解郁化痰、通窍醒神之功，是救治寒湿痰浊或秽浊闭塞气机、蒙蔽清窍的常用方剂。方中苏合香、安息香透窍逐秽化浊，开闭醒神；麝香、龙脑开窍通闭，辟秽化浊，善通全身之窍，共为君药。香附、丁香、青木香、沉香、白檀香、乳香辛香行气，宣通脏腑，温通气血，通络定痛，共为臣药。荜茇温中散寒，犀角（水牛角代）清香透发，寒而不遏，清心解毒；朱砂镇心安神；白术健脾和中，燥湿化浊；诃黎勒温涩敛气，以防辛香走窜，耗散太过，共为佐药。

茯苓皮汤（《温病条辨》）

茯苓皮五钱 生薏苡仁五钱 猪苓三钱 大腹皮三钱 白通草三钱 淡竹叶二钱

水八杯，煮取三杯，分三次服。

方中茯苓皮、猪苓、生苡仁、白通草淡渗利湿；大腹皮理气化湿；淡竹叶通利小便，利湿泄热。

【临床运用】 本证与伤寒膀胱蓄水证的鉴别：本证为湿阻下焦泌别失职，症见少腹痞胀，身热头胀，呕逆，治当理气淡渗利湿，方用茯苓皮汤；而伤寒膀胱蓄水证为风寒之邪随经入腑，致水热互结膀胱，气化不行，症以少腹满，苦里急，伤寒表不解为主，治当温阳化气利水，方用五苓散。神昏、小便不通均属危急之症，所以本证应以两方同时使用为妥。必要时采取中西医结合的方法进行治疗。

（二）湿热并重

1. 湿热困阻中焦

【证候】 发热，汗出不解，口渴不欲多饮，脘痞呕恶，心中烦闷，便溏色黄，小便短赤，苔黄腻，脉濡数。

【病机】 本证为湿郁化热，湿热并重，互结中焦，致脾胃升降失常所致。为湿温病湿热并重，湿热交蒸，郁阻中焦的代表证候。里热渐盛，热蒸湿动，则发热汗出，因湿性黏滞，不易速祛，故发热不为汗解；热盛伤津则口渴，湿邪内留，则不欲多饮。湿热阻滞中焦，脾胃气机升降失常，则脘痞呕恶；脾不升运，湿浊下迫，小肠泌别失司，则便溏色黄，小便短赤。湿热扰心则烦，郁阻气机而闷；苔黄腻，脉濡数，为湿热俱盛之征象。其中发热、汗出不解、口渴不欲多饮、脘痞呕恶、心中烦闷、苔黄腻、脉濡数为本证辨证要点。

【治法】　辛开苦降，燥湿清热。

【方药】　王氏连朴饮（《霍乱论》）。

制厚朴二钱　　川连（姜汁炒）、石菖蒲、制半夏各一钱　　香豉（炒）、焦栀各三钱　　芦根二两

水煎，温服。

本证病机重点是湿热交蒸于中焦脾胃，徒清热则碍湿，徒化湿则易助热，故治疗必须清热祛湿并举。方中黄连、山栀清热燥湿，厚朴、半夏理气燥湿，苦辛并进，顺其脾胃升降，分解中焦湿热。配以香豉助山栀清宣郁热，菖蒲芳香化浊，芦根清利湿热，生津止渴，防湿去阴伤。

【临床运用】　本证与湿困中焦证的区别在于本证具有发热、口渴、小便短赤、苔黄等明显化热之象。另外本证之呕吐，还可见于湿困中焦、邪伏膜原、湿浊上蒙泌别失职等证型中，应注意鉴别：湿困中焦之呕恶，必有身热不扬，脘腹痞胀，舌苔白腻，脉濡缓等中焦湿浊偏盛之症；邪伏膜原之呕恶，必有苔白厚腻如积粉，寒热起伏之半表半里症；湿浊上蒙泌别失职之呕吐，必有小便不通甚或尿闭，以资鉴别。若湿热较重，加黄芩、滑石、通草、猪苓等增强清热利湿之功；呕吐较甚者，加姜汁、竹茹以降逆止呕。若呕而兼痞，得汤则吐者，为湿热互结，中焦锢塞不通之患，可改用半夏泻心汤去人参、甘草、大枣、干姜，加枳实、生姜方（《温病条辨》方：半夏、黄芩、黄连、枳实、生姜）。

2. 湿热蕴毒

【证候】　发热口渴，胸痞腹胀，肢酸倦怠，咽肿溺赤，或身目发黄，苔黄而腻，脉滑数。

【病机】　本证病机为湿热交蒸，酝酿成毒，充斥气分。湿热俱盛蒸腾上下，耗伤津液，则发热，口渴；热毒上壅，则咽喉肿痛；湿热蕴结下焦，则小便黄赤；湿热郁阻，气机不展，则胸痞腹胀，肢酸体倦；如湿热交蒸，内蕴肝胆，胆汁外溢则见身目发黄；苔黄腻，脉滑数为湿热并重，湿热壅阻的表现。其中发热口渴，胸痞腹胀，肢酸倦怠，咽肿溺赤，或身目发黄为本证辨证要点。

【治法】　清化湿热，解毒利咽。

【方药】　甘露消毒丹（《温热经纬》）。

飞滑石十五两　　绵茵陈十一两　　淡黄芩十两　　石菖蒲六两　　川贝母、木通各五两　　藿香、射干、连翘、薄荷、白豆蔻各四两

各药晒燥，生研极细（见火则药性变热），每服三钱，开水调服，日二次。或以神曲糊丸，如弹子大小，开水化服也可。

方中黄芩、连翘、薄荷清热透邪；射干、川贝母解毒散结，利咽消肿；藿香、石菖蒲、白豆蔻芳香化浊，宣气畅中；茵陈、滑石、木通利湿泄热。本方又名普济解毒丹，王孟英称其"此治湿温时疫之主方"。

【临床运用】　本证与湿热困阻中焦证均有湿热中阻、弥漫上下的表现，区别在于本证还有咽肿溺赤、身目发黄等肿毒表现。咽喉红肿疼痛，还可见于风温、大头瘟、烂喉痧等多种温病，但风温咽喉红肿出现于病之初期，咽喉疼痛明显并伴有发热微恶风寒、咳嗽等风热犯肺之象；大头瘟除咽喉红肿外，必有头面焮赤肿大；烂喉痧咽喉红肿疼痛严重，甚则溃破糜烂，且有肌肤丹痧密布，可资鉴别。

本方原为丸剂，临床上也可以减少各药剂量，改为煎剂内服。临床上对黄疸明显者运用本方时，可减去贝母、薄荷，加大黄通便，以加强清热排毒退黄的作用；如咽喉肿痛较明显者，可加白僵蚕、银花、桔梗等。

3. 湿热酿痰，蒙蔽心包

【证候】 身热不退，朝轻暮重，神识昏蒙，似清似昧，或时醒时昧，时或谵语，舌苔黄腻，脉濡滑而数。

【病机】 本证为气分湿热，酿蒸痰浊，蒙蔽心包所致。心包为痰湿所蒙，心神受其蔽扰，故见身识昏蒙，似清似昧或时清时昧，时有谵语；气分湿热郁蒸，故身热不退，朝轻暮重；舌苔黄腻，脉濡滑而数，均为湿热并重，痰浊郁蒸之象。其中身热不退，朝轻暮重，神识昏蒙，似清似昧，或时醒时昧为本证辨证要点。

【治法】 清化湿热，豁痰开窍。

【方药】 菖蒲郁金汤（《温病全书》）。

鲜石菖蒲三钱 广郁金一钱 炒栀子三钱 青连翘二钱 灯心二钱 鲜竹叶三钱 粉丹皮二钱 淡竹沥（冲）五钱 细木通钱半 紫金片（冲）五分

水煎服。

方中以菖蒲、郁金、竹沥、紫金片等化湿豁痰，开窍醒神；栀子、连翘、丹皮、竹叶泄湿中之热；木通、灯心草导湿热下行。本方适用于湿温气分湿热郁蒸，酿痰蒙蔽心包者。

【临床运用】 湿热蒙蔽心包与热闭心包均以神志异常为主要表现。湿热蒙蔽心包为湿热病邪，郁蒸气分，酿痰上蒙，故以神识如蒙，时清时昧，时有谵语，意识尚清，身热不扬，朝轻暮重，舌红苔黄，脉濡滑而数为主要表现；而热闭心包，为温热病邪，内陷心营，闭阻心窍，故见神昏谵语或昏愦不语，意识不清，身体灼热，舌蹇肢厥，舌绛无苔，脉细数等。临床应注意鉴别。

湿热上蒙心包，其病变中心是湿热留恋气分，治疗必须以清化湿热为主，不可乱用清心开窍之剂，如安宫牛黄丸等，否则易凉遏冰伏，有碍湿化。另外临床治疗时，可据痰湿、痰热的偏重，配合使用芳香开窍之成药。若痰热较重，邪热炽盛者，可加服至宝丹，以清心化痰开窍；若湿浊偏盛而热势不著者，可送服苏合香丸以化湿辟秽、芳香醒神。

（三）热重于湿

【证候】 高热汗出，面赤气粗，口渴欲饮，身重脘痞，苔黄微腻，脉滑数。

【病机】 本证为湿热化燥而成热炽阳明，兼太阴脾湿未化之证，是热重于湿的代表证型。高热，汗出，面赤气粗，口渴欲饮，为阳明热盛，里热蒸迫之象；身重脘痞，为太阴脾湿内阻之征。薛生白云："热、渴、自汗，阳明之热也。胸痞、身重，太阴之湿兼见矣。"苔黄而微腻、脉滑数为热重于湿之征。

【治法】 清泄阳明胃热，兼化太阴脾湿。

【方药】 白虎加苍术汤（方见暑温章）。

【临床运用】 湿热困阻中焦，其病证性质有湿重热轻、湿热并重、热重湿轻之别，临床表现各异。须依据湿热轻重之不同加以辨治。

若热郁化火，津伤不甚，可配以黄芩、黄连、栀子以清热解毒；若中焦湿重，兼见呕恶、不食时，可酌加藿香、佩兰、滑石、大豆卷、通草等芳化渗利之品。

NOTE

（四）化燥入血

【证候】 身灼热，心烦躁扰，甚或神昏谵语，发斑或上窍出血，或便下鲜血，舌绛而干。

【病机】 本证病机为湿邪化燥，热邪化火，深入营血，损伤脉络，动血伤阴；或因护理不周，饮食不节，损伤肠络，迫血妄行所致。湿热化燥化火，营热阴伤故身灼热，舌绛干；血热扰心闭窍，则心烦躁扰，甚或神昏谵语；血热迫血妄行则多窍道出血或发斑，其中尤以便下鲜血多见。其中身灼热，发斑或上窍出血，或便下鲜血为本证辨证要点。

【治法】 清热解毒，凉血止血。

【方药】 犀角地黄汤加减（方见春温章）。

湿温病血分证多以便血为主，若血热亢盛，迫血妄行，也可引起其他部位的出血。此证病势危急，应及时投以凉血解毒之剂以救之，故用犀角地黄汤凉血解毒，以达止血之目的。薛生白云："大进凉血解毒之剂，以救阴而泄邪，邪解而血自止矣。"

【临床运用】 湿温病以脾胃为中心，但当湿热久羁，化燥化火，深入营血，最易损伤肠络，而致大便下血。临床应与内科杂病中脾不统血之便血鉴别。此证便血以鲜血为主，脾不统血以黑便为多。

在临床上对此类患者要及时进行大便隐血化验，严密观察病情，绝对禁食，也可采取中西医结合治疗等。如有明显出血，可适当加入紫珠草、地榆炭、侧柏炭、茜根炭、参三七等以助止血之效。若兼灼热不已，烦躁不安，小便短赤，可加山栀仁、醋炒大黄、黄连等清泄热毒；若兼腹痛，可重用白芍缓急止痛；若兼狂躁，舌黑短缩，皮肤斑点紫黑，可加入人中黄、桃仁、丹参、紫珠草，并送服安宫牛黄丸，以清热解毒，开窍醒神。

若便血不止，骤然热退身凉，伴见面色苍白、汗出肢冷、舌淡无华、脉象细微欲绝者，为气随血脱之危象，应急予独参汤、参附汤频频送服，以益气固脱；待元气恢复，虚脱危象解除之后，再予温养健脾、养血止血之法治之，可选用黄土汤（《金匮要略》方：甘草、干地黄、白术、炮附子、阿胶、黄芩、灶中黄土）加减。

（五）湿从寒化

【证候】 脘腹胀满，大便不爽或溏泄，食少无味，苔白腻或白腻而滑，脉缓。

【病机】 本证多由脾阳素虚或病中过用寒凉药等损伤中气，导致湿邪久羁从寒而化所致。其病机为湿重热微，湿郁伤阳，湿从寒化，困阻中焦。寒湿困阻脾胃，气机不畅，升降失司，故见脘腹胀满；脾阳不升，湿浊下流则大便不爽或溏泄；脾失健运，胃失和降则食少无味；苔白腻或白腻而滑，脉缓均为寒湿困脾之征象。其中脘腹胀满、大便不爽或溏泄、苔白腻或白腻而滑为本证辨证要点。

【治法】 温运脾阳，燥湿理气。

【方药】 四加减正气散或五加减正气散。

四加减正气散（《温病条辨》）

藿香梗三钱　厚朴二钱　茯苓三钱　广皮一钱五分　草果一钱　楂肉（炒）五钱　神曲二钱

水五杯，煮取一杯，渣再煮一杯，三次服。

方中藿香梗、厚朴、茯苓、陈皮理气燥湿，温运健脾；加草果苦温燥湿化浊，山楂肉、神曲健脾开胃。

五加减正气散（《温病条辨》）

藿香梗二钱　广皮一钱五分　茯苓块三钱　厚朴二钱　大腹皮一钱五分　谷芽一钱　苍术二钱

水五杯，煮二杯，日再服。

方中藿香梗、厚朴、茯苓、陈皮理气燥湿，温运健脾；加苍术、大腹皮温运燥湿，理气畅中；谷芽升脾和胃。

【临床运用】　上方均系吴鞠通《温病条辨》所创之方，是5首加减正气散中的两首，为温病"苦辛温法"的代表方。二方均以藿香梗、厚朴、茯苓、广皮为主药，具有苦辛通降、芳香化浊、开郁畅中、健脾利湿的作用。四加减正气散加用草果苦温燥湿，楂肉、神曲健脾醒胃。五加减正气散则以苍术、大腹皮温运燥湿，理气畅中；以谷芽升脾和胃。两方虽功效相近，但四加减正气散长于温运脾阳，燥湿化浊，适用于寒湿蕴中，而苔白腻或白滑，脉缓较明显者；五加减正气散则长于健脾化湿，理气畅中，适用于脘闷，便溏，腹胀较甚者。

（六）后期证治

1. 湿盛阳微

【证候】　身冷汗泄，胸痞，口渴，苔白腻，脉细缓；或形寒神疲，心悸头晕，面浮肢肿，小便短少，舌淡苔白，脉象沉细。

【病机】　本证为湿温病后期，湿从寒化，寒湿重伤脾肾阳气所致。此属湿温之变证，多因素体中阳不足，湿从寒化，日久伤阳，由脾及肾；也可因寒凉太过，重伤脾肾阳气而引起。阳气虚衰，寒从中生，故身冷，舌淡，脉细而缓，甚或形寒神疲；卫外不固，则汗泄；蒸化无力，津不上承，则口渴但不欲饮，或渴喜热饮；水湿外溢肌腠，则面浮肢肿；膀胱气化不利，则小便短少；寒湿内阻则见心悸、胸痞、苔白腻等。

【治法】　温肾健脾，扶阳逐湿。

【方药】　薛氏扶阳逐湿汤或真武汤。

薛氏扶阳逐湿汤（《湿热病篇》）

人参　附子　白术　益智仁　茯苓

本方出自薛生白《湿热病篇》，但原无方名及剂量，薛生白云："湿邪伤阳，理合扶阳逐湿。"方中以人参、附子、益智仁温补脾肾之阳；白术、茯苓健脾渗湿，使湿从小便而出；共奏温肾健脾，扶阳逐湿之效。

真武汤（《伤寒论》）

茯苓三两　芍药三两　生姜（切）三两　白术二两　附子（炮，去皮，破八片）一枚

本方为温肾利水之剂。方中附子温肾壮阳，化气利水；茯苓、白术健脾渗湿利水；生姜温散水气，白芍和里益阴。诸药合用既能温阳又能利水。

以上两方作用和组成大致相同，前者是从后者化裁而来。一般肾阳衰微，水湿内盛较甚者，宜选用真武汤。

【临床运用】　湿盛者，还可加入半夏、厚朴、蔻仁、薏苡仁等药以化湿浊。若阳虚水泛，可合四苓散或加入车前子、冬瓜皮以利水消肿；若见阳虚外脱，则可加用参附龙牡汤以回阳救逆。

2. 余邪未净

【证候】　身热已退，脘中微闷，知饥不食，苔薄腻。

【病机】　本证为湿温病恢复期，余邪未净，胃气未舒，脾气未醒之证。湿热已退，故不发热，余湿未净，胃气未舒，故脘中微闷；脾气未醒则知饥不食；苔薄腻为余邪未净之征。

【治法】　轻清芳化，涤除余湿。

【方药】　薛氏五叶芦根汤（《湿热病篇》）。

藿香叶　佩兰叶　鲜荷叶　枇杷叶　薄荷叶　芦尖　冬瓜仁

方中藿香叶、佩兰叶、鲜荷叶芳香化湿，醒脾舒胃；薄荷叶、枇杷叶轻清透泄余热，芦根、冬瓜仁清化未尽余湿。

【临床运用】　本证邪气已衰，忌用重剂克伐，否则易伤中气。薛生白云："此湿热已解，余邪蒙蔽清阳，胃气不舒。宜用极轻清之品，以宣上焦气机。若投味重之剂，是与病情不相涉矣。"本方冬瓜仁可改用冬瓜皮，因其皮祛湿之力更佳。若周身酸楚，头昏面黄，胸闷不饥，小便黄，大便干，舌苔白而微腻，脉濡，应在本方基础上加杏仁、薏苡仁、川朴、通草、蔻仁、半夏等药；若寒湿较盛，困倦乏力，加苍术、茯苓；呕恶，加豆蔻壳、苏梗；便溏，食欲不振，加白扁豆、薏苡仁、大豆黄卷、炒麦芽。

小结

湿温是由湿热病邪引起的外感热病，多发于夏秋雨湿季节。临床以发病较缓、传变较慢、病势缠绵、病程较长、脾胃证候显著为主要特点。本病的发生内因为太阴受伤，湿邪停聚，外因为感受湿热病邪，内外合邪发生湿温。因湿为土之气，脾胃同属中土，湿土之气同类相召，故湿温以脾胃为病变中心。湿热的转化随中气的虚实而异，中阳较虚者，则病变偏重于太阴脾，表现为湿重于热；中阳偏旺者，则病变偏重于阳明胃，表现为热重于湿。在辨证时，要注意分辨湿热偏盛程度及病变所在部位。湿温的治疗在于使湿热分解，或化湿为主，或清热化湿并进，或以清热为主。以化湿为主者，主治湿偏盛诸症。如湿温初起，卫气同病，宜宣化表里之湿；湿浊郁伏膜原，以疏利透达为治；湿困中焦，脾胃升降失司，宜燥湿化浊，不可早投寒凉遏之；湿邪下注，泌别失职，应尽速为湿邪寻找出路，以淡渗利湿为主；肠腑湿郁气结，宜宣清导浊为要。清热化湿并进者，主治湿热俱盛诸症，如湿热俱盛而中阻脾胃，宜苦辛通降，分解湿热；湿热蕴毒，宜清化湿热兼以解毒；湿热酿痰，蒙蔽心包，宜清化湿热，豁痰开窍等。若热重于湿者，当以清泄阳明为主，兼化太阴脾湿。本病营血分的治疗与温热类温病基本相同，唯宜注意湿邪是否完全化燥，若气分尚有未尽之湿邪，虽然热邪已深入营血，也不宜纯用凉润，否则有恋邪之弊。湿温后期便血，宜凉血解毒止血，若见阳气随阴血外脱，则当益气摄血，回阳固脱。湿温恢复期，邪热渐退，而余邪未净，当予轻清芳化，涤除余湿。

思考题

1. 试述湿温病的病因病机特点。
2. 湿温的诊断要点有哪些？
3. 如何辨治湿温病湿与热的轻重？
4. 湿温后期为何出现湿从寒化？
5. 试述湿温病初起三禁之理。

第十二章　伏　暑

伏暑是由暑湿或暑热病邪伏藏，为秋冬时令之邪所诱发的一种急性外感热病。本病起病急骤，病情较重，初起即见高热、心烦、口渴、脘痞、苔腻等暑湿郁蒸气分证，或见高热、烦躁、口干不甚渴饮、舌红绛等暑热内炽营分证。由于本病发病季节有秋冬迟早之不同，因而又有"晚发""伏暑晚发""伏暑秋发""冬月伏暑"等名称。

伏暑理论源于《内经》。《素问·生气通天论》载："夏伤于暑，秋必痎疟。"这是暑邪内伏而秋发为病的最早记载，其所述病证与本病的病因、症状、发病季节等相似。宋代《太平惠民和剂局方》中首载"伏暑"之名："丈夫妇人伏暑，发热作渴，呕吐恶心，黄连一味为丸。"但其"伏暑"系指病因而非病名。明代王肯堂《证治准绳》明确指出："暑邪久伏而发者，名曰伏暑。"首先确立伏暑病名。清代许多温病学家对伏暑的因证脉治有了更加深入的研究，如俞根初《通俗伤寒论》指出："夏伤于暑，被湿所遏而蕴伏，至深秋霜降，及立冬前后，为外寒搏动而触发。"再如吴鞠通《温病条辨》所说："长夏受暑，过夏而发者，名曰伏暑。"并制定了治疗方剂。其他如周扬俊《温热暑疫全书》、吴坤安《伤寒指掌》、陆子贤《六因条辨》等书，都设专章讨论伏暑的发生发展及诊治规律，从而使本病在理论和诊治上渐臻完善。

西医学中的肾病综合征出血热、散发性脑炎、钩端螺旋体病等疾病，其临床表现具有伏暑临床特征者，可参考本病辨证治疗。此外，临床各科中消化系统、血液系统及神经系统疾病也可参考本病相关证候辨证治疗。

第一节　病因病机

一、病因发病

伏暑的病因是暑邪，包括了暑热病邪和暑湿病邪。因伏暑发病在秋冬季节而具有暑邪致病的证候特点，故一般认为，伏暑是夏季感受暑邪，伏藏于体内，至深秋或冬月，又为秋冬时令之邪所诱发。吴坤安说："晚发者，长夏暑湿之邪留伏于里，至秋新邪引动而发也。"可见，秋冬时令之邪是伏暑的诱发因素。

伏暑的内因是正气亏虚，主要是气虚。吴鞠通《温病条辨》指出："长夏盛暑，气壮者不受也；稍弱者，但头晕片刻，或半日而已；次则即病。其不即病而内舍于骨髓，外舍于分肉之间者，气虚者也。盖气虚不能传送暑邪外出，必待秋凉金气相搏而后出也。其有气虚甚者，必待深秋大凉，初冬微寒相逼而出。"当机体夏季感受暑邪后，根据邪正强弱之不同，有不病、即病、邪气隐伏过时而发三种可能：若正盛邪微则不发病；若正虚邪盛，或正盛邪实，均可感邪即病；若感邪后，正虚较甚，不足以抗邪外出，导致邪气伏藏，至秋冬复感时令之邪触动而发病，此时气虚愈甚，病发愈晚，病情愈重。

二、病机演变

伏暑具有发病急骤、病情深重、证候复杂、病程缠绵的特点。由于邪伏部位不同和伏邪性质的变化，伏暑发病有两种类型。若为暑湿病邪郁伏气分而发，其病变以暑湿内郁气分为主；若暑热病邪郁伏营分而发，其病变以暑热内炽营分为主。由于伏邪为当令时邪触发致病，故邪伏气分和邪伏营分，其初起均兼有邪袭卫分的表证，形成初起的卫气同病或卫营同病。一般而言，病发于气分，病情较轻；病发于营分，病情较重。临床上以病发气分者为多。此外，伏暑病情的轻重与病发时间的迟早也有一定的关系，如吴鞠通认为："霜未降而发者少轻，霜既降而发者则重，冬日发者尤重。"

伏暑病情进一步发展，若初起卫气同病者，表证解除后则见暑湿郁阻少阳，进而暑湿困阻脾胃，或暑湿积滞搏结肠腑，暑湿化燥又可导致胃热阴伤证。由于暑与湿有轻重的区别，以及胃阳、脾气有强弱的不同，故病程的演变可转化为不同的证候类型，气分病邪化燥也可深入营血。若初起卫营同病者，表证解除后则见热郁营分，或为心营热盛下移小肠；邪热深入血分而见热瘀交结，内闭包络，或导致瘀热蕴结下焦等。病变过程中因正气耗伤，可出现阳气外脱，或气阴两脱。本病后期可见肾气大伤，下元亏虚，固摄失职的病理变化。

第二节　辨证论治

一、辨治要点

（一）辨病依据

1. 发病季节在深秋或冬季。

2. 起病急骤，病情较重。暑湿发于气分，初起即见高热、心烦口渴、脘痞苔腻等暑湿郁蒸气分证，暑热发于营分，初病则见高热、心烦、舌绛少苔，甚至皮肤、黏膜出血发斑等暑热内炽营分证。两种类型均兼卫分表证，但卫分见症较为短暂。

3. 病程中易见寒热如疟，身热午后加重，入夜尤甚，天明得汗稍减，而胸腹灼热不除等表现，属于暑湿郁阻少阳证；或易见便溏不爽、色黄赤如酱、肛门灼热等表现，属于湿热积滞郁结胃肠证。

4. 严重者可出现尿少、出血、发斑、神昏、厥脱等危重证候；邪退后，可见多尿、遗尿等肾虚失固之象。

（二）辨证要点

1. 辨病发部位　伏暑初起有发于气分和发于营分的区别。病发气分，初起卫气同病，暑湿在气而兼表证，气分阶段的脏腑病位可在少阳、脾胃、肠腑等；病发营分，初起卫营同病，暑热在营而兼表证，病程中病位可涉及心包、小肠、肝、肾和全身脉络。

2. 辨伏邪性质　伏暑发病之初，证候即有暑湿和暑热性质的区别。暑湿郁阻气分，除辨明不同脏腑部位外，还须进一步辨别暑与湿的多少，在气分阶段即可有热炽阴伤证，当邪入营血后，还要注意辨别有无气分的暑湿或邪热。暑热伏邪外发，病发于营分，其病程中均为邪热伤阴证候。

（三）论治要点

本病为感受暑邪郁伏，故清泄伏邪、清暑化湿或清暑泄热为其基本治疗原则。本病初起表里同病，但以里热为主，故治疗以清里为主兼以透表。卫气同病，宜解表清暑化湿；卫营同病，则解表清营泄热。表证消失后，邪在气分阶段，若暑湿郁阻少阳，治宜清泄少阳，分消湿热；若暑湿积滞阻滞肠道，治宜导滞通下，清热化湿；本阶段根据暑与湿的孰多孰少，其治疗方法与暑温夹湿、湿温之气分证治基本相同，可互相参照。如吴鞠通所说："伏暑、暑温、湿温，证本一源，前后互参，不可偏执。"邪在营血，其治疗大体与温热类温病邪入营血分的治法相同。本病多有小便异常及出血、斑疹的发生。若出现小便短少不利，可见于气、营、血各阶段，气分热结阴伤，治宜滋阴生津，泻火解毒；心营热移小肠，治宜清心凉营，清泄火腑。若本病后期，出现小便频数量多，甚至遗尿，乃肾虚失固所致，治当益肾缩尿。其斑疹多见于皮肤、黏膜，乃血分热瘀交结，脉络损伤，迫血妄行所致，治以凉血化瘀。若热瘀较甚，或津气耗伤严重，或大量出血，导致脏腑衰竭，出现气阴两脱或阳气外脱，则应益气养阴或回阳固脱。部分患者后期可留有震颤、瘫痪等症，可参考暑温后遗症及春温"虚风内动"等证候的治疗。

二、常见证候辨治

（一）初发证治

1. 卫气同病

【证候】 发热恶寒，头痛，周身酸痛，无汗或少汗，心烦口渴，小便短赤，脘痞，苔白腻，脉濡数。

【病机】 本证为伏暑初起，暑湿内郁气分，时邪束表，卫气同病之候。暑邪内郁气分，故见心烦口渴，小便短赤；湿邪阻滞气机则脘痞；时邪郁表故见发热恶寒，头痛，周身酸痛，无汗或少汗；苔白腻，脉濡数乃暑湿郁阻气分之象。其中发热恶寒、周身酸痛、心烦口渴、脘痞溲赤为本证辨证要点。

【治法】 清暑化湿，疏表透邪。

【方药】 银翘散去牛蒡子、玄参加杏仁、滑石方或黄连香薷饮。

银翘散去牛蒡子、玄参加杏仁、滑石方（《温病条辨》）

银花一两　连翘一两　苦桔梗六钱　薄荷六钱　竹叶四钱　生甘草五钱　荆芥穗四钱　淡豆豉五钱　杏仁六钱　飞滑石一两

服如银翘散法。

本方由银翘散加减而成，用于风热袭表，暑湿内郁者。银翘散疏透表邪，轻清泄热；加杏仁开宣肺气，气化则湿亦化；滑石清利暑湿。去牛蒡子、玄参意在提示用药不宜寒凉滋腻过重，以免阻碍湿邪祛除。

黄连香薷饮（《类证活人书》）

香薷一两半　黄连二两（二味入生姜四两，同杵炒令紫色用）　厚朴（去皮）二两一方有白扁豆尤良。

本方由香薷饮加黄连而成，又称四物香薷饮。方中用香薷、厚朴、扁豆解表散寒，涤暑化湿；黄连清热除烦。适用于表寒外束，暑湿内蕴，而暑热较甚者。

【临床运用】 本证与秋冬季节因外感风寒而引起的伤寒表证相鉴别：风寒在表，以发热恶寒、头痛无汗等表证为特点，而无心烦口渴、脘痞苔腻等暑湿郁阻气分的里证。本证与春温初起发于气分兼有表证相鉴别：春温发于春季，为郁热在里；伏暑发于秋冬，乃暑湿内蕴。

如表寒较重者，加荆芥、防风以增强解表散寒之力；如胸闷明显者，加郁金、豆豉宣郁理气；如呕吐痰多者，加半夏、茯苓、桔梗降逆化痰；如小便短赤者，加淡竹叶、薏仁、白通草清利湿热；若湿阻气滞较甚者，加半夏、藿香、滑石等祛湿宣气；若暑热较盛者，加栀子、竹叶、通草等清暑泄热。此外《医方集解》中提出该方服法，宜"冷服。香薷辛热，必冷服者，经所谓治温以清，凉而行之也。热服作泻"，可供临床运用时参考。

2. 卫营同病

【证候】 发热，微恶寒，头痛，无汗或少汗，心烦不寐，口干而不甚渴饮，或斑点隐隐，舌红绛少苔，脉浮细数。

【病机】 本证为伏暑初起，暑热内炽营分，风热袭表，卫营同病之证。暑热在营，营阴受损，故见心烦不寐，口干不甚渴饮，或斑点隐隐；风热外袭，肺卫失宣，故见发热微恶风寒，头痛，无汗或少汗；舌红绛少苔，脉浮细数为暑热入营而兼邪在卫表之象。其中发热，微恶寒，心烦不寐，口干而不甚渴饮，或斑点隐隐为本证辨证要点。

【治法】 清营泄热，辛凉透表。

【方药】 银翘散加生地黄、丹皮、赤芍、麦冬方（《温病条辨》）。

即于银翘散（方见风温章）内，加生地黄六钱，丹皮四钱，赤芍四钱，麦冬六钱。

服如银翘散法。

方用银翘散辛凉解表，疏散风热；加生地黄、麦冬清热养阴，赤芍、丹皮凉营泄热，兼以活血。

【临床运用】 本证应注意与伏暑初起卫气同病，暑湿内郁气分而兼表证相辨别。如阴液不足，汗源匮乏而致汗不出者，加玉竹、玄参、石斛等生津养阴以助汗源；如暑热燔灼心营，营阴受损甚者，可用清营汤合银翘散加减。

（二）邪在气分

1. 暑湿郁阻少阳

【证候】 寒热似疟，口渴心烦，脘痞，身热午后较甚，入暮尤剧，天明得汗诸症稍减，但胸腹灼热不除，苔黄白而腻，脉弦数。

【病机】 本证为暑湿郁阻少阳，邪在气分，暑重湿轻之证。邪阻少阳，枢机不利，故见寒热往来如疟；暑热内盛，故口渴心烦，胸腹灼热；湿阻气机则脘痞；湿为阴邪，旺于阴分，于午后暮夜邪正相争剧烈，故身热午后加重，入暮尤剧，天明阳气渐旺，机体气机一时舒展，腠理开泄而汗出，但因湿邪郁遏，得汗后邪未能尽解，故诸症虽减而胸腹灼热不除；苔腻，脉弦数为暑湿郁蒸少阳之象。其中寒热似疟，口渴心烦，身热午后较甚，入暮尤剧，天明得汗诸症稍减，但胸腹灼热不除为本证辨证要点。

【治法】 清泄少阳，分消湿热。

【方药】 蒿芩清胆汤（《通俗伤寒论》）。

青蒿脑钱半至二钱 淡竹茹三钱 仙半夏钱半 赤茯苓三钱 青子芩钱半至三钱 生枳壳钱半 陈广皮钱半 碧玉散三钱

水煎服。

方中青蒿、黄芩清透少阳邪热，疏利枢机；陈皮、半夏、枳壳辛开湿郁，燥湿化痰，理气和胃；竹茹清热化痰；赤茯苓、碧玉散清暑利湿。

【临床运用】 本证当注意与伤寒邪在少阳，胆经郁热而无暑湿郁阻者相辨别。如心烦较甚，加栀子、淡豆豉等清热除烦；如呕吐较重，加黄连、苏叶等清热止呕；若湿邪较重，加白豆蔻、薏苡仁、通草等以增强化湿作用。

2. 暑湿夹滞，搏结肠腑

【证候】 身热稽留，胸腹灼热，呕恶，脘痞腹胀，便溏不爽，色黄如酱，苔黄垢腻，脉滑数。

【病机】 本证为暑湿郁蒸气分，与积滞互结搏滞肠腑所致。暑湿郁蒸，故身热稽留；暑湿积滞胶结于肠腑，传导失司，故大便溏而不爽，色黄如酱；暑湿积滞蕴结于里，则胸腹灼热；暑湿阻遏气机，胃失和降，浊气上逆，则恶心呕吐，脘痞腹胀；苔黄垢腻，脉滑数为暑湿积滞阻遏之象。其中身热稽留、胸腹灼热、脘痞腹胀、便溏不爽、色黄如酱为本证辨证要点。

【治法】 导滞通下，清热化湿。

【方药】 枳实导滞汤（《重订通俗伤寒论》）。

小枳实二钱 生大黄（酒洗）钱半 山楂三钱 槟榔钱半 薄川朴钱半 小川连六分 六曲三钱 青连翘钱半 老紫草三钱 细木通八分 生甘草五分

方中大黄、枳实、厚朴、槟榔推荡积滞，清热理气化湿；山楂、神曲消导化滞和中；黄连、连翘、紫草清热解毒；木通利湿清热；甘草调和诸药。

【临床运用】 本证应与肠热下利证相鉴别：肠热下利证，表现为泻下稀便臭秽、肛门灼热、苔黄等邪热迫注大肠之证，无湿邪阻滞的特征；而本证便溏而不爽，色黄如酱，苔黄垢腻等，证属暑湿积滞搏结肠腑。又与热结肠腑证所见纯利稀水臭秽、苔黄燥等属于温热证候有明显区别。如腹胀满较重，加陈皮、木香等理气除满；如呕逆较甚，加半夏、生姜等降逆止呕。

本证暑湿积滞胶结于肠腑，非通导不能祛其积滞，非清化不能解除暑湿。与热结阳明的腑实证治法不同，不得用三承气汤苦寒下夺或咸寒软坚。若误投承气汤峻下猛攻，不仅暑湿难以清化，且徒伤正气。暑湿积滞胶结肠腑，非一次攻下病邪即能尽除，往往需要连续缓下，多次清化，暑湿积滞方能完全解除。故本证的治疗注重制剂宜轻，连续攻下，因势利导，即所谓"轻法频下"。使用下法后，以大便由溏转硬标志着邪已尽除，可为停用下法的指征。正如叶天士《温热论》所说："伤寒邪热在里，劫烁津液，下之宜猛；此多湿热内搏，下之宜轻。伤寒大便溏为邪已尽，不可再下；湿温病大便溏为邪未尽，必大便硬，慎不可再攻也，以粪燥为无湿矣。"

3. 热炽阴伤

【证候】 壮热，口渴，无汗，小便短少不利，舌干红，苔黄燥，脉细数。

【病机】 本证为暑热内炽，郁阻气分，阴液耗伤之证。暑热内炽，故见壮热；热灼阴伤，则口渴，无汗，小便短少不利；吴鞠通认为："温热之小便不通，无膀胱不开证，皆上游（指小肠而言）热结，与肺气不化而然也。"故本证所见小便短少不利，乃热郁小肠，灼伤阴液所致；舌干红，苔黄燥，脉细数，均为气分暑热内炽，阴液耗伤之象。其中壮热、口渴、无汗、小便短少不利为本证辨证要点。

【治法】 滋阴生津，泻火解毒。

【方药】 冬地三黄汤（《温病条辨》）。

麦冬八钱　黄连一钱　苇根汁（冲）半酒杯　玄参四钱　黄柏一钱　银花露（冲）半酒杯　生地黄四钱　黄芩一钱　生甘草三钱

水八杯，煮取三杯，分三次服，以小便得利为度。

本方以黄连、黄芩、黄柏苦寒以清泄郁热；生地黄、麦冬、玄参甘寒以滋阴生津；花露、苇汁甘凉滋润，清泄肺热；甘草配生地黄等以化阴生津，共成甘苦和化阴气法，治疗小肠热结阴伤之小便不利。吴鞠通解释为："小肠为火腑，故以三黄苦药通之；热结则液干，故以甘寒润之；金受火刑，化气维艰，故倍用麦冬以化之。"并强调：温病热结阴伤之小便不利者，禁用淡渗法，忌五苓、八正散之类，也不可纯用苦寒，避免化燥伤阴。此提示苦寒清热解毒是治疗温病邪热伤津而致尿少的重要治法。

【临床运用】 本证应与阳明热盛证相鉴别：阳明热盛证，里热蒸腾，迫津外泄，则见壮热、口大渴、汗大出、脉洪大等气分邪热充斥之候，热盛伤津耗气时，可兼背微恶寒、脉芤等症，一般多大汗；本证为暑热内炽，阴液损伤较重，热势虽甚，但仍属热郁气分的病机，汗源匮乏则无汗，泉源枯竭则小便短少。此外，本证所见无汗当与外邪束表导致腠理闭塞之无汗相鉴别，以及本证所见小便短少不利，又与膀胱气化失司之小便短少不同，临床上还须细察明辨。

吴鞠通提出："冬地三黄汤，甘寒十之八九，苦寒仅十之一二。"这体现了甘苦合化之意，在运用冬地三黄汤时应注意用药比例；如小便短少而兼有瘀热结于下焦，加大黄、芒硝、桃仁以通腑化瘀。

（三）热在营血

1. 热在心营，下移小肠

【证候】 身热夜甚，心烦不寐，口干但不甚渴饮，小便短赤热痛，舌绛，脉细数。

【病机】 本证为暑热入营，心营邪热下移小肠所致。营热阴伤，故见身热夜甚，口干但不甚渴饮；热扰心神则心烦不寐；小肠热盛则小便短赤热痛；舌绛，脉细数系热入心营之象。其中身热夜甚、心烦不寐、小便短赤热痛为本证辨证要点。

【治法】 清心凉营，清泻小肠。

【方药】 导赤清心汤（《通俗伤寒论》）。

鲜生地黄六钱　朱茯神二钱　细木通五分　原麦冬（辰砂染）一钱　粉丹皮二钱　益元散（包煎）三钱　淡竹叶钱半　莲子心三十支　辰砂染灯心草二十支　莹白童便（冲）一杯

水煎服。

方中以生地黄、丹皮、麦冬清营养阴；朱茯神、莲子心、灯心草清心宁神；木通、竹叶心、益元散、童便清导小肠之热。取童便清降热邪，导火下行，然现代多不用，可去之，或根据用药之意改用它药。本方用药符合明代王纶提出的"治暑之法，清心利小便最好"的治疗大法。

【临床运用】 心与小肠相表里，本证既有热在心营见症，又兼小肠热盛表现，心营小肠同病与单纯的热灼营阴证有所不同；本证所见小便短赤热痛与邪在气分热结阴伤证出现小便短少不利的病机不同，且伴见症状也有区别。在临床应用时，可酌加水牛角、玄参、赤芍、黄连等，以增强清营凉血、滋阴泻火之力；若伴见神昏谵语、舌蹇肢厥，加用安宫牛黄丸或紫雪丹等清心开窍。

2. 热闭心包，血络瘀滞

【证候】 身热夜甚，神昏谵语，口干而漱水不欲咽，皮肤、黏膜出血斑进行性扩大，舌深绛或紫晦。

【病机】 本证为瘀热阻闭心包，血络瘀滞之候。邪热深入血分则身热夜甚；热伤血络，迫血妄行，故见皮肤、黏膜出血斑进行性扩大；瘀热阻闭心包，故神昏谵语；瘀血内阻则口干而漱水不欲咽；舌深绛或紫晦为热瘀互结、瘀血阻滞脉络之象。其中身热夜甚，神昏谵语，口干而漱水不欲咽，皮肤、黏膜出血斑进行性扩大为本证辨证要点。

【治法】 凉血化瘀，开窍通络。

【方药】 犀地清络饮（《重订通俗伤寒论》）。

犀角汁（冲）四匙 粉丹皮二钱 青连翘（带心）二钱半 淡竹沥（和匀）二瓢 鲜生地八钱 生赤芍钱半 原桃仁（去皮）九粒 生姜汁（同冲）二滴

先用鲜茅根一两，灯心草五分，煎汤代水，鲜石菖蒲汁两匙冲。

本方用于热盛动血，热瘀互结较重者。如何秀山所说："热陷包络神昏，非痰迷心窍，即瘀塞心孔，必用轻清灵通之品，始能开窍而透络。"本方轻清透络，通瘀泄热。方用犀角地黄汤凉血散血，加桃仁、茅根活血凉血；连翘、灯心清心泄热；菖蒲、竹沥、生姜涤痰开窍。诸药合用，共奏凉血散血、开窍通络之功效，凡因瘀热导致神识不清者皆可以此方加减运用。

【临床运用】 本证表现为神昏谵语，皮肤、黏膜出血斑进行扩大，还兼瘀血阻滞的特征，故属热陷心包、热盛动血、血络瘀滞三者相兼之证，与一般的热陷心包证无热盛动血和瘀血内阻的病机有别，也与血分证所见的神昏谵语和瘀血表现的轻重程度有所不同。

临床治疗时，若神昏谵语较重者，加用安宫牛黄丸或紫雪丹，以增强清心开窍的作用。瘀热阻滞心包络，神昏谵语严重者，可配合犀珀至宝丹（《重订广温热论》方：白犀角、羚羊角、广郁金、琥珀、炒穿甲、连翘心、石菖蒲、蟾酥、飞辰砂、真玳瑁、当门子、血竭、藏红花、桂枝尖、粉丹皮）增强清心化痰、开窍醒神之力。

3. 热瘀气脱

【证候】 身热面赤，皮肤、黏膜瘀斑，心烦躁扰，四肢厥冷，汗出不止，舌色暗绛，脉虚数。

【病机】 本证为暑热深入血分，热瘀互结，气阴两脱之证。暑入血分，热瘀搏结，损伤血络，迫血妄行，故见身热面赤，皮肤、黏膜出血发斑；瘀热上扰心神，则心烦躁扰；气阴两脱，则为四肢厥冷，汗出不止；舌色暗绛，脉虚数为血分热盛兼正虚之象。其中身热面赤，皮肤、黏膜瘀斑，心烦躁扰，四肢厥冷，汗出不止为本证辨证要点。

【治法】 急予凉血化瘀，益气养阴固脱。

【方药】 犀角地黄汤（方见春温章）合生脉散（方见风温章）。

【临床运用】 本证应注意与单纯的血分证相辨别。若瘀血内阻，正气耗伤，心肾阳气大衰，可导致阳气外脱之证。症见四肢厥冷，冷汗不止，息微喘喝，神疲倦卧，面色青灰，唇青，舌淡暗，脉微等，属瘀阻脉络、阳气外脱证。治宜益气回阳固脱，兼以化瘀通络，可用参附汤加桃仁、赤芍、丹参等活血通络之品。临床中应密切观察病情的演变，必要时采取中西医结合方法进行抢救。

（四）肾气亏损，固摄失职

【证候】 小便频数量多，甚至遗尿，口渴引饮，腰膝酸软，头晕耳鸣，舌淡，脉沉弱。

【病机】 本证为伏暑病后期，邪热已退，肾气肾阳俱伤，肾虚不固之证。肾不固摄，膀胱失约，故见小便频数量多，甚至遗尿；肾阳虚弱，气化失司，津液不能上承，故口渴引饮；腰为肾之腑，脑为髓之海，肾主骨生髓，故肾气亏虚则腰膝酸软，头晕耳鸣；舌淡，脉沉弱为正气虚损之象。本证属伏暑后期之变证，病情较重，与一般温病后期阴所见阴液耗损的病机明显不同。

【治法】 温阳化气，益肾缩尿。

【方药】 右归丸合缩泉丸。

右归丸（《景岳全书》）

大怀熟地黄八两　山药（炒）四两　山茱萸（微炒）三两　枸杞（微炒）四两　鹿角胶（炒珠）四两　菟丝子（制）四两　杜仲（姜汤炒）四两　当归三两（便溏勿用）　肉桂二两（渐可加至四两）　制附子二两（渐可加至五六两）

上先将熟地黄蒸烂，杵膏，加炼蜜丸，桐子大，或丸如弹子大。每嚼服二三丸。以滚白汤送下，其效尤速。

本方系《金匮要略》肾气丸去茯苓、泽泻、丹皮，加鹿角胶、菟丝子、杜仲、枸杞、当归而成，不用泻法，功专温肾补阳，主治肾阳不足，命门火衰证。

缩泉丸（《妇人良方》）

乌药　益智仁等分

上为末，酒煎，山药末为糊丸，桐子大。每服七十丸，盐、酒或米饮下。

本方温肾祛寒，缩尿止遗，配合右归丸治疗伏暑病后期，肾虚失固，肾阳虚而不能气化之尿频、尿量过多之证。

【临床运用】 临床上两方皆可变丸为汤，待症情稳定后，再改为丸剂服用，以巩固疗效。运用时还需注意附子、当归、肉桂等药的用量用法。

小结

伏暑是感受夏季暑湿或暑热病邪，伏藏于体内，发于秋冬季节的一种急性外感热病，属于湿热性质的伏气温病。其发病急骤，初起即可见里热证候，病程中证候复杂，病情较重，病势缠绵，病程较长。伏暑的治疗以清泄暑热为主，兼有湿邪时，又当兼以化湿。暑湿郁于气分而兼有表证者，与感冒相似，可用银翘散加杏仁、滑石、苡仁、通草外解表邪，内清暑湿；若外有表证里和暑湿而心烦较甚者，可用黄连香薷饮以解表化湿，清热涤暑。如表证已解而暑湿之邪郁阻少阳，类似疟疾者，可用蒿芩清胆汤清泄少阳，分消湿热。如暑湿侵入胃肠与积滞搏结，应用枳实导滞汤苦辛通降，消导积滞之法。暑热发于营分之证，其病机、证治及演变情况大抵与春温邪在营分者相同，治疗大旨总以清营泄热为主。如初起兼有表证者，治宜辛凉解表合以清营泄热，用银翘散加生地黄、丹皮、赤芍、麦冬等。若热入心营而兼小肠热盛者，宜用导赤清心汤清心热而泻火腑。若营分热炽而兼血络瘀滞致瘀热闭窍的，治疗又当清营、开窍、活血，可用犀地清络饮治之。若在病程中出现斑疹、痉厥等症，治法与其他温病热入营血，热盛动风者相同，可以互参。本病后期见肾气已伤，固摄无权，小便量多，腰膝酸软，舌淡，脉沉弱者，用右归丸合缩泉丸温阳化气，益肾缩尿。

思考题

1. 试述伏暑的病因与初起的证候特点。
2. 伏暑邪郁少阳的证治，以及与伤寒小柴胡汤证的证治有何区别？
3. 伏暑邪结肠腑的治疗为何不用承气汤急下存阴？
4. 试述伏暑营血分证治。
5. 伏暑后期肾虚失固病机是如何形成的？如何辨证论治？

第十三章　秋　燥

　　秋燥是感受燥热病邪引起的，初起病在肺卫并同时具有津液不足表现为特征的一种急性外感热病。一般病情较轻，病程较短，传变较少，易于痊愈，极少数病例可传入下焦肝肾。本病多发生在秋季，尤以初秋多见。

　　早在《内经》中即有关于燥邪为病的记载，如《素问·阴阳应象大论》提出了"燥胜则干"的燥邪致病特点，《素问·至真要大论》确立了"燥者润之""燥者濡之"及"燥化于天，治以辛寒，佐以苦甘"等治燥大法。金元时期的刘河间在《素问玄机原病式》中补充了"诸涩枯涸，干劲皴揭，皆属于燥"的燥病特点。朱丹溪以四物加减，李东垣从养荣血、补肝肾、润肠液等立法，并拟润肠丸等以治燥。清代医家将燥病分为内燥与外燥：内燥多指内伤津血干枯之征；外燥系秋季外感时令之气而致。清初喻嘉言在《医门法律》中指出《内经》中"秋伤于湿"应为"秋伤于燥"，并著有论述燥邪为患的专篇——"秋燥论"，首立秋燥病名，并创制清燥救肺汤为治秋燥主方。对燥邪的寒热属性，各医家的看法不同，如喻嘉言认为燥属火热，沈目南认为燥属次寒，俞根初、王孟英、费晋卿又认为秋燥有温、凉两类，吴鞠通则以胜复气化之理来论述燥气，以胜气属凉，复气属热。可见，前人所说的秋燥有温燥、凉燥之分。因温病为感受温邪所致，所以本章论述的秋燥是指燥热病邪所引起的温燥，而凉燥不属温病范畴。

　　根据发病季节和临床表现，西医学所说的发于秋季的呼吸系统感染性疾病，如上呼吸道感染、急性支气管炎及某些肺部感染等，可参考本病辨证论治。

第一节　病因病机

一、病因发病

　　秋燥的病因是秋令的燥热病邪。秋承夏后，秋阳以曝，气温尚高，加之久晴无雨，致气候干燥而温热，易形成燥热病邪。本病的发生多为人体正气不足，卫外不固，或摄生不慎，身体防御外邪能力减弱，燥热之邪易通过口鼻侵入肺卫而发病。

二、病机演变

　　秋日燥金主令，肺属燥金，燥热病邪从口鼻而入，内应于肺，肺合皮毛，所以本病初起多在肺卫，燥盛则津伤，故以津液干燥的肺卫见症为主。肺卫燥热之邪不解，由卫及气，入里化火，津液耗伤更为突出，除伤及肺脏之外，还可波及胃、肠等脏腑。如燥热伤肺则宣肃失常，甚则肺热伤络，下移大肠，导致肺燥肠热，络伤咳血；肺受燥热，肺津不能下布，大肠失润，则成肺燥肠闭；燥热结滞肠腑而耗伤阴液，可致腑实阴伤。气分证不解，燥热化火，可深入营血，或致气血两燔。若感邪较重，失治、误治或素体较弱，亦可传入下焦肝肾而见肝肾阴伤，虚风内动。但本病甚少出现热入营血和肝肾阴伤的病变。

第二节　辨证论治

一、辨治要点

（一）辨病依据
1. 本病具有明显的季节性，多发于秋季，尤以初秋燥热偏盛之时多见。

2. 初起除发热恶寒、咳嗽等肺卫表热证外，同时伴有口、鼻、唇、咽、皮肤等津液干燥征象。

3. 本病以肺为病变重心，以燥伤阴液为主要病理变化。病情较轻，传变较少，后期以肺胃阴伤者为多，较少传入下焦。

4. 本病与风温初起症状相似，皆有发热恶寒、咳嗽、口渴等肺卫见症。但风温多发于冬春两季，初起以表热证为主，津液不足见症不显，且病情发展快，易发生逆传心包之变；秋燥多发于秋季，初起除肺卫见症外，必伴有口、鼻、咽、唇、皮肤等津液干燥表现。

（二）辨证要点
1. 辨燥性之温凉　燥邪具有温凉不同属性，所致之病亦有温燥、凉燥之分。在初起阶段区别尤为重要。临床辨证，可从发病时气候的温热寒凉、发热恶寒的孰重孰轻、口渴与否、痰质的稀稠、舌质的变化等方面加以辨别。若发热，微恶寒，头痛，少汗，咳嗽少痰，或痰黏色黄，咽鼻燥热，口渴，苔薄白欠润，舌边尖红，发于初秋燥热偏盛之时为温燥；若发热，恶寒，恶寒持续时间较长，头痛，少汗，咳嗽少痰，或痰黏色白，鼻鸣而塞，苔薄白欠润，舌边尖淡红，发于深秋气候转冷之时为凉燥。

2. 辨燥热之部位　秋燥虽以肺为病变重心，但也可波及胃、肠等脏腑。病变若以肺为主，可表现为燥热炽盛、肺津受损，或可因燥热损伤血络而咳血。若肺经燥热下移大肠，则见大便泄泻；如肺不布津于肠而见大便秘结。若燥热循经上干头目清窍，可致清窍干燥。临床须辨别燥热之部位而分别论治。

3. 辨燥热阴伤之程度　秋燥初起即有津液干燥的表现，且随邪深入津伤呈加重之势，同时，燥热病邪可以涉及不同脏腑部位，故燥热和阴伤有程度的差异和部位的不同。一般初起以体表津液和肺津不足为主，见口、鼻、咽、唇、皮肤、舌苔津液干燥之象，津伤程度较轻；若燥热在肺，则以肺津不足表现为主，见干咳或痰少而黏难咯，津液耗伤程度较重；后期出现口渴而不欲多饮，舌红少苔为胃阴受伤，津液耗伤程度较重；如见手足心热、虚烦不得眠、颧红则为肝肾阴伤，津液耗伤程度更重。正如俞根初在《通俗伤寒论》所说："秋燥一证，先伤肺津，次伤胃液，终伤肝血肾阴。"

（三）论治要点
根据《素问·至真要大论》"燥者濡之"原则，治燥当润燥，秋燥为病，燥邪为患，润燥之时还须清热祛邪，故秋燥治疗原则为清热润燥。治疗用药注意"宜柔润，忌苦燥"，因燥性虽近火，但又不同于火，"治火可用苦寒，治燥必用甘寒"。

初起邪在肺卫，宜辛凉甘润，透邪外出。中期邪聚上焦，燥干清窍者，宜清散上焦气热，润燥利窍。若燥热化火伤及肺阴者，宜清肺润燥养阴。若肺燥肠热，络伤咳血者，宜润肺清肠，清热止血。若肺燥肠闭津亏而致便秘者，宜肃肺润肠通便。后期，燥热已退，肺胃阴伤未复者，宜甘寒生津，滋养肺胃之阴。

针对秋燥不同阶段的病理特点，前人提出了"上燥治气，中燥增液，下燥治血"，可作为秋燥初、中、末三期治疗大法的概括。所谓"上燥治气"，是指燥邪上受，首犯肺卫，肺主气，肺津为燥邪所伤，则肺气宣肃失司，治宜辛以宣肺透邪，润以制燥保肺。"治气"即为"治肺"。故何廉臣所谓之"上燥治气，吴氏桑杏汤主之"，以及叶天士所说的"燥自上伤，是肺气受病，当以辛凉甘润之方，气燥自平而愈"，皆有助于对"上燥治气"这一治疗原则的理解。"中燥增液"，则指燥热病邪由上焦而至中焦，损伤肺胃津液，治当甘凉濡润，以复其津。"下燥治血"，乃指少数病例，若最终演变为燥热损伤下焦肝肾精血者，治用甘咸柔润，以补肾填精，故"治血"之意实指滋补肾阴。

二、常见证候辨治

（一）邪犯肺卫

【证候】 发热，微恶风寒，少汗，干咳或痰少而黏，咳甚则声音嘶哑，咽干痛，鼻燥热，口微渴，舌边尖红，苔薄白欠润，右脉数大。

【病机】 此为秋燥初起，燥热上受，邪袭肺卫之证。肺卫受邪，卫气失宣，则发热，微恶风寒，少汗；燥热袭肺，肺失清肃，则咳嗽；燥热伤津，肺窍失润则干咳喉痒，痰少而黏，咳甚而声音嘶哑及咽干，鼻燥，口微渴。舌边尖红，苔薄白欠润，右脉数大，也是燥热犯及上焦肺卫，燥热损伤津液之征。其中发热、微恶风寒、干咳、咽干、鼻燥为本证辨证要点。

【治法】 辛凉甘润，轻透肺卫。

【方药】 桑杏汤（《温病条辨》）。

桑叶一钱　杏仁一钱五分　沙参二钱　象贝一钱　豆豉一钱　栀皮一钱五分　梨皮一钱
水二杯，煮取一杯，顿服之，重者再作服。

燥热病邪侵袭肺卫，其治法既要宣肺疏卫，向外达邪，又要生津润燥。疏卫用辛凉之品，辛散燥邪，凉泄热邪；润燥用甘寒之品，生津养液。故立辛凉甘润、轻透肺卫之法。方中以桑叶、豆豉辛凉透散，解肌泄热；杏仁、象贝宣肺止咳化痰；栀皮清热宣透；沙参、梨皮甘寒生津，养阴润燥，以使邪去而不伤津，润燥而不碍表。共奏疏表润燥之效。

【临床运用】 发热较重者，可加银花、连翘以清热解毒；表闭较甚者，可加薄荷、牛蒡子以增加辛凉透解之力；若感燥邪不甚，其津伤较轻者，可用桑菊饮轻透肺卫之邪。若见咽部红肿干痛明显者，可加桔梗、甘草、牛蒡子、板蓝根以清热利咽；咳痰黄稠者，可加瓜蒌皮、天竺黄以清热化痰；咳甚胸痛者，可加瓜蒌、橘络、丝瓜络；痰中带血，鼻燥衄血者，可加白茅根、藕节、橘络、丝瓜络以通络凉血止血；大便燥结者，可加紫菀、瓜蒌仁以通降大肠。

如在深秋气候干燥之时，症见发热恶寒，头痛，无汗，鼻塞，咽干唇燥，咳嗽稀痰，苔薄白欠润而舌质正常者，属凉燥之邪侵袭肺卫。治宜辛开温润，疏表透邪，方用杏苏散（引《温病条辨》方：杏仁、苏叶、半夏、橘皮、前胡、甘草、苦桔梗、枳壳、茯苓、生姜、大枣）。

（二）邪在气分

1. 燥干清窍

【证候】　身热，口渴，耳鸣，目赤，龈肿，咽痛，舌红，苔薄黄而干，脉数。

【病机】　此为燥热病邪从卫入气，上干头目清窍之证。咽喉为肺胃之门户，牙龈为阳明经脉所络。卫表之邪未解，侵入上焦气分，燥热随经上干头目、清窍，故见耳鸣，目赤，龈肿，咽痛等症。燥热内盛，津液受伤，则发热、口渴。舌红，苔薄黄而干，脉数为燥热入气，损伤津液之征。其中身热、口渴、耳鸣、目赤、龈肿、咽痛为本证辨证要点。

【治法】　清宣上焦气分燥热。

【方药】　翘荷汤（《温病条辨》）。

薄荷一钱五分　连翘一钱五分　生甘草一钱　黑栀皮一钱五分　桔梗三钱　绿豆皮二钱

水二杯，煮取一杯，顿服之。日服二剂，甚者日三服。

本证因燥热之邪上干，清窍为之不利，病位在上，虽邪已入气，但病势轻浅，故治疗当以轻清宣透，清解上焦燥热为主。方中薄荷辛凉宣透，以清头目而利诸窍；连翘、黑栀皮、绿豆皮轻清趋上，以清上焦气分燥热；桔梗、甘草辛散甘缓，以宣透润燥，利咽喉而消龈肿。诸药合用，使上焦气分燥热得解，则诸窍自宁。此为辛凉清火之轻剂，符合"治上焦如羽"之旨。

【临床运用】　原方可加桑叶、蝉衣以增强宣泄透热功效。目赤、耳鸣重者加菊花、夏枯草、羚羊角粉、苦丁茶清利头目；咽痛者加牛蒡子、僵蚕、黄芩等以清利咽喉。临证时须注意，本证当禁用苦重之品，以免化燥伤阴和药过病所。

2. 燥热伤肺

【证候】　身热，干咳无痰，气逆而喘，咽喉干燥，鼻燥，齿燥，胸满胁痛，心烦口渴，舌边尖红赤，舌苔薄白而燥或薄黄干燥，脉数等。

【病机】　此为肺经燥热化火，耗伤阴液之证。肺为热灼，肺气失于清肃，则见身热，干咳无痰，气逆而喘；热壅于肺，气机失畅，则胸满胁痛；燥热上干，耗伤津液，故咽喉干燥，鼻燥，齿燥，舌边尖红赤；热灼阴伤故见心烦口渴。本证苔薄白而燥，是因燥热迅即由卫及气，化火伤阴所致，故舌面干燥而苔色未及转变。一俟邪留气分时间稍久，苔必由白转黄，舌面必进一步干燥。对此种薄白而燥之苔切不可误为表未解而津已伤。其中身热、干咳无痰、气逆而喘、咽喉干燥、鼻燥、齿燥、胸满胁痛为本证辨证要点。

【治法】　清肺润燥养阴。

【方药】　清燥救肺汤（《医门法律》）。

煅石膏二钱五分　冬桑叶三钱　甘草一钱　人参七分　胡麻仁（炒研）一钱　真阿胶八分　麦冬（去心）一钱二分　杏仁（去皮，麸炒）七分　枇杷叶（去毛，蜜炙）一片

水一碗，煮六分，频频二三次温服。

【临床运用】　若肌表尚有邪热，可去阿胶加薄荷叶、连翘、牛蒡子等增强透表之力；若热重津伤明显者，以北沙参或西洋参易人参，加知母、麦冬、桔梗甘寒润燥，增强清润之力；痰多者，可加贝母、竹沥、瓜蒌皮以化痰；咳痰带血者，可加侧柏叶、旱莲草等以凉血止血；胸满胁痛明显者，可加丝瓜络、橘络、郁金等以和络止痛。临证时应慎用苦寒降火，以免重伤肺津。

3. 肺燥肠热，络伤咳血

【证候】 初起喉痒干咳，继则因咳甚而痰黏带血，胸胁牵痛，腹部灼热，大便泄泻，舌红，苔薄黄而干，脉数。

【病机】 此为肺燥肠热，络伤咳血之证。秋燥初起，燥热在肺，故喉痒干咳；继而燥热化火，肺气失于清降，且肺络受伤，故咳甚而痰黏带血，并胸胁作痛；肺与大肠相表里，肺中燥热下趋大肠，传导失常，故见腹部灼热如焚而大便泄泻。此种便泻，多是水泻如注，肛门热痛，甚或腹痛泄泻，泻必艰涩难行，似痢非痢。《素问·至真要大论》云：“暴注下迫，皆属于热。”这与虚寒便泄清水不同。舌红，苔黄而干，脉数，皆系气分燥热之征，故本证之咳血，并非热入血分，迫血妄行所致。其中干咳、痰黏带血、胸胁牵痛、腹部灼热、大便泄泻为本证辨证要点。

【治法】 清热止血，润肺清肠。

【方药】 阿胶黄芩汤（《重订通俗伤寒论》）。

陈阿胶、青子芩各三钱　甜杏仁、生桑皮各二钱　生白芍一钱　生甘草八分　鲜车前草、甘蔗梢各五钱

先用生糯米一两，开水泡取汁出，代水煎药。

本证是因肺燥肠热而致咳血泄泻，治当清热以止血，清肠以止泻，肺与大肠同治。方中陈阿胶、甜杏仁、生桑皮、甘蔗梢、生糯米养血生津，肃肺止咳，以上宁肺络而下濡大肠，且阿胶尚能止血，对络伤出血者，尤为合拍。再以黄芩、芍药、甘草酸苦泄热坚阴，以治其利，且白芍、甘草相配，又能酸甘化阴，缓急止痛，再配黄芩苦寒以清肺与大肠之热而坚阴。鲜车前草既可养肺止咳，又能引导肺与大肠之热从小肠而去。诸药合用，润肺清肠，泄热止血。

【临床运用】 若见咳血较多者，可加白茅根、侧柏叶、焦山栀等以凉血止血；泻利较甚者，可加葛根、黄连等以清肠止泻；咳甚痰多者，加枇杷叶、冬瓜仁、竹沥、贝母等以化痰止咳；胸胁痛甚者，可加郁金、丝瓜络、橘叶等以和络止痛。

4. 腑实阴伤

【证候】 潮热，腹部胀满，大便秘结，口干唇燥，或有神昏谵语，苔黑干燥，脉沉细。

【病机】 本证为燥热内结于阳明，津伤肠燥之候。身热以午后为甚，腹部胀满甚至拒按，大便秘结，舌黑干燥系燥热结于肠腑之象。腑热上扰神明，则可见神昏谵语。口干唇燥，脉沉而细，为阴津亏损之象。其中潮热、腹部胀满、大便秘结、口干唇燥为本证辨证要点。

【治法】 滋阴润燥，通腑泄热。

【方药】 调胃承气汤（方见风温章）加鲜首乌、鲜生地黄、鲜石斛。

本证燥热内结，当攻下泄热以泻其实；津液耗伤，又需滋养阴液以复其阴。用调胃承气汤攻下腑实，以去燥结；加入首乌、生地黄、石斛滋阴润燥以养阴液。选用鲜药，取其汁多，滋养作用较干者更胜。全方通腑和滋阴同用，通腑本身即可存阴，滋阴润燥亦有助于通腑，滋阴与通下并用，相得益彰。

【临床运用】 本证与一般温病腑实阴伤证相似，治疗以养阴与攻下并举，临床如无鲜药，也可用增液承气汤加减治疗。

5. 肺燥肠闭

【证候】 咳嗽不爽而多痰，胸腹胀满，大便秘结，舌红而干。

【病机】　此证为肺有燥热，液亏肠闭，肺与大肠同病之候。表证虽解，但肺受燥热所伤，气机失于宣畅，故咳而不爽；肺之输布失职，则津液停聚而为咳嗽多痰；肺不布津，大肠失于濡润，传导失常，则糟粕停聚于内而见便秘腹胀；舌红而干则为燥热津亏之征。其中咳嗽不爽而多痰、胸腹胀满、大便秘结为本证辨证要点。

【治法】　肃肺化痰，润肠通便。

【方药】　五仁橘皮汤（《重订通俗伤寒论》）。

甜杏仁（研细）三钱　松子仁三钱　郁李仁（杵）四钱　原桃仁（杵）二钱　柏子仁（杵）二钱　橘皮（蜜炙）一钱半

水煎服，日一剂。

本证之便秘是因肺燥而影响及肠，肠中缺乏津液所致，与阳明燥实内结者不同，故不任承气苦寒攻下，宜用肃肺化痰、润肠通便之五仁橘皮汤治疗。方中松子仁、郁李仁、桃仁、柏子仁均富有油脂而具有润燥滑肠之功；甜杏仁既能润肺化痰，又可宣开肺气，润肠通便；橘皮能化痰行气除胀，且助运行，使诸仁润而不滞，所以用蜜炙，亦取其润而不燥之意。全方意取肃肺润肠，因肺与大肠相表里，肠润便通则肺气易降，肺气降则大便亦易于通下。

【临床运用】　本证与肺燥肠热证皆为肺肠同病，但前者为燥热化火，上伤肺络而干咳出血，下逼肠液而便泻稀水；本证乃燥热气结，津液不布，上为液聚而痰多，下为津枯而肠闭。本证与阳明腑实证皆有大便秘结，但彼为胃肠邪热与肠中糟粕相结，故无咳嗽痰多等肺系见证；本证为肺不布津而肠中液亏，故无日晡潮热、谵语神昏、腹部硬满作痛、苔黄而燥或焦黑等邪热与糟粕结聚之证。

若欲增其润肠之功者，可加瓜蒌仁、火麻仁等以润肠通便；欲急下者，可加玄明粉、白蜜等以通下燥屎；欲开肺气，恢复肺之输布津液功能，可加前胡、紫菀等以宣通肺气。

6. 肺胃阴伤

【证候】　身热已退，或身有微热，干咳或痰少，口、鼻、咽、唇干燥乏津，口渴，舌干红少苔，脉细数。

【证候分析】　此为燥热渐退，肺胃阴伤，邪少虚多之证。燥热渐退，故身热已退或尚有微热；肺阴伤则咳嗽不已而少痰，胃阴伤则口咽干燥而渴；由于邪去而肺胃津伤，故舌质多为光红而少苔，脉象细数。其中干咳或痰少，口、鼻、咽、唇干燥乏津，舌干红少苔，脉细数为本证辨证要点。

【治法】　甘寒滋润，清养肺胃。

【方药】　沙参麦门冬汤（方见风温章），津伤甚者合以五汁饮。

五汁饮（《温病条辨》）

梨汁　荸荠汁　鲜苇根汁　麦冬汁　藕汁（或用蔗浆）

临时斟酌多少，和匀凉服。不甚喜凉者，重汤炖温服。

本证外邪已解，燥热不甚，以津伤为主，故治疗重在滋养肺胃津液，故用沙参麦冬汤。方中以沙参、麦冬、玉竹、花粉甘寒生津，润养肺胃；生扁豆、甘草扶助胃气；桑叶轻清宣透以散余邪。诸药合用，以清养肺胃，生津润燥。若津亏甚者，合以五汁饮。方中五物甘寒，皆用鲜汁，滋阴作用较强。

【临床运用】　若兼肠燥便秘者，可加鲜生地黄、鲜何首乌、鲜石斛、火麻仁以润肠通便；

如身热较甚，干咳较多，可加用银花、连翘、杏仁、枇杷叶、川贝母清解余热，润肺止咳。本证邪少虚多，肺胃津伤，故只宜甘寒生津，忌用苦寒，如吴鞠通所说："温病燥热，欲解燥者，先滋其干，不可纯用苦寒也，服之反燥甚。"

（三）气营（血）两燔

【证候】 身热，口渴，烦躁不安，甚或吐血、咯血、衄血，斑点隐隐或紫赤显露，舌绛，苔黄燥，脉数。

【证候分析】 此为气分燥热未解，深入营血，而成气营（血）两燔之证。身热，口渴，苔黄为气分热盛津伤之象；舌绛，烦躁不安及吐血、衄血、斑疹，均为热炽营血，热扰心神，血络受损之征。其中身热，口渴，烦躁不安，甚或吐血、咯血、衄血，斑点隐隐或紫赤显露为本证辨证要点。

【治法】 气营（血）两清。

【方药】 玉女煎去牛膝、熟地黄，加生地黄、玄参方（方见春温章）。

方中石膏、知母大清气分之热，玄参、生地黄、麦冬合用取增液汤之方意，以复阴液，全方药物辛凉甘寒，避免了苦寒化燥之弊，诸药合成，可两清气营（血）之燥热。

【临床运用】 若吐血、咯血、衄血，斑疹显露者为热毒炽盛，血脉逆乱，宜加丹皮、赤芍、紫草等凉血化瘀，或以化斑汤为主方治疗。如气血热毒炽盛，神昏、谵语、吐血、衄血严重，应以清瘟败毒饮加减治疗。

（四）燥伤真阴

【证候】 昼凉夜热，口干，或干咳，或不咳，甚则痉厥，舌干绛，脉虚。

【病机】 此为病在下焦，燥热耗伤真阴，邪少虚多之证。燥热未净，真阴已伤，故见昼凉夜热；肾阴耗伤，津液不能上承，故口干，肾水不能上沃肺金，故干咳；水不涵木，虚风内动，故见痉厥；舌干绛，脉虚为真阴耗伤之象。其中昼凉夜热，口干，甚则痉厥，舌干绛为本证辨证要点。

【治法】 滋养肝肾，潜镇虚风。

【方药】 三甲复脉汤（方见春温章）或小复脉汤。

小复脉汤（《温热经纬》）

麦冬一两　炙甘草二两　鲜竹叶十五瓣　北枣肉两枚　枸杞两许

为细末，每服五钱，粳米汤盏半，煎至一盏温服，不能服者，帛系渍点口中，如加人参更妙。

方中麦冬、炙甘草、枸杞滋补心肾；枣肉、粳米润养心肺而下滋肾水，以使心肾相交。鲜竹叶凉心益气，且能轻泄余热。故本方用于身热不甚，日久不退，心悸，舌干绛，脉虚软或结代等燥热劫伤心肾真阴，邪少虚多之证较为适宜。临床之际，若加人参，则其复脉之功更著。

【临床运用】 秋燥病邪内传营血或深陷下焦者，一般较为少见。但若病情已至于此，则当随证转手以治之。正如叶天士所说："秋燥一证，气分先受，治肺为急。若延绵数十日之久，病必入血分，又非轻浮肺药可医。须审体质症端，古谓治病当活泼泼地，如盘走珠耳。"

若余热未清，夜热较甚，可加青蒿、地骨皮、白薇等以清透余热；干咳日久，可加杏仁、枇杷叶、川贝母等润肺止咳；兼见乏力气短者，加用太子参、沙参等益气养阴。如虚风内动之证明显者，可用大定风珠息风止痉。

小结

秋燥是发生于秋季的一种急性外感热病，初起即有明显的津液不足之燥象，表现为口、鼻、唇、咽喉、皮肤的津液干燥。本病以肺为病变中心，一般病情较轻，传变较少，病程较短，较少传入下焦，耗伤肝肾之阴。燥热病邪初袭人体见津液耗伤明显的邪袭肺卫证，治以润燥解表之桑杏汤，化火上干清窍，治以清宣上焦之翘荷汤。由肺的卫分证传入气分，出现燥热伤肺、肺燥肠热、络伤咯血、肺燥肠闭、腑实阴伤、肺胃阴伤等证，治疗时除选用甘寒、咸寒、酸寒之品以润燥祛邪外，根据病位及邪正之间主次关系，分别采用清燥救肺汤、阿胶黄芩汤、五仁橘皮汤、调胃承气汤，以及沙参麦冬汤、五汁饮等治疗，燥伤真阴，虚风内动宜三甲复脉汤或小复脉汤治之。

思考题

1. 如何理解秋燥的病因病机？
2. 风温初起与秋燥初起的辨治有何异同？
3. 如何理解"上燥治气，中燥增液，下燥治血"？
4. 桑杏汤与清燥救肺汤在临床上如何区别使用？
5. 试述肺燥肠闭证与肺燥肠热证在病机及证治方面的异同。

第十四章　大头瘟

　　大头瘟是感受风热时毒引起的，以头面焮赤肿大为特征的急性外感热病，多发生于冬春二季。本病除全身症状外，伴有头面红肿疼痛的表现，故属于温毒范畴。

　　汉唐以前的文献中并无本病病名的记载。隋代巢元方《诸病源候论》的丹毒病诸候、肿病诸候，以及唐代孙思邈《千金翼方》疮痈卷中所叙述的丹毒中有类似本病的记载。金代刘河间称本病为"大头病"。《古今医案按》载有李东垣制普济消毒饮治疗"大头伤寒"，广施其方而全活甚众的史实。明代陶华《伤寒全生集》指出本病的病因"一曰时毒，一曰疫毒，盖天行疫毒之气，人感之而为大头伤风也"，治疗宜"退热消毒"。明代张景岳在《景岳全书》中将本病称为"大头瘟"，划属温疫范畴。俞根初《通俗伤寒论》称本病为"大头风"，并认为其病因为："风温将发，更感时毒。"吴鞠通《温病条辨》将本病归于"温毒"范畴，并谓本病"俗名大头瘟、虾蟆瘟"。

　　本病近代较少见，更少有流行发生。西医学的颜面丹毒、流行性腮腺炎与本病有相似之处，可参照本病辨证施治。但中医文献中曾记载大头瘟有强烈的传染性，可引起大面积流行，并有较高的致死率，与颜面丹毒、流行性腮腺炎不尽相同，应注意区分。此外，临床各科中的头面肿毒病证也可参考本病相关证候辨证论治。

第一节　病因病机

一、病因发病

　　本病的病因是风热时毒，在温暖多风的春季或应寒反暖的冬季容易形成。风热时毒既具有风热病邪的性质，又具有热毒的特性，多从口鼻吸受，致病后发展迅速，易致局部红肿热痛，并造成传播。当人体正气不足，或气血阴阳失调时，易感邪发病。

二、病机演变

　　风热时毒自口鼻而入，初起邪犯卫气，热毒充斥，因卫受邪郁，故先有短暂的憎寒发热；继而气分热毒蒸迫肺胃，出现壮热烦躁、口渴引饮、咽喉疼痛等里热炽盛的临床症状；邪毒攻窜头面，搏结脉络，导致头面红肿疼痛，甚则发生溃烂。如《诸病源候论·诸肿候》云："肿之生也，皆由风邪、寒热、毒气客于经络，使血涩不通，壅结皆成肿也。"本病一般很少深入营血，预后较好。

第二节　辨证论治

一、辨治要点

（一）辨病依据

1. 本病有明显的季节性，多发生于冬春季节。

2. 初起症见憎寒发热、无汗、全身酸楚、咽痛口渴等肺卫表热证，同时，伴有明显肿毒征象，如头面焮赤肿痛，皮肤发硬，表面光滑，界限清楚。多由鼻旁、面颊肿起，向眼、耳、面部蔓延，甚至波及头皮，或出现水疱。伴有咽喉肿痛，但一般不会破溃糜烂。

3. 病程中头面焮赤肿大特征突出，以气分肺胃热毒蒸迫为主要病机变化，深入营血者较少。

4. 与痄腮、发颐、漆疮鉴别

（1）痄腮　以儿童罹患为多，且以一侧或两侧腮肿为主，其肿胀表现以耳垂为中心的漫肿，皮肤紧张而不红，可并发睾丸肿痛。

（2）发颐　急性期也有憎寒壮热、面颊红肿热痛等症状，病变常为单侧，初起下颌角疼痛，肿如核桃，成脓时加剧，红赤肿胀，可波及同侧耳后及颊部，溃破后可从口内颊部流出脓液。

（3）漆疮　可有突然面部红肿，但界限不明显，灼热发痒，无疼痛，有与油漆、生漆接触史，发病部位也不局限于头面部。

（二）辨证要点

1. 辨病变部位　如先肿于鼻额，以至于面目肿甚者，此病发于阳明；若发于耳之上下前后并头目者，病发于少阳；若发于前额、头顶及脑后项下者，病发于太阳；若发于头、耳、目、鼻者，为三阳俱病。

2. 辨肿痛特征　肿胀处发硬，肌肤焮红灼热者，热毒较甚；肿胀伴疱疹糜烂者，则属热邪夹湿毒秽浊。

3. 辨病程阶段　伴见恶寒发热者，病在卫分；若憎寒壮热，或但热不寒，烦躁口渴者，病在气分；极少数病例见神昏谵语，肌肤有瘀斑者，为热入营血。

（三）论治要点

大头瘟以疏风清热，解毒散结，内外合治为基本治疗原则。病之初起，邪偏卫表，宜疏风透邪为主，兼以解毒消肿；如毒壅肺胃，宜清热解毒为主，兼以疏风消肿；如局部红肿严重，宜清火解毒，散结消肿。正如《景岳全书·瘟疫》云："内火未盛者，先当解散……若时气盛行，宜清火解毒……时毒内外俱实，当双解表里。"同时配合清热解毒、散瘀止痛之方外敷，以增加内服药物之力。此外，根据病情可配合通腑、凉膈、清心、养阴等法。

大头瘟初起毒壅卫表，卫阳被遏，勿妄用辛温之品，否则易助热伤阴；但也忌寒凉太过。过用可致热毒蕴结不解，又易损伤正气。此外，勿用降药，因病在高巅之上，误用降药可引邪深入，反增治疗难度。

NOTE

二、常见证候辨治

（一）邪犯肺卫

【证候】　恶寒发热，热势不甚，无汗或少汗，头痛，头面轻度红肿，全身酸楚，目赤，咽痛，口渴，舌苔薄黄，脉浮数。

【病机】　本证为风热时毒侵犯肺卫所致。邪毒郁于卫表，故发病之初见恶寒发热，全身酸楚，无汗或少汗；风热时毒上攻则目赤，咽痛，头面红肿；热毒伤津则口渴；舌苔薄黄，脉浮数为风热时毒犯于肺卫之征。其中恶寒发热、头面轻度红肿、全身酸楚为本证辨证要点。

【治法】　疏风透表，宣肺利咽。

【方药】　内服葱豉桔梗汤，外敷如意金黄散。

葱豉桔梗汤（《重订通俗伤寒论》）

鲜葱白三枚至五枚　淡豆豉三钱至五钱　苦桔梗一钱至钱半　苏薄荷一钱至钱半　焦山栀二钱至三钱　青连翘一钱半至二钱　生甘草六分至八分　鲜淡竹叶三十片

方用葱白通阳散表；豆豉、薄荷疏风透散肺卫之邪；山栀、连翘、淡竹叶清透泄热解毒；桔梗、甘草宣肺利咽。

如意金黄散（《外科正宗》）

天花粉十斤　黄柏、大黄、姜黄、白芷各五斤　厚朴、陈皮、甘草、苍术、天南星各二斤

为细末，随证调敷。凡遇红赤肿痛，发热未成脓者，及夏月时俱用茶汤同蜜调敷。

本方又名金黄散，方中天花粉、黄柏、大黄清热泻火解毒，姜黄、白芷活血疏风止痛，南星、厚朴、陈皮、甘草、苍术行气化痰。共奏清热解毒、散瘀消肿之效。

【临床运用】　本病初期与一般温病的卫表证相似，但很快出现头面轻度红肿的肿毒特征，治疗应注重疏风透热解毒，上方中常可加入蝉蜕、牛蒡子、银花、大青叶、黄芩等以增强药力；若口渴甚者，加生地黄、玄参以清热生津利咽解毒。

（二）毒壅肺胃

【证候】　壮热口渴，烦躁不安，头面焮肿疼痛，咽喉疼痛加剧，舌红苔黄，脉数实。

【病机】　本证为肺胃热毒炽盛，上攻头面所致。热毒炽盛，充斥肺胃，搏结头面脉络则壮热口渴，烦躁不安，头面焮肿，咽喉肿疼加剧；舌红苔黄，脉数实为热毒炽盛征象。其中壮热口渴、烦躁不安、头面焮肿疼痛、咽喉疼痛加剧为本证辨证要点。

【治法】　清热解毒，疏风消肿。

【方药】　内服普济消毒饮，外敷三黄二香散。

普济消毒饮（《东垣试效方》）

黄芩（酒炒）、黄连（酒炒）各五钱　陈皮（去白）、甘草（生用）、玄参、柴胡、桔梗各二钱　连翘、板蓝根、马勃、牛蒡子、薄荷各一钱　僵蚕（炒）、升麻各七分

上药为末，半用汤调，时时服之；半蜜拌为丸，嚼化。

方中薄荷、牛蒡子、僵蚕、柴胡等疏风透热，解毒消肿；黄芩、黄连苦寒直折气分热毒；连翘、板蓝根、马勃解毒消肿；玄参滋阴降火解毒；升麻、桔梗及柴胡升载诸药，直达病所；佐陈皮行气和中；生甘草配桔梗利咽解毒，调和诸药。

三黄二香散（《温病条辨》）

黄连一两　黄柏一两　生大黄一两　乳香五钱　没药五钱

研极细末，初用细茶汁调敷，干则易之；继则用香油调敷。

方中用黄连、黄柏、生大黄泻火解毒；乳香、没药活血散瘀，消肿止痛。

【临床运用】　关于本方用药，吴鞠通主张去柴胡、升麻，初起一二日，再去芩、连，认为"去柴胡、升麻者，以升腾发越太过之病，不当再用升也，去黄芩、黄连者，病初邪未至中焦，不得先用里药"。叶子雨则认为："此方有升、柴之升散，亦有芩、连之苦降，开阖得宜，不得讥东垣之误也。"证之临床，方中柴胡、升麻既能疏表泄热，又可引药入少阳经，一般认为不必去之。若初起表邪较盛者，可加荆芥、防风、葛根等以增强透表散邪之力；初起里热不甚，可去芩、连；邪毒偏盛，头面红肿明显，可加夏枯草、菊花等以清上犯之热毒；头面肿胀紫赤者，加丹皮、紫草、桃仁等以凉血通络；如兼腑实便秘者，可加生大黄通腑泄热，导火毒下行。

（三）毒炽肺胃，热结肠腑

【证候】　身热如焚，气粗而促，烦躁口渴，咽痛，目赤，头面及两耳上下前后焮赤肿痛，大便秘结，小便短赤，舌红苔黄，脉数。

【病机】　本证为风热时毒内壅肺胃，结于肠腑所致。肺热壅盛则身热气粗而促；胃热津伤则烦热口渴，小便短赤；邪毒壅滞肠腑则大便秘结；肺胃热毒上攻头面则头面焮赤肿痛，咽痛，目赤；舌红苔黄，脉数为热毒炽盛征象。其中身热如焚，头面及两耳上下前后焮赤肿痛，大便秘结为本证辨证要点。

【治法】　清透热毒，攻下泄热。

【方药】　内服通圣消毒散，外敷三黄二香散。

通圣消毒散（引《重订通俗伤寒论》）

荆芥、防风、川芎、白芷各一钱　银花、连翘、牛蒡、薄荷、焦栀、滑石各二钱　风化硝、酒炒生锦纹、苦桔梗、生甘草各五分

先取犀角尖一钱，大青叶五钱，鲜葱白三枚，淡香豉四钱，活水芦笋二两，鲜紫背浮萍三钱，用蜡雪水煎汤代水。重则日服二剂，夜服一剂。

方用薄荷、荆芥、防风、葱白、豆豉、白芷、浮萍、桔梗透泄肺胃蕴热外达；栀子、大青叶、银花、连翘、牛蒡子清解肺胃热毒；大黄、风化硝通腑泄热；滑石、芦根等导热毒随小便而出；犀角（水牛角代）清营凉血解毒，川芎活血散结止痛。诸药共奏分消表里上下热毒的作用。

【临床运用】　口渴甚者，可加天花粉、玉竹、麦冬以生津止渴；咽喉疼痛较重者，可加玄参、马勃、僵蚕、射干等以清热利咽；头面肿胀紫赤者，加丹皮、紫草、桃仁等以凉血通络；面上燎疱宛如火烫，痛不可忍，或破溃流水者，可加黄连、石膏、紫草、紫花地丁、土茯苓、薏苡仁清热除湿解毒。

（四）胃阴耗伤

【证候】　身热已退，头面焮肿消失，口渴欲饮，不欲食，咽干，目干涩，唇干红，舌红少津、无苔或少苔，脉细数。

【病机】　本证为肺胃热毒已解，津液受伤所致。肺胃热毒已解，故热退，面赤肿痛消失；

胃阴耗伤，津液不能上荣，故见咽干，目涩，唇干红，口渴欲饮；胃阴不足，受纳失司，故不欲饮食；舌红少苔，脉细数为胃阴亏虚之象。其中身热已退、头面焮肿消失、不欲食、咽干、目干涩、唇干红、舌红少津为本证辨证要点。

【治法】 滋养胃阴。

【方药】 七鲜育阴汤（《重订通俗伤寒论》）。

鲜生地黄五钱　鲜石斛四钱　鲜茅根五钱　鲜稻穗二支　鲜雅梨汁、鲜蔗汁（冲服）各两瓢　鲜枇杷叶（去毛，炒香）三钱

方中生地黄、石斛、茅根、梨汁、蔗汁甘寒生津，滋养胃阴；鲜稻穗（可用谷芽代替）鼓舞胃气；枇杷叶和降胃气。

【临床运用】 余热未净者，加玉竹、桑叶以清透余邪；胃阴耗伤较甚者，加北沙参、麦冬以滋养胃阴，并可加入少量砂仁振奋胃气，取阳生阴长之意。

小结

大头瘟是由风热时毒引起的以头面焮赤肿大为特征的急性外感热病，有较强的传染性，多发生于冬春季节，属于温毒的范畴。因此，临床诊断应抓住其特殊的证候表现，治疗上应重视清热解毒。

风热时毒自口鼻而入，初起邪袭肺卫而憎寒发热，继则热势渐增，充斥肺胃，上攻头面焮赤肿痛。病变部位比较局限，全身证候变化较少，一般不深入营血分。对本病的治疗应内治与外治相结合。内治以透卫清热、解毒消肿为原则，普济消毒饮为常用之方。外治以泻火解毒、散瘀消肿为法。一般预后良好。

思考题

1. 试述大头瘟的临床特征。

2. 简述大头瘟的病机特点及治疗原则。

3. 大头瘟应如何辨证治疗？

第十五章　烂喉痧

　　烂喉痧是外感温热时毒而引起的急性外感热病，属于温毒范畴。临床以发热、咽喉肿痛糜烂、肌肤丹痧密布为主要特征，多发于冬春二季。本病因其有咽喉溃烂，肌肤丹痧，故称"烂喉痧"；因其肌肤发生的痧疹赤若涂丹，又称为"烂喉丹痧"；因其具有传染性，能引起流行，故名"疫喉痧""疫毒痧""疫痧""疫喉""疫疹""时喉痧"等。

　　清代以前无烂喉痧病名的记载。东汉张仲景《金匮要略》所述之"阳毒"为病，"面赤斑斑如锦纹，咽喉痛，唾脓血……"与之有类似之处。隋代巢元方《诸病源候论·伤寒斑疮候》中载："伤寒病……热毒乘虚出于皮肤，所以发斑疮隐疹如锦纹，重者喉口身体皆成疮也。"所述症状与本病亦似有接近之处，并将其列入"时气"范围，说明当时已认识到本病具有季节性、传染性，并能引起流行。唐代孙思邈《千金翼方》列有"丹胗"的治疗方药，可能包括本病的治疗在内。对烂喉痧进行明确论述的，是清代的医学文献。如叶天士《临证指南医案·疫门》记录了治疗以咽痛、痧疹为主症的病案，其中"喉痛，丹疹，舌如珠，神躁，暮昏"等表现与本病酷似，可认为是本病首次较可靠的病例记录。清代有关本病的专著较多，如金保三的《烂喉丹痧辑要》较为真实地记录了本病在我国流行的情况及临床特征。其后，夏春农的《疫喉浅论》、陈耕道的《疫痧草》等皆对本病的发生发展机理、证治理论和防治经验等作了详尽论述。

　　根据烂喉痧的发病情况和临床特征，西医学所述的猩红热及其他一些出疹性疾病等，可参考本病进行辨证论治。

第一节　病因病机

一、病因发病

　　本病病因为外感温热时毒。温热时毒多形成于冬春季节气候偏暖反常之时，热毒之性较为突出，致病后易发生局部的红肿疼痛糜烂及肌肤丹痧密布，故温热时毒又称为痧毒。若正虚抗邪无力，或脏腑气血阴阳失调，特别是素体阴亏者，易感受温热时毒，而引起发病。传染途径有与患者直接接触和经空气传播两种。正如陈耕道《疫痧草·辨论疫毒感染》所说："其人正气适亏，口鼻吸受其毒而发者为感染；家有疫痧人，吸受病人之毒而发者为传染，所自虽殊，其毒则一也。"

二、病机演变

　　温热时毒由口鼻侵入人体，充斥肺胃。肺气不宣，卫受毒郁，故初起发热憎寒并见，继则邪毒传里，阳明受邪，正邪剧争，故见里热蒸迫证候。咽喉为肺胃之门户，热毒充斥肺胃，上攻搏结咽喉，血为毒滞，导致咽喉红肿疼痛，甚至血败肉腐而糜烂；肺胃热毒外窜肌肤血络则出现肌肤丹痧。故何廉臣说："疫痧时气，吸从口鼻，并入肺经气分则烂喉，并入胃经血分则发痧。"感邪轻者，邪毒在肺胃而解。感邪重者可深入营血或迅速内陷心包，甚至因内闭外脱而死亡。病至后期，可见余毒未尽、阴液耗伤之象。

第二节　辨证论治

一、辨治要点

（一）辨病依据

1. 本病多发生于冬春二季，发病前每有与烂喉痧患者的接触史。

2. 起病急骤，具有急性发热，咽喉肿痛糜烂，肌肤布满丹痧，舌红绛或紫绛起刺状如杨梅等典型的临床表现。

3. 多数患者在发病后 12~24 小时内出现丹痧，最早见于颈部、腋下及腹股沟，从颈胸、躯干再蔓延到四肢，一般在 24 小时内遍布全身。皮疹为弥漫性红色小点，疹点之间呈一片红晕。当丹痧遍布全身后，发热便逐渐降退。丹痧消退后有脱屑，但无色斑痕迹。

4. 与白喉、麻疹、风疹、药疹鉴别。

（1）白喉　本病与白喉均可见于冬春季节，都有咽喉肿痛，但白喉咽喉肿痛多有典型的白色伪膜，与口腔粘连很紧，不易剥离，且肌肤无丹痧皮疹。

（2）麻疹　本病与麻疹均好发于冬春，皆有皮疹。麻疹发病二三日，可于口腔两侧颊黏膜靠白齿处出现具有诊断意义的麻疹黏膜斑；皮疹出疹也较迟，一般在起病后第三四日出现，先从耳后、发际、头面发出，然后遍布全身，最后手足心均现疹点，疹形为点状或融合成片，且高出皮面，疹间皮肤正常，疹后糠秕样脱屑及棕色斑痕；可有咽喉肿痛，但不溃烂。本病皮疹多在发病当天出现，先从颈胸、躯干发出，再蔓延到四肢，皮肤皱褶处更为密集，疹间皮肤红晕，压之退色；疹后鳞片状脱屑；且有显著的咽喉肿痛，甚则糜烂。

（3）风疹　本病虽皮疹初现及出齐时间与烂喉痧相近，但疹色淡红，稀疏均匀，皮肤有瘙痒感。发热等全身症状轻微，一般不伴咽喉症状，皮疹收没较快，一般 2~3 日即可隐退，无脱屑。

（4）药疹　药疹四季皆可发生，有近期服药史，无明显的卫气营血过程及杨梅舌等表现，一般无咽喉红肿糜烂。停药后症状缓解。

（二）辨证要点

1. 辨病势顺逆　烂喉痧起病急骤，病情重，传变快，一般从观察痧疹、咽喉、神情、热势、脉象等的变化来判断病势的顺逆。凡痧疹颗粒分明，颜色红活，咽喉糜烂不深，神清气爽，热势随痧疹出齐而下降，呼吸亦趋平稳，脉浮数有力者，为正能胜邪，温热时毒有外达之机，属于顺证；若痧疹稠密，甚至融合成片，颜色紫赤，或急现急隐，咽喉糜烂较深，热势亢盛，身热不降或骤然降于正常之下，神昏谵语，呼吸不利，脉细数无力者，则为正不胜邪，邪毒内陷，属于逆证。

2. 辨病程阶段　初期邪在肺卫，即有热毒搏结之征，可见咽喉肿痛、肌肤丹痧隐现，其肺卫证候往往为时甚短，或表现为卫气同病。中期以气分热毒炽盛，或气营（血）两燔为特征，迅速出现咽喉糜烂、丹痧密布等症状。后期以余毒未尽，阴液耗损为特征。其中中期为本病的严重阶段，病情最为重笃，毒邪内陷心包甚至内闭外脱等险恶之证也大多见于此阶段。

（三）辨治要点

烂喉痧以清泄热毒为基本治则。初起毒侵肺卫，病位在表，治宜透表解毒；及至中期病邪入里，热毒壅结气分，治宜清气解毒；热毒内陷营血，治宜清气凉营（血）解毒；热毒化火动风或内闭外脱者，则先予清心开窍息风，扶正固脱，而后再清气凉营（血）解毒；后期余毒伤阴，则宜养阴解毒。

本病初起忌用辛温升散之品强取其汗；不可漫用寒凉，以免痧疹不透，邪毒内陷；不可早用滋腻，防其恋邪难化。

二、常见证候辨治

（一）毒侵肺卫

【证候】　初起憎寒发热，继则壮热烦渴，咽喉红肿疼痛，甚或溃烂，肌肤丹痧隐约，舌红赤，或有珠状突起，舌苔薄白欠润，脉浮数。

【病机】　本证为温热时毒外袭肌表，内侵肺胃所致，见于烂喉痧初期。邪犯卫表，卫受邪郁，邪正相争，故见憎寒发热，舌苔薄白欠润，脉浮数；其后邪毒入里，肺胃热盛，则见壮热；热盛伤津则见烦渴；肺胃热毒上壅咽喉，则见咽喉红肿疼痛，甚或溃烂；热毒外窜肌肤，则见肌肤丹痧隐约；舌红赤，如珠状突起，为热毒壅盛的征象。其中初起憎寒发热，继则壮热烦渴，咽喉红肿疼痛，甚或溃烂，肌肤丹痧隐约为本证辨证要点。

【治法】　透表泄热，清咽解毒。

【方药】　内服清咽栀豉汤，外用玉钥匙吹喉。

清咽栀豉汤（《疫喉浅论》）

生山栀三钱　香豆豉三钱　金银花三钱　苏薄荷一钱　牛蒡子三钱　粉甘草一钱　蝉衣八分　白僵蚕二钱　乌犀角（磨汁）八分　连翘壳三钱　苦桔梗一钱五分　马勃一钱五分　芦根一两　灯心二十支　竹叶一钱

水二盅，煎八分服。

烂喉痧初起，首重清透，使邪从汗解，热随汗泄。故方中以豆豉、薄荷、牛蒡、蝉衣、桔梗宣肺透表；银花、连翘、山栀泄热解毒；马勃、僵蚕、甘草解毒利咽；犀角（水牛角代）以凉营解毒。全方以疏散、解毒为主，兼顾利咽凉营透疹。

玉钥匙（《三因极一病证方论》）

焰硝一两半　硼砂半两　脑子（冰片）一字　白僵蚕一分

上为末，研匀，以竹管吹半钱许于喉中，立愈。

本散为喉科的常用外治药。方中焰硝软坚散结解毒；硼砂清热化痰；冰片开结散郁，清热止痛；僵蚕祛风散结。对烂喉痧初起、咽喉红肿疼痛未糜烂者，用之较为合适。

【临床运用】　夏春农《疫喉浅论·疫喉痧论治》认为：治疫喉之关键，唯在善取其汗，有汗则生，无汗则死。丁甘仁亦谓："烂喉丹痧以畅汗为第一要义。"所谓畅汗，是以辛凉清透为法，使表气通畅，热达腠开，从而达到邪从汗透、热随汗泄的目的。即以汗出通畅作为邪热外透的标志，所以又有得汗则安的说法。但临床运用时，切不可把发汗作为目的，滥用辛温升托之品以强取其汗，以免助热伤阴加重病情。若表郁较重者，可酌情加入荆芥、防风等以辛散表邪；咽喉肿痛明显者，可加入挂金灯、青果、土牛膝根等清热利咽。

（二）毒壅气分

【证候】 壮热，口渴，烦躁，咽喉红肿疼痛，甚则腐烂，肌肤丹痧显露，舌红赤有珠，舌苔黄燥，脉洪数。

【病机】 本证系表邪已解，肺胃邪热渐盛，热毒壅结气分所致。气分热盛，燔灼于里，故见壮热，口渴，烦躁；肺胃热毒上攻，气血壅结咽喉，则见咽喉红肿腐烂，外窜血络则肌肤丹痧显露；舌红赤有珠，舌苔黄燥，脉洪数均为气分热毒炽盛的征象。其中壮热，口渴，烦躁，咽喉红肿疼痛，甚则腐烂，肌肤丹痧显露为本证辨证要点。

【治法】 清气解毒，利咽退疹。

【方药】 内服余氏清心凉膈散，外用锡类散吹喉。

余氏清心凉膈散（引《温热经纬》）

连翘三钱　黄芩（酒炒）三钱　山栀三钱　薄荷一钱　石膏六钱　桔梗一钱　甘草一钱　竹叶七片

本方即凉膈散去硝、黄加石膏、桔梗而成。方中生石膏大清气分之热；连翘、黄芩、竹叶、山栀清热泄火；薄荷、桔梗、甘草宣通上焦气分，兼利咽喉。共奏清气解毒、凉膈泄热之功。

锡类散（方出《金匮翼》，名见《温热经纬》）

象牙屑（焙）三分　珍珠（制）三分　青黛（飞）六分　冰片三厘　壁钱（用泥壁上者）二十个　西牛黄五厘　焙指甲五厘

为细末，密装瓷瓶内，勿使泄气，每用少许吹于患处。

锡类散亦为喉科常用吹喉药，能清热解毒，祛腐生肌，对咽喉肿痛且破溃糜烂者，用之较为适宜。

【临床运用】 若大便秘结者酌加大黄、芒硝泻火解毒，釜底抽薪；若邪热结于颈项，肿痛坚硬者，加川贝、蒲公英、赤芍以活血化痰，清热解毒；丹痧较重者加丹皮、生地黄凉营解毒；气分热毒极盛者，还可加入银花、连翘、大青叶等以增强清泄解毒之功。

（三）毒燔气营（血）

【证候】 咽喉红肿糜烂，甚则气道阻塞，声哑气急，丹痧密布，红晕如斑，赤紫成片，壮热，汗多，口渴，烦躁，舌绛干燥，遍起芒刺，状如杨梅，脉细数。

【病机】 本证系邪毒化火，燔灼气（营）血所致。热邪亢盛，迅即化火内陷营血，病机较上证更深一层。病情较为凶险，往往变证迭起。气分热毒炽盛，故见壮热，汗多，口渴，烦躁；营血热毒炽盛，则见丹痧密布，红晕如斑，赤紫成片；气血热毒燔灼，上炎于咽，肉败膜腐，则咽喉肿痛更加严重，甚至气道阻塞；杨梅舌，细数脉为热灼营阴之征象。

【治法】 清气凉血（营），解毒救阴。

【方药】 内服凉营清气汤，外用珠黄散吹喉。

凉营清气汤（《丁甘仁医案》）

犀角尖（磨冲）五分　鲜石斛八钱　黑山栀二钱　牡丹皮二钱　鲜生地黄八钱　薄荷叶八分　川雅连五分　京赤芍二钱　京玄参三钱　生石膏八钱　生甘草八分　连翘壳三钱　鲜竹叶三十片　茅根、芦根（去心、节）各一两　金汁（冲）一两

本方由玉女煎、凉膈散、犀角地黄汤等方加减组合而成。方中石膏、川连、栀子、连翘、薄荷、竹叶清透气分邪热；犀角（水牛角代）、生地黄、丹皮、赤芍、金汁、生甘草清营凉血解毒；石斛、玄参、茅根、芦根甘寒生津。合用共奏气营（血）两清之效。

珠黄散（《中国医学大辞典》引《太平惠民和剂局方》）

珍珠（豆腐制）三钱　西牛黄一钱

上为极细末，无声为度，密贮勿泄气。每用少许吹入患处。

【临床运用】　若痰多加竹沥冲服，或用珠黄散每日 0.5g 以清热化痰；咽喉肿痛腐烂，可加服六神丸（《喉科心法》引雷允上方：珍珠粉、西牛黄、麝香、雄黄、蟾酥、冰片）以清热解毒；若兼有热毒内陷心包，症见灼热昏谵，遍身丹痧紫赤成片，肢凉脉沉等，可配安宫牛黄丸或紫雪丹（见风温章）以清心开窍；若见丹痧隐没，神识昏愦，肢体厥冷，全身汗出，气息微弱，脉细弱或沉伏等，属内闭外脱之证，宜先急用参附龙牡汤（见暑温章）救逆固脱，配合安宫牛黄丸清心开窍，如治疗后闭脱之危得缓而热毒复盛，再用本方治疗。

（四）余毒伤阴

【证候】　咽喉腐烂渐减，但仍疼痛，肌肤丹痧渐退，并陆续脱屑，壮热已除，唯午后仍低热，口干唇燥，舌红而干，脉细数。

【病机】　本证见于烂喉痧恢复期。热毒已减未净，故壮热消退，尚有低热，咽喉肿痛腐烂减轻，肌肤丹痧消退而脱屑；肺胃阴伤，故见口干唇燥；舌红而干，脉细数为阴伤未复之象。其中咽喉腐烂渐减，肌肤丹痧渐退，口干唇燥，舌红而干为本证辨证要点。

【治法】　滋阴生津，兼清余热。

【方药】　清咽养营汤（《疫喉浅论》）。

西洋参三钱　生地黄三钱　抱木茯神三钱　大麦冬三钱　大白芍二钱　嘉定花粉四钱　天冬二钱　玄参四钱　肥知母三钱　炙甘草一钱

水四盅，煎六分，兑蔗浆一盅，温服。

本方以甘寒生津养阴为主，重在滋阴生津。方中西洋参益气养阴；天冬、麦冬、生地黄、玄参甘寒养阴；白芍、甘草酸甘化阴；知母、花粉滋养阴液并兼清泄余热；茯神宁心安神。合之全方有生津养阴、清彻余毒之功。

【临床运用】　若余毒较著，低热、咽痛较明显者，可加青蒿、银花等清热解毒，透泄热邪；若兼腰痛、尿血，为阴伤动血，宜加女贞子、旱莲草、白茅根、小蓟等以凉血止血；若兼四肢酸痛，甚则关节难于屈伸者，宜加丝瓜络、川牛膝、赤芍、桃仁等以化瘀通络。咽喉肿痛糜烂未愈者，仍可用锡类散、珠黄散等外吹患处。

小结

烂喉痧（疫喉痧）以发热，咽喉肿痛、糜烂，肌肤丹痧密布为特点，系感受温热时毒引起。毒袭肺胃，上冲咽喉则肿痛、糜烂，窜扰血络则从肌肤外发丹痧。凡痧疹颗粒分明，颜色

红活，咽喉浅表糜烂，神情清爽，随着疹子的出齐而身热渐趋正常，呼吸亦归平稳，脉浮数有力者，系正气较盛，能使热毒透达，属于顺证。若凡痧疹稠密重叠，颜色紫赤，或急现急隐，咽喉糜烂较甚，或大片糜烂，呼吸不利，神昏谵语，体温骤降，脉细数无力者，则为正不胜邪，邪毒内陷，属于逆证。对本病的治疗，着重清泄热毒。如《疫喉浅论·疫喉痧论治》所说："首当辛凉透表，继用苦寒泄热，终宜甘寒救液。兼痰者清化之，兼湿者淡渗之，兼风者清散之。辛温升托皆在所禁。"即初起毒侵肺胃，治宜透表泄热，清咽解毒，方用清咽栀豉汤；中期毒壅气分，治宜清气解毒，利咽退疹，方用余氏清心凉膈散；气营（血）两燔者，治宜气营（血）两清，解毒救阴，方用凉营清气汤；后期余毒未尽，肺胃阴伤，治宜滋阴生津，兼清余热，方用清咽养营汤。此外，应注意内闭外脱的救治。

思考题

1. 烂喉痧的临床特征是什么？如何进行诊断？
2. 如何判断烂喉痧的顺逆？
3. 如何理解丁甘仁所说"烂喉丹痧以畅汗为第一要义"？
4. 烂喉痧毒壅气分与毒燔气营（血）证治如何区别？

第十六章 温 疫

温疫是感受疫疠病邪所引起，以急骤起病，传变迅速，病情凶险，具有强烈传染性并能引起流行为主要特征的一类急性外感热病。其临床表现为温热性质的温疫称为温热疫；表现为暑热性质的温疫称为暑热疫；表现为湿热性质的温疫称为湿热疫；若温疫病程中，肌肤有明显的斑疹出现者，又可称为疫疹。本病一年四季都可发生，一般通过呼吸道传染的温疫多发生于冬春季节，而通过肠道传染的温疫多发生于夏秋季。

古人对疫病早有认识，在《左传》《礼记》中就有"疫""疠"等病名的记载，并已认识到疫病流行与气候异常密切相关。如《礼记·月令》提出："孟春……行秋令，则其民大疫。"《内经》中对疫病的记载则更为详细，如《素问·刺法论》说："五疫之至，皆相染易，无问大小，病状相似。"强调了疫病发病具有传染性并能引起流行。汉代张仲景在《伤寒论》序中说："余宗族素多，向余二百，建安纪年以来犹未十稔，其死亡者，三分有二，伤寒十居其七。"可知该书讨论的伤寒已包括了温疫在内，而书中一些方剂，如白虎汤、三承气汤等也被后世广泛用于温疫的治疗。其后，隋代巢元方在《诸病源候论》中列有专章论述疫病，该书"疫疠病候"指出："其病与时气、温热等病相类，皆由一岁之内，节气不和，寒暑乖候，或有暴风疾雨，雾露不散，则民多疾疫，病无长少，率皆相似。"明清时期，温疫的流行更为严重，如鼠疫、霍乱、白喉、天花、猩红热、伤寒、斑疹伤寒等都在许多地区流行，温病学家通过大量的临床实践，对疫病的病因病机和诊治规律有了更深入的认识。其中贡献和影响最大者，当推明末医家吴又可的《温疫论》。书中对温疫的病因、病机、诊断和治疗作了全面系统的阐述，认为温疫是感受"疠气"所致，治疗应重在祛邪，并创疏利透达等法以作祛邪之用。吴又可为其后温疫学派的形成奠定了理论基础。至清代，余霖撰《疫疹一得》，论述温疫中以肌肤外发斑疹为特点的疫病，主张治以清热解毒为主，对后世产生了深刻影响。此外，如戴天章的《广瘟疫论》、杨璿的《伤寒瘟疫条辨》、刘奎的《松峰说疫》、熊立品的《治疫全书》、陈耕道的《疫痧草》、王士雄的《霍乱论》等医家和著作，对各种温疫病的辨证论作了全面论述。其中，吴又可所论之疫属于湿热性质之湿热疫，余师愚所论之疫属于暑热性质的暑热疫，杨璿、刘松峰所论之疫则属于温热性质的温热疫，至此有关温疫的辨治理论渐趋完善。进入20世纪50年代以后，随着社会的不断进步，生产、生活水平的日益提高，卫生防疫工作取得了重大成就，温疫的发生大大减少。但人们与温疫的抗争远远没有结束，不仅某些疫病仍在一定范围内流行，而且近年来新发疫病不断出现，如2003年传染性非典型肺炎（SARS）、2009年甲型H1N1流感在国内外暴发肆虐及2014年西非埃博拉病毒疫情等，均给各国的国民经济和社会生活造成了重大影响，同时也提醒人们，绝不能忽视对温疫的防治。

根据温疫的临床特征，现代医学中的鼠疫、霍乱、艾滋病、登革热和登革出血热、斑疹伤寒、肾综合征出血热、传染性非典型肺炎（SARS）、流行性感冒等，凡能引起较大范围流行者，都可参照温疫进行辨证论治。由于温疫并不专指某一种具体的疾病，所以四时温病中的风温、春温、暑温、湿温、伏暑、大头瘟、烂喉痧等，一旦发生了较大范围的流行，也可称为温疫，其具体证治在相关章节中已有讨论，本章不再重复。

第一节　病因病机

一、病因发病

温疫的病因是疫疠病邪，又称"疠气""疫邪"，疫疠病邪可分别兼具有风、热、暑、湿、燥之性，所以具体而言，其中又有风热疫邪、暑热疫邪、湿热疫邪等区别。疫疠病邪具有极强的致病力，触之者极易感染而病，所以温疫具有较强的传染性，并可引起程度不等的流行。疫疠病邪的形成往往与反常的或灾害性的气候条件有一定关系，或由于战乱、饥馑、卫生条件低劣、污秽不洁之物处理不善，最终导致疫疠病邪的形成并侵犯人体。

在不同的气候和环境条件下形成的疫疠病邪致病特性各有不同。如在冬春温风过暖的条件下，其邪属性偏温热；在夏季暑热偏盛的条件下，则其邪属性偏暑热；在夏秋雨湿偏盛的条件下，则其邪属性偏湿热秽浊。具有温热特性的疫邪引起的温热疫，发病初起即见明显的里热证，随着病情的发展，温热疠气充斥表里三焦；具有湿热秽浊之性的疫疠病邪易致湿热疫，临床特点是侵犯人体后多遏伏于膜原，初起常见湿热蕴伏膜原的证候；具有暑热性质的疫疠病邪性质暴戾猖獗，所致的暑热疫初起病变多在阳明胃，但病势常可充斥表里上下，易发斑疹，病情复杂，传变迅速。

本病的发病，取决于人体的正气强弱和邪气盛衰两方面。吴又可《温疫论》指出："本气充满，邪不易入；本气适逢亏欠，呼吸之间，外邪因而乘之。"余师愚《疫疹一得》认为："以其胃本不虚，偶染疫邪，不能入胃。"无论是"本气"或"胃气"，都说明人体正气强盛，则病邪不易伤人，不能引起发病，即使发病，病情也相对较轻。倘若疫疠病邪太盛，超过人体的防御能力，即使人体正气尚无明显不足，也难以抵御疫疠病邪的侵犯，如吴又可《温疫论》所说："无问老少强弱，触之者即病。"总之，本病外因疫疠病邪，内因正气亏虚，邪盛正不敌邪而发病。

二、病机演变

疫疠病邪侵犯人体往往因疫邪的种类不同而病位各异。但由于疫邪都具备性质暴戾特性，侵入人体后往往迅速充斥表里、内外，弥漫上、中、下三焦，造成多脏腑、多组织的广泛损害。倘若患者出现明显神志异常症状、痉厥、肌肤发斑疹或有多部位出血，甚至正气外脱，则大多病势凶险，预后不良。由于感邪方式、病邪性质及毒蕴部位的差异，所以温疫发病后的病机变化与临床表现十分复杂，更是病情多变的直接因素。温热疫气从口鼻而入，佛郁于里，充斥三焦，初起即表现里热炽盛之证，温热疫邪炽盛可内扰心神，迫血动血，瘀热搏结，或蓄血于下，还可出现多脏腑同病，后期温热疫邪伤及气阴，可出现气阴两伤。暑热疫气致病，初起多为卫气同病，入里则可闭结胃肠或熏蒸阳明，甚则充斥表里上下，气血热毒炽盛明显；热毒深伏,可出现昏愦不语等;若邪来凶猛,病变迅速,则无明显阶段过程,而诸候并见,病甚危笃。湿热疠气多从口鼻而入,可直达膜原,出现邪遏膜原的见症;继之病邪可向里传变,可见表病、里病、表里同病等不同类型,其表病为邪热壅于肌表或里热浮溢于表,里病又有上中下三部之分,有湿热内溃胸膈、阳明实热、劫烁阴液等病理变化。此外,疫疠病邪还可直犯于脾,运化失司,则可见腹痛、吐泻;邪伤于肾,膀胱气化失常,则可见少尿、多尿等。如疫邪乘虚深入,病变常可波及十二经,致使变证蜂起,危象毕现。病之后期,还可出现阴液耗伤、脾胃虚弱、心神失常、热流经络等表现。

第二节 辨证论治

一、辨治要点

(一)辨病依据

1. 起病急骤,初起或见发热恶寒,头身疼痛,口渴心烦等卫气同病证候;或见憎寒壮热,继则但热不寒,苔白如积粉,舌质红绛等邪伏膜原之证;或见身大热,头痛如劈,吐泻腹痛,或吐衄发斑,舌绛苔焦,脉浮大而数等热毒充斥内外之象。

2. 传变迅速,症状复杂,病情凶险。可在短时间内出现闭窍神昏、动风痉厥、伤络动血、喘急、厥脱、尿闭等危重证候。

3. 有强烈的传染性,易发生流行,在一个短时期内即有较多的人患病。应注意有无与温疫患者接触史。

温疫所涉及病种较多,且为病情较重的急性传染病,故诊断中既要重视中医辨证和诊断,又要重视西医传染病的诊断,及时作出疫情报告并采取相应的预防措施。

(二)辨证要点

1. 辨病邪明属性 温疫由疫疠病邪引起,各种疫邪的致病特点不同,所以应强调辨明病邪的属性。如发病初起以但热不恶寒,头身疼痛,口干咽燥,烦躁便干等里热外发为主要证候表现者,多为温热疫气所致;若发病后身热不扬,或憎寒发热,全身重滞,胸脘痞满,苔腻浊或白如积粉,则多为湿热秽浊之邪侵袭;若发病后热势张扬,高热口渴,唇燥舌干,肌肤斑疹,尿少便结,则多为暑热疫气所感。但温疫为病,往往易兼夹秽浊之气,因而在辨证时对有胸闷腹胀、呕恶、泄泻、苔腻等表现者,应注意是否有秽浊之邪的存在。

2. 辨病机明病位 温疫起病急骤,传变迅速,可在短期内危及患者的生命。因此,应辨清疫疠病邪在卫气营血的浅深层次,明确其病变部位在何脏何腑。

3. 辨病势明预后 温疫起病后发展变化十分复杂,病情可在转瞬间突变。因此,正确推测病势的发展方向,以判断预后的吉凶,并及时制定相应的治疗方案,也非常重要。一般可从热势、神志、斑疹的色泽及分布等方面进行判断。若热势骤降,呼吸急促甚至喘憋,神志由烦躁转为昏谵、昏愦,甚至发生厥脱,动风,肌肤斑疹色深稠密,甚至融合成片,均属病势严重,预后不良之象。相反,若热势逐渐降低,或身热夜甚转为白昼热盛,呼吸平稳,神志无明显异常,虽外发斑疹,但色泽明润不深,则大多提示病势有好的转机,预后亦较好。

（三）论治要点

对于温疫的治疗，总以祛邪为第一要义。正如《温疫论》所言："大凡客邪贵乎早逐，乘人气血未乱，肌肉未消，津液未耗，病人不致危殆，投剂不至掣肘，愈后亦易平复。欲为万全之策，不过知邪之所在，早拔去病根为要耳。"对疫邪的治疗，往往用药较猛，并投以重剂，意在逐邪务早、务尽。

首先应根据疫邪性质的不同，分别采取不同的治法。如温热疫邪侵袭，怫热于里，充斥表里三焦，治当升散清泄，逐邪解毒；如湿热疫邪侵袭，治疗应化湿辟秽为主，待湿热疫毒化热化燥，方可治同温热、暑热；如为暑热疫邪所感，治疗应注意清热解毒、清气凉营（血）、生津救阴。其次针对病邪在卫气营血和脏腑部位的不同而确立治法。如属卫气同病者治以解表清里；邪遏膜原者治以辟秽化浊，开达膜原；阳明热盛者治以清泄热毒；热盛迫血外发斑疹者治以凉血化斑；热陷手足厥阴者治以开窍息风；后期余邪未净，阴伤络阻者，治以养阴泄热，清透包络。

温疫初起，有类表证，不可辛温发汗。若用辛温解表，犹如抱薪投火，加重热势，助热伤津，邪热会随升提之性而上逆，出现狂躁、发斑、衄血、亡阳等重症。正如杨栗山所说："在温病邪热内攻，凡见表证，皆里证郁结也。虽有表证，实无表邪，断无正发汗之理。""宜以辛凉苦寒清泻为妙。"

二、常见证候辨治

（一）卫气同病

【证候】 发热恶寒，无汗或少汗，头痛项强，肢体酸痛，口渴唇焦，恶心呕吐，腹胀便结，或见精神不振、嗜睡，或烦躁不安，舌边尖红，苔微黄或黄燥，脉浮数或洪数。

【病机】 温疫初起，在里之郁热怫郁于表，或疫邪由外传里，均可出现邪热充斥表里的卫气同病证。疫邪在表与卫气相争，卫气郁遏，可见发热恶寒；卫气受抑，腠理开闭失常，可见有汗或无汗；疫邪攻窜头身，气机郁阻，可见头痛项强，肢体酸痛；疫毒之邪伤津，可见口渴，甚者唇焦；扰及心神，可见烦躁。部分患者邪可内扰胃肠，则恶心呕吐，邪气内结肠腑，则腹胀便结。舌边尖红，苔微黄或黄燥，脉浮数或洪数为卫气同病之象。

【治法】 透表清里。

【方药】 增损双解散（方见春温章）。

暑热疫初起，邪在卫气，故用表里双解。以荆芥穗、防风、薄荷叶、蝉蜕等透邪外出；黄连、黄芩、连翘、栀子、姜黄、桔梗等清热解毒；僵蚕、白芍、当归养血舒筋，预防痉厥之变；石膏清胃热；滑石清下焦之火；调胃承气汤以攻下泄热。共使疫毒邪热从内外分解，前后分消。

【临床运用】 头痛较甚，可加菊花、钩藤、葛根平肝潜阳；呕吐甚者，加竹茹、苏梗降逆和胃；阴伤明显者，加沙参、麦冬以滋养阴液；热毒较甚或发疮疡者，可加银花、大青叶、野菊花、紫花地丁等以清热解毒；斑疹较多者，可加板蓝根、大青叶、丹皮凉血解毒；若便溏可去芒硝。

（二）温热疫邪充斥三焦

【证候】 壮热不恶寒反恶热，头痛目眩，身痛，鼻干咽燥，口干口苦，烦渴引饮，胸膈胀满，心腹疼痛，大便干结，小便短赤，舌红苔黄，脉洪滑。

【病机】 本证多因温热疫邪怫郁于里，由里外发，故壮热，不恶寒反恶热；疫邪炎于上浮于经，故见头痛，身痛，目眩；疫邪燥干清窍，故见口干口苦，口渴欲饮，鼻干咽燥；热扰心神，故烦躁；火热内壅，气机郁阻，故胸膈胀闷，心腹疼痛；大便干结，小便短赤，舌红苔黄，脉洪滑为里热炽盛之象。

【治法】 升清降浊，透泄里热。

【方药】 升降散（《伤寒瘟疫条辨》）。

白僵蚕（酒炒）二钱　全蝉蜕（去土）一钱　广姜黄（去皮）三分　川大黄（生）四钱

秤准，上为细末，合研匀。病轻者，分四次服，每服重一钱八分二厘五毫，黄酒一盅，蜜五钱，调匀冷服，中病即止。病重者，分三次服，每服二钱四分三厘三毫，黄酒盅半，蜜七分五钱，调匀冷服。最重者，分二次服，每服重三钱六分五厘，黄酒二盅，蜜一两，调匀冷服。

杨璿用本方治疗"表里三焦大热，其证治不可名状者"。方中以僵蚕为君，蝉蜕为臣，姜黄为佐，大黄为使，黄酒为引，蜂蜜为导，六法具备。僵蚕味辛气薄，喜燥恶湿，得天地清化之气，轻浮而升阳中之阳；蝉蜕气寒无毒，味咸且甘，为清虚之品，能祛风涤热；姜黄气味辛苦，大寒无毒，行气散郁辟疫；大黄大寒无毒，上下通行，能泻火；黄酒性大热，味辛苦而甘，上行头面，下达足膝，外周毛孔，内通脏腑经络，驱逐邪气，无处不到；蜂蜜甘平无毒，能清热润燥。全方合用，僵蚕、蝉蜕升阳中之清阳，姜黄、大黄降阴中之浊阴，一升一降，内外通和，使疠气之流毒顿消。杨栗山推其为治温疫之总方。

【临床运用】 临床运用时可配合天花粉、葛根生津解肌；若病偏于上焦者，可配合连翘、银花、栀子、薄荷等以清宣郁热；若病偏于阳明经气者，可配合石膏、知母、黄芩等清泄阳明；若兼便秘者，可配合芒硝、枳实通腑泄热。

（三）湿热疫毒阻遏膜原

【证候】 初起畏寒（或寒战）壮热，继而但热不寒，头痛且重，面目红赤，疹粒显现，肢体沉重酸楚，纳呆，胸脘痞闷，呕逆或呕吐，秽气喷人，腹满胀痛，腹泻或便秘，小便短赤，舌红绛，苔白厚腻浊或白如积粉，脉濡数。

【病机】 因湿热疫疠毒邪郁遏膜原，困阻气机，阳气不能外达，故见畏寒或寒战；湿热久郁化热，邪热蒸蕴，故但热不寒；邪热上扰头面清窍，故头痛，面红目赤；邪热侵扰营血，故见斑疹显现；四肢沉重酸楚为湿热疫毒阻滞经络之故；湿热阻遏中焦，脾胃气机不运，故见纳呆，胸脘痞闷，呃逆或呕吐，秽气喷人，腹满胀痛；湿热疫毒蕴结下焦，泌别失司，故见小便短赤，腹泻或便秘；舌红绛，苔白腻厚浊或白如积粉，脉濡数，均为湿热疫毒郁遏膜原之征象。

【治法】 疏利透达，辟秽化浊。

【方药】 达原饮（方见湿温章）。

湿热疫毒阻遏膜原，治以疏利透达，辟秽化浊，以达原饮苦温燥湿，辛开气机，直达膜原，使邪气溃败，速离膜原。不可因有恶寒发热，头身疼痛而误认为伤寒，用辛温发汗，徒伤正气。

【临床运用】 若热甚者，可加青蒿、柴胡、银花等以清泄郁热；若呕恶甚者，可加制半夏、姜竹茹降逆止呕；若斑疹显现，加丹皮、赤芍、大青叶等以凉血化斑；若大便秘结，可加大黄、芒硝通腑泄热。

（四）阳明热炽，迫及营血

【证候】 壮热日晡益甚，口渴引饮，烦躁不宁，或腹满便秘，斑色红赤，甚或紫黑，初见于胸膺部，迅速发展至背、腹及四肢等处，舌红，苔黄燥，甚或干裂，脉洪大或沉实。

【病机】 本证系感受暑热疫疠毒邪，直传阳明胃腑所致。壮热日晡益甚，口渴引饮，烦躁不宁，系阳明热炽所致；热结腑实则腹满便秘；斑色红赤，甚或紫黑为热毒炽盛之象；胃腑热毒由内达外，故其斑先见于胸膺，而后延及背、腹及四肢等处；舌红，苔黄燥，脉洪大，是阳明气分热盛之征。

【治法】 清胃解毒，凉血化斑。

【方药】 化斑汤（方见春温章）。

白虎汤辛寒清气，直折阳明之热；犀角（水牛角代）、玄参清营凉血以解毒化斑。

【临床运用】 本方可加丹皮、大青叶以增强凉血、解毒、化斑之力。若兼腑实者可加大黄、芒硝，以泄里之热结。若见神昏谵语，舌蹇肢厥，可加用安宫牛黄丸或紫雪丹。热盛神昏者可用醒脑静注射液静脉滴注。

（五）邪毒炽盛，气营（血）两燔

【证候】 起病急骤，壮热，头痛如劈，两目昏瞀，骨节烦痛，身如被杖，或狂躁谵妄，口渴引饮，或惊厥抽搐，或吐血衄血，斑色深紫，疏密不匀，舌绛苔焦或生芒刺，脉浮大而数或沉细而数。

【病机】 本证为邪毒充斥内外，气营（血）两燔之证。壮热，头痛如劈，两目昏瞀，系表里俱热，邪犯太阴、阳明两经而致；肾主骨，腰为肾之腑，热毒窜于肾经，故见骨节烦痛，身如被杖；毒火内扰神明，故狂躁谵妄；毒火炽盛，津液受伤，故口渴引饮；毒火引动肝风，可伴惊厥抽搐；邪热入营血，灼伤血络故见吐血衄血，斑色深紫，疏密不匀；邪热炽盛气营（血），故见舌绛苔焦或生芒刺；火毒发散于外，则脉浮大而数；毒热深沉于里，则脉沉细而数。

【治法】 气营（血）两清，解毒化斑。

【方药】 清瘟败毒饮（方见春温章）。

方中白虎汤大清阳明气热，清热保津；凉膈散泄热解毒；犀角地黄汤清营凉血解毒；黄连解毒汤清热泻火解毒，共奏大清气血疫毒之功。

【临床运用】 斑出不畅，兼腹满胀痛，大便秘结，脉数有力者，加生大黄、芒硝以通腑泻热；咽痛较甚者，加山豆根、板蓝根、马勃解毒利咽；若胃热极盛，气血郁滞不行而见斑色青紫者，加红花、归尾、紫草活血散瘀；惊风抽搐者，加羚羊角、钩藤、全蝎等以息风止痉。

邪毒充斥内外，气（营）血两燔之邪热炽盛，出现神昏谵语者，应注意及时降低体温，可予冰袋或乙醇擦浴，或用解热药物。临床若见神昏谵语，舌蹇肢厥，可加用安宫牛黄丸，或紫雪丹，或用醒脑静注射液静脉滴注。

（六）血分实热，血热妄行

【证候】 身热，心烦失眠，斑疹连结成片，颜色紫赤，或兼有鼻衄、齿衄、便血，舌深绛紫暗，脉数。

【病机】 本证为疫毒侵入血分，迫血妄行之证。火毒侵入血分，扰乱心神故见身热，心烦失眠；血分热盛，迫血妄行，外溢肌肤则见斑疹显露，颜色紫赤，连接成片，或兼有鼻衄、齿衄、便血等症；舌深绛紫暗，脉细数，为血分实热之象。

【治法】　清热解毒，凉血止血。

【方药】　犀角地黄汤（方见春温章）。

方中以犀角（水牛角代），以清热凉血解毒；生地黄养阴清热，凉血止血；赤芍凉营泄热；丹皮凉血散瘀。

【临床运用】　本方可加紫草、栀子、仙鹤草等以增加凉血止血之力。若血瘀较甚者，可加大黄、桃仁、红花等以活血祛瘀；若耗血太过，阴伤明显者，可加地骨皮、知母、麦冬、玄参等养阴退热。

（七）毒陷心包，肝风内动

【证候】　身灼热，肢厥，神昏谵语或昏愦不语，颈项强直，牙关紧闭，两目上视，手足抽搐，呕吐频作，斑疹紫黑，舌质红绛，脉细数。

【病机】　本证为邪毒内陷心包，肝风内动之证。疫毒侵入心营，内陷心包，故见身灼热，神昏谵语或昏愦不语；疫毒炽盛，故斑疹紫黑；颈项强直，牙关紧闭，两目上视，手足抽搐为疫毒炽盛，引动肝风所致；火毒犯胃，胃气上逆，故呕吐频作；舌质红绛，脉细数为营热炽盛之象。

【治法】　清心开窍，凉血解毒，平肝息风。

【方药】　清宫汤（方见风温章）合羚角钩藤汤（方见春温章）。

方中犀角清心热；竹叶卷心、连翘、银花清心泄热；玄参、麦冬清心滋液；丹参、赤芍清营凉血，散血化斑；天竺黄清热化痰，清心定惊；配羚羊角、钩藤平肝息风。

【临床运用】　本证在治疗上应重视清热息风。痉厥可加羚羊角粉口服；神志昏迷，可加用安宫牛黄丸，或紫血丹。热盛神昏者可用醒脑净注射液静脉点滴。

（八）正气暴脱

【证候】　身热骤降，面色苍白，气短息微，大汗不止，四肢湿冷，心烦不安或神昏谵语，斑疹暗晦或突然隐退，或见各种出血，舌质淡，脉微欲绝。

【病机】　本证多因疫毒亢极，阳气外脱，或因出血过多，气血逆乱，正气暴脱所致。正不胜邪，邪毒内陷则身热骤降，斑疹暗晦或突然隐退；阳气外脱则面色苍白，气短息微，大汗不止，四肢湿冷；心阳衰弱，神不守舍则心烦不安或神昏谵语；舌质淡，脉微欲绝为气脱之征。

【治法】　益气固脱，回阳救逆。

【方药】　生脉散（方见风温章）或四逆汤。

四逆汤（《伤寒论》）

附子（生用，去皮、破八片）一枚　干姜一两半　甘草（炙）二两

以水三升，煮取一升二合，去渣，分温再服。强人可大附子一枚，干姜三两。

四逆汤中附子、干姜回阳救逆。两方合用，益气回阳，救逆固脱。

【临床运用】　临证时应配合选用参附注射液、生脉注射液静脉缓慢注射或静脉滴注。如冷汗淋漓，加龙骨、牡蛎、山茱萸敛汗固脱；若脉急疾，躁扰不卧，内闭外脱者，送服安宫牛黄丸清热解毒，豁痰开窍。

NOTE

（九）正衰邪恋

【证候】 低热，口不渴，默默不语，神识不清，或胁下刺痛，或肢体时疼，脉数。

【病机】 本证多见于素有内伤，复感疠气，或疫病日久不解，气钝血滞而疠气不得外泄，深入厥阴，络脉凝滞。其中身热、脉数为火毒并郁；毒陷夹瘀，阻滞络脉，则胁下刺痛，或肢疼时作；损及阴阳，气血不畅，神失所养，故默默不语，神识不清。

【治法】 扶正祛邪，活血通络。

【方药】 三甲散（方见暑温章）。

本方刚柔相济，扶正而不恋邪，祛邪而不伤正。方中以鳖甲、龟甲、穿山甲三味为主，滋阴行瘀；僵蚕、蝉蜕善入厥阴，透邪通络止痉；白芍、当归、土鳖虫和营血；甘草和中。

【临床运用】 临床运用时，若因疟疾而致者，加牛膝、何首乌；素有郁痰者，加贝母、瓜蒌霜；咽干作痒者，加花粉、知母；素燥咳者，加杏仁；素有内伤瘀血者，加桃仁、干漆等。

小结

温疫是感受疫疠病邪所引起，以急骤起病，传变迅速，病情凶险，具有强烈传染性并能引起流行为主要特征的一类急性外感热病。其临床表现为温热性质的温疫称为温热疫，表现为暑热性质的温疫称为暑热疫，表现为湿热性质的温疫称为湿热疫，若温疫病程中，肌肤有明显的斑疹出现者，又可称为疫疹。湿热疫毒多从口鼻而入，伏蕴于膜原；暑热疫毒则多从太阳而干阳明，炽盛于胃。病程中因病邪性质的差异，其传变方式和侵犯脏腑的部位可有显著不同。但其基本病理特点是疫疠毒邪侵入人体后迅速充斥表里、内外，弥漫上中下三焦，造成卫气营血的广泛损害，临床表现亦复杂多变。

温疫病的基本治则是迅速祛除病邪，其具体治法则应根据病机、病邪、病势等灵活调整变化。温疫初起，邪热充斥表里，卫气同病，方用增损双解散解表清里；温热疫邪侵袭，怫热于里，充斥表里三焦，治当升降散以升散清泻，逐邪解毒；邪气直达膜原，湿遏膜原之证，则用达原饮疏利透达膜原湿浊之邪；阳明热毒亢盛而发斑，治以化斑汤、托里举斑汤凉血解毒化斑或和营通络举斑；热毒充斥表里，气营（血）两燔者，用清瘟败毒饮清热解毒，气血两清；疫邪化燥化火闭阻心包，引动肝风，则治以安宫牛黄丸或紫雪丹合羚角钩藤汤清心开窍、凉肝息风；疫毒亢极而正气暴脱者，可急以生脉散含四逆汤益气敛阴固脱、回阳救逆；温疫恢复期，正虚邪恋，余邪留滞者，可用三甲散加减以涤除痰瘀等余邪。

思考题

1. 温疫的发病有哪些特点？临床如何进行分类？
2. 简述温疫的治疗原则。
3. 试述温疫卫气同病证、邪遏膜原证的证候表现和治法方药。
4. 简述升降散的临床适应证候及运用要点。
5. 谈谈运用温疫辨治方法治疗感染性疾病的体会？

第十七章　疟　疾

　　疟疾是感受疟邪引起的以寒战、壮热、头痛、汗出及休作有时为主要特征的急性外感热病。本病一年四季皆可发生，以夏秋季节多见。

　　远在殷商时代甲骨文中就有了象形的"疟"字，而疟疾病名最早见于《春秋·左氏传》中。《内经》称本病为疟，并对其病因、分类、证候、治法作了详细的论述，如提出了疟疾的病因为"疟气"，在分类上有寒疟、温疟、瘅疟、风疟、日作疟、间日发疟、间二日发疟，以及肺疟、心疟、肝疟、脾疟、肾疟、胃疟等多种，并对发病机制进行了较为详细的论述。《神农本草经》明确记载常山及蜀漆有治疟的功效。《金匮要略·疟病脉证并治》阐述了牝疟、疟母、温疟等证型，提出脉弦是疟疾的主脉，其治疗"疟母"的鳖甲煎丸至今仍为临床所用。晋代《肘后备急方·治寒热诸疟》认为疟疾病因是感受山岚瘴毒之气，并明确提出青蒿为治疟要药。隋代《诸病源候论》提出间日疟和劳疟病名。唐代出现了用截疟疗法治疗疟疾，如《千金要方》《外台秘要》等书中，除记载了以常山、蜀漆等药的截疟方外，还用马鞭草治疟。宋代《三因极一病证方论·疟病不内外因证治》指明"疫疟"的特点："一岁之间，长幼相若，或染时行，变成寒热，名曰疫疟。"《景岳全书》中进一步肯定疟疾因感受"疟邪"所致，而非痰食引起，其治疗多用柴胡等和解法。到清代，随着温病学的形成，对本病的认识更加深入。如邵新甫在《临证指南医案·疟》中明确指出诸疟由伏邪所致，非旦夕之因为患也。该书所载诸多疟疾医案为研究疟疾提供了经验。至此，对疟疾的证治日臻完善。中华人民共和国成立以后，对疟疾有关的理、法、方、药进行了系统的发掘整理和临床研究，从而使中医关于疟疾的理论更为充实和丰富。其中青蒿素临床运用取得了巨大成功，曾被世界卫生组织称作是"世界上唯一有效的疟疾治疗药物"，赢得了国际学术界的尊重和肯定。

　　本病包括西医学中的各类疟疾，如间日疟、三日疟、恶性疟疾、脑型疟疾、慢性疟疾等，以及由疟疾引起的肝脾肿大，均可参照本病辨证论治。

第一节　病因病机

一、病因发病

　　本病的发生，主要是感受"疟邪"，"疟邪"经按蚊传播而感染于人。人受之发病与否，主要取决于人体正气的强弱及外界六淫邪气的轻重。夏秋季节，暑湿当令，蚊虫、疟邪猖獗，若人体正气不足，极易导致发病。另外，饮食、劳倦、情志所伤也是重要的诱发因素。

NOTE

二、病机演变

疟邪侵入人体后，伏藏于少阳半表半里。当正气不足，疟邪可以出入营卫之间，从而产生寒热定时而发的症状。疟邪与卫气交争则恶寒，继而全身阳气亢奋而发为高热，若正气与疟邪相争，邪势暂退，则大汗出而热解；疟邪如深伏于少阳，不与卫气交争，则寒热不起；暂休一段时间后，如疟邪再与卫气相争，则寒热复作。正如《素问·疟论》中说："卫气相离，故病得休，卫气集，则复病也。"其休作时间及疟发迟早与疟邪伏藏深浅、部位有关。如邪伏浅者，可为一日发、间日发；邪伏深者，可为三日发。

疟疾的病位总属少阳，故历来有"疟不离少阳"之说，但也与其他脏腑有关。病机转化决定于感受疟邪的强弱、外感时邪的轻重及人体正气的盛衰等。如正气强，感邪轻，疟发的部位则以少阳为主。若正气虚，复受暑热、瘴毒之邪，与体内伏藏之疟邪交结而动，邪势较重，除在少阳与正气相争外，还可涉及肝胆，造成胆液外溢。甚则邪陷手足厥阴而出现神昏、痉厥等险候。少数病变还可深入营血分。若感受寒湿、瘴气而发者，每由少阳而伤及脾胃，健运失职，聚津成痰。若疟久不愈，则易耗伤气血，或导致气滞痰凝与瘀血互结于胁下而形成痞块、积聚，称为疟母。

第二节　辨证论治

一、辨治要点

（一）辨病依据

1. 本病一年四季均可发病，但以夏秋季节为多见。

2. 疟疾的典型症状为依次出现寒战、高热、汗出、热退身凉，并呈周期性发作，休作定时，或每日一发，或间日一发，或三日一发。

3. 本病有一定的地域性。如间日发者在全国各地都有；瘴疟则多发于岭南地区及我国西南部。如有疟疾流行地区旅居史，或有疟疾史、半月之内的输血史，发现原因不明的发热者，应考虑本病的可能性。

（二）辨证要点

1. 辨寒热偏颇　寒热的偏颇决定疟疾的类型：如寒战，高热，汗出热退，发作定时较典型者，为正疟；热甚于寒，以热为主者，为温疟、暑疟；寒甚于热，以寒为主者则为寒疟、湿疟。

2. 辨邪正盛衰　一般病程短，间日发作者，病情较轻，邪气虽盛，但正气未大衰；若疟疾每日发作，或间二日发作，体温过高或过低，伴有神志昏迷、谵狂、头痛、呕吐者，为疟邪较甚，病情较重，人体正气较衰弱。若病情较长，反复发作，为邪势渐衰而正气亦虚，多见于劳疟。

（三）论治要点

祛邪截疟为本病的治疗原则。疟疾发作时多属正虚邪实，治当扶正祛邪，标本兼顾。如发作已止，多属正气虚衰，应主以扶正补虚，以复正气。截疟是在疟发前 2 小时用药，以截断疟疾的发作。

针对风、寒、暑、湿等不同疟疾原因，选择相应不同治法。如温疟兼清；寒疟兼温；瘴疟宜解毒除瘴；劳疟则以扶正为主，佐以截疟。如属疟母，又当祛瘀化痰软坚。

二、常见证候辨治

（一）正疟

【证候】 初起呵欠乏力，肢体酸楚，继则寒栗鼓颔，寒罢则内外皆热，头痛面赤，口渴引饮，终则遍身汗出淋漓，热退身凉，休作定时，舌红，苔薄白或黄腻，脉弦。

【病机】 此为疟邪伏于少阳半表半里，出入营卫所致。疟邪出与卫气相遇，郁遏阳气，致阳气不能外达故恶寒，郁甚则见寒战，肢体酸楚，呵欠乏力；继则阳气振奋，与疟邪相争。正邪剧争，故见壮热，烦渴，头痛面赤；汗出淋漓为热迫津泄所致，邪热随汗而外泄，疟邪亦退藏于半表半里，邪正相离，则热势骤退，诸症消失。初起时邪热尚轻，苔多薄白，如多次发作，里热较甚，亦可见薄黄苔；疟邪伏于少阳，故脉弦。

【治法】 祛邪截疟，和解表里。

【方药】 小柴胡汤（《伤寒论》）。

柴胡半斤 黄芩三两 人参三两 半夏（洗）半升 甘草（炙）、生姜（切）各三两 大枣（擘）十二枚

上七味，以水一斗二升，煮取六升，去渣，再煎取三升，温服一升，日三服。

方中柴胡苦平，入肝胆经，透解邪热，疏达经气；黄芩清泄邪热；半夏和胃降逆；人参、炙甘草扶助正气，抵抗病邪；生姜、大枣和胃气，生津。

【临床运用】 可加常山、槟榔祛邪截疟。口渴甚者，加葛根、石斛生津止渴；胸脘痞闷、苔腻者，加苍术、厚朴、青皮理气化湿；烦渴、苔黄、脉弦数，为热盛于里，加石膏、花粉清热生津；若寒重而汗少、骨节疼痛者，加桂枝调和营卫。

（二）温疟

【证候】 热多寒少，或但热而无寒，头痛，骨节酸疼，手足热，少气烦冤，口渴引饮，欲呕，舌红，苔黄，脉弦数。

【病机】 温疟是素体阳盛，疟邪兼暑邪内蕴之证。阳胜则热，故热多寒少，且手足热；热盛伤气则少气烦冤；热灼胃阴，胃气不降则欲作呕吐；头痛，骨节酸疼，口渴引饮，舌红，脉弦数等皆为邪热炽盛之象。

【治法】 清热和解达邪。

【方药】 白虎加桂枝汤（《金匮要略》）。

知母六两 甘草（炙）二两 石膏一斤 粳米二合 桂枝（去皮）三两

上剉，每五钱，水一盏半，煎至八分，去渣，温服，汗出愈。

方中石膏、知母清泄邪热，配桂枝解表达邪，二者配合为表里双解之法。

【临床运用】 可加青蒿、柴胡以和解祛邪。热盛津伤较甚，口渴引饮者，可用白虎加人参汤加麦冬、生地黄、沙参等以清热养阴；若热结便秘者，稍加大黄以泻火通便；若疟久邪恋，阴液亏损，形体消瘦，舌光红无苔，脉细数者，可用青蒿鳖甲汤加减，以滋阴清热。

（三）暑疟

【证候】　热甚寒轻，胸闷泛恶，口渴，尿黄赤，舌红，苔黄腻，脉弦数。

【病机】　暑疟多因长夏纳凉，感受阴暑，暑汗不出，则邪伏于内，直待秋来而发。暑热亢盛，故热甚寒轻；湿热内蕴，脾胃气机受阻，故胸闷泛恶；热盛伤阴则口渴，小便黄赤；舌红，苔黄腻，脉弦数等皆为暑湿内蕴之象。

【治法】　和解少阳，清利湿热。

【方药】　蒿芩清胆汤（方见伏暑章）。

【临床运用】　暑热较重者，可加用栀子、荷叶等清暑泄热；若湿邪较重，加大豆黄卷、白豆蔻、薏苡仁、通草等利湿；大便黏滞不爽者，加大黄、槟榔通腑泄热；暑热阴伤者，加芦根、生地黄等甘寒药以清热养阴；恶心呕吐较重者，加藿香、炙枇杷叶和胃降逆止呕。

（四）湿疟

【证候】　寒热定时发作，身热不扬，汗出不畅，胸脘痞闷，呕恶纳呆，疲乏困重，口渴不欲饮，便溏，舌苔滑腻，脉弦缓。

【病机】　湿疟为疟邪夹湿之证。疟邪为患，故寒热定时发作；湿性黏滞，故身热不扬，汗出不畅；脾为湿土，感湿则同气相召，脾失健运，故胸脘痞闷，呕恶纳呆，大便溏薄；湿热阻于经络，故疲乏困重；湿阻气机，津不上潮，故口渴不欲饮；舌苔滑腻，脉缓俱为湿邪内蕴之象。

【治法】　燥湿化浊，祛邪截疟。

【方药】　厚朴草果汤（《温病条辨》）。

厚朴一钱五分　杏仁一钱五分　草果一钱　半夏二钱　茯苓块三钱　广皮一钱

水五杯，煮取二杯，分二次温服。

方中草果祛邪截疟；厚朴、陈皮、半夏苦温燥湿；杏仁宣降气机以助燥湿。

【临床运用】　临床运用时，可加入常山、马鞭草、青蒿等祛邪截疟药。如呕恶明显者，加生姜、竹茹和胃止呕；小便少者，加薏苡仁、车前子分利小便；身体疼痛者，加羌活、紫苏除湿通络。

（五）寒疟

【证候】　寒热定时而发，寒多热少，口不渴，头痛，肢体疼痛，胸脘痞闷，欲吐不吐，舌苔白腻，脉弦紧。

【病机】　寒疟是素体阳虚，复感疟邪内伏，或兼感寒邪为病。寒湿内盛，阳气不能外达，故见寒多热少，口不渴或渴喜热饮；寒邪滞于经脉则头痛，肢体疼痛；寒湿内困，脾胃失于健运，气机不畅，故见胸胁痞闷，欲吐不吐；舌苔薄白，脉弦紧均为寒邪内盛之象。

【治法】　散寒截疟，和解祛邪。

【方药】　柴胡桂枝干姜汤（《伤寒论》）。

柴胡半斤　桂枝（去皮）三两　干姜二两　瓜蒌根四两　黄芩三两　牡蛎（熬）二两　甘草（炙）二两

上七味，以水一斗二升，煮取六升，去渣，再煎取三升，温服一升，日三服，初服微烦，复服汗出便愈。

方中以柴胡、黄芩和解表里；桂枝、干姜、甘草温阳达邪；天花粉、牡蛎散结软坚。

【临床运用】 可加蜀漆或常山祛邪截疟。脘腹痞闷，舌苔白腻者，为寒湿内盛，加草果、厚朴、陈皮理气化湿，温运脾胃；若头痛较甚者，可加羌活；寒战较甚者，加荆芥穗辛散表寒；如湿痰明显者，加半夏、茯苓等祛湿化痰。

（六）瘴疟

1. 热瘴

【证候】 寒微热甚，或壮热不寒，头痛，肢体烦疼，面红目赤，胸闷呕吐，烦渴饮冷，大便秘结，小便热赤，甚至神昏谵语。舌质红绛，苔黄腻或垢黑，脉洪数或弦数。

【病机】 热瘴为感受火热瘴毒而致。热毒内蕴，邪热内盛，故见热甚寒微，甚则但热不寒，肢体烦疼；热毒上攻则头痛，面红目赤；热毒内蕴中焦，胃气上逆则胸闷，呕吐；热盛伤津，故烦渴饮冷，便秘；热移膀胱则见尿赤；热毒炽盛而上蒙心窍，神明失司，则神昏谵语；舌绛而有黑苔，脉数等，均为热毒内盛之象。

【治法】 清热辟秽解毒。

【方药】 清瘴汤（《实用内科学》）。

青蒿 15g　柴胡 8g　茯苓 15g　知母 12g　陈皮 10g　半夏 10g　黄芩 15g　黄连 10g　枳实 10g　常山 10g　竹茹 10g　益元散 10g

方中以青蒿、常山解毒除瘴；黄连、黄芩、知母、柴胡清热解毒；半夏、茯苓、陈皮、竹茹、枳实清胆和胃；益元散中滑石、甘草、辰砂清热利水除烦。

【临床运用】 若壮热不寒，加生石膏清热泻火；口渴心烦，舌红少津为热甚津伤，加生地黄、玄参、石斛、玉竹清热养阴生津；神昏谵语，为热毒蒙蔽心神，急加安宫牛黄丸或紫雪丹清心开窍；如大便干结，舌苔垢黑，加生大黄、玄明粉通腑泄热；如见痉厥，加羚羊角粉以凉肝息风。

2. 冷瘴

【证候】 寒甚热微，或但寒不热，或呕吐腹泻，甚则神昏不语，苔白厚腻，脉弦。

【病机】 本证为感受湿浊瘴毒所致，多因素体阳虚，湿浊从寒而化，壅遏三焦所致。阳气被遏不能宣达，故寒甚热微，或但热不寒；寒湿内困脾胃，升降失司，运化失调，故呕吐腹泻；瘴毒痰湿之邪蒙闭心窍则致神昏不语。苔白腻、脉弦滑等为痰湿中阻之征。

【治法】 散寒辟秽，解毒除瘴。

【方药】 不换金正气散（《太平惠民和剂局方》）。

厚朴（去皮，姜汁制）、藿香（去枝，土）、甘草、半夏（煮）、苍术（米泔浸）、陈皮（去白）各等分

上为散。每服三钱，水一盏半，生姜三片，枣子二枚，煎至八分，去渣，食前稍热服。

方中苍术、厚朴、陈皮、甘草燥湿运脾；藿香、半夏芳香化浊，降逆止呕。

【临床运用】 神昏谵语者，加苏合香丸芳香开窍；但寒不热，四肢厥冷，脉弱无力，为阳虚气脱，加人参、附子、干姜等益气温阳固脱。

（七）劳疟

【证候】 倦怠乏力，短气懒言，食少，面色萎黄，形体消瘦，遇劳则复发，寒热时作，舌质淡，脉细无力。

【病机】 本证为疟疾日久不愈，疟邪盘踞于里，气血亏虚，故劳累即发，寒热时作。久疟

不愈，脾胃虚弱，生化之源不足，故面色萎黄，倦怠嗜卧，头目眩晕，舌淡脉细。

【治法】 益气养血，扶正祛邪。

【方药】 何人饮（《景岳全书》）。

何首乌三钱至一两，随轻重用之　当归二三钱　人参三五钱或一两随宜　陈皮（大虚者不必用）二三钱　煨生姜（多寒者用三五钱）三片

水二盅，煎八分，于发前二三时温服之。

此为正虚邪恋之证，故治以补益正气，扶正祛邪。方中用当归、首乌、人参补益气血以扶正；陈皮、煨姜理气和中散寒。

【临床运用】 本方运用时可加常山、青蒿、柴胡、马鞭草以和解截疟。若疟疾反复发作日久，津液受伤较甚，见口干，咽干，手足心热，舌红少津者，加知母、鳖甲滋阴清热，或加乌梅、白芍酸甘化阴；若见气虚懒言，极度疲乏，纳呆者，可加黄芪、升麻以补益中气；疟疾日久，耗伤气血，可加参苓白术散、归脾丸、六君子汤以补益气血。

（八）疟母

【证候】 久疟不愈，胁下结块，触之有形，按之压痛，或胁肋胀痛，舌质紫黯，有瘀斑，脉细涩。

【病机】 本证为久疟不愈，气机郁滞，血行不畅，瘀血痰浊结于胁下而出现胁下结块，胀痛不舒。面色晦暗、舌见瘀斑、脉弦而涩，均为血瘀痰凝之征。

【治法】 软坚散结，祛瘀化痰。

【方药】 鳖甲煎丸（《金匮要略》）。

鳖甲（炙）十二分　射干（烧）三分　黄芩三分　柴胡六分　鼠妇（熬）三分　干姜三分　大黄三分　芍药五分　桂枝三分　葶苈（熬）一分　石苇（去毛）三分　厚朴三分　丹皮（去心）五分　瞿麦二分　紫葳三分　半夏一分　人参一分　䗪虫（熬）五分　阿胶（炙）三分　蜂窠（炙）四分　赤硝十二分　蜣螂（熬）六分　桃仁二分

上二十三味为末，取煅灶下灰一斗，清酒一斛五斗，浸灰，候酒尽一半，着鳖甲于中，煮令泛烂如胶漆，绞取汁，内诸药，煎为丸，如梧子大。空心服七丸，日三服。

此为疟病迁延日久，反复发作，正气渐衰，疟邪假血依痰，结于胁下而成。故治当破瘀消癥，扶正祛邪。方中重用鳖甲以软坚散结；配大黄、桃仁、䗪虫、蜣螂、丹皮、紫葳、芍药、赤硝、鼠妇（地虱）活血化瘀，通络祛积之品以助鳖甲破瘀散结；柴胡、黄芩和解半表半里之疟邪；用半夏、葶苈子、射干、厚朴等理气化痰之品以祛除气滞和痰积；佐以人参、阿胶、芍药等以养血益气。诸药合用，共奏攻补兼施之效。

【临床运用】 气虚较著，倦怠自汗者，可加黄芪、浮小麦；偏于阴虚者，加生地黄、白薇；若舌苔腻有湿者，加半夏、草果等；气血亏虚较重者，应配合八珍汤或十全大补丸等补益气血，以虚实兼顾，扶正祛邪。

小结

疟疾以寒战壮热、休作有时为其临床特征，多发于夏秋季。感受疟邪是疟疾致病之因。疟邪伏于少阳，伏藏于半表半里。当正气不足，疟邪可以出入营卫之间，从而产生寒热定时而发的症状。根据外邪的不同、证候的轻重、寒热的偏盛、正气的盛衰等情况，疟疾分为正疟、温

疟、暑疟、湿疟、寒疟、瘴疟、劳疟、疟母等证型。治疗以祛邪截疟为基本原则。正疟治以祛邪截疟，和解表里，方用小柴胡汤；温疟治以清热和解达邪，方用白虎加桂枝汤；暑疟治以和解少阳，清利湿热，方选蒿芩清胆汤；湿疟治以燥湿化浊，祛邪截疟，方选厚朴草果汤；寒疟治以散寒截疟，和解祛邪，方选柴胡桂枝干姜汤；热瘴治以清热辟秽解毒，方用清瘴汤；冷瘴治以散寒辟秽，解毒除瘴，方用不换金正气散；劳疟者，治以益气养血，扶正祛邪，方选何人饮；疟母治以软坚散结，祛瘀化痰，方用鳖甲煎丸。值得欣喜的是，中国科学家受《肘后备急方》"青蒿一握，以水二升渍，绞取汁，尽服之"启发，研制成功的青蒿素是继乙氨嘧啶、氯喹、伯喹之后最有效的抗疟特效药，尤其对脑型疟疾和抗氯喹疟疾，具有速效和低毒的特点。根据世界卫生组织的统计数据，自 2000 年起，撒哈拉以南非洲地区约 2.4 亿人口受益于青蒿素联合疗法，约 150 万人因该疗法避免了疟疾导致的死亡。因此，被非洲民众尊称为"东方神药"。

思考题

1. 疟疾的病因病机特点是什么？
2. 疟疾的治则治法是什么？
3. 正疟的临床表现、治法、代表方是怎样的？
4. 疟疾反复不愈会出现什么证型？如何辨治？
5. 热瘴如何辨治？

第十八章 霍 乱

霍乱是感受时行秽浊疫疠之邪，随饮食侵入人体胃肠而引起的一种急性疫病。以起病急骤、上吐下泻、发热、腹痛不甚为临床特征。本病四季均有发生，但以夏秋季节为多。因发病急骤，病势凶险，病变常在顷刻之间挥霍撩乱，故名霍乱。民间亦有称它为"绞肠痧""瘪螺痧""吊脚痧"等。

本病记载首见于《内经》。《灵枢·经脉》篇说："足太阴……厥气上逆则霍乱。"《灵枢·五乱》篇说："清气在阴，浊气在阳，营气顺脉，卫气逆行。清浊相干……乱于肠胃，则为霍乱。"指出了霍乱的发生机制是脾胃运化机能失常，清浊相干，乱于肠胃，其病位在脾胃。《伤寒论·辨霍乱病脉证并治》对霍乱作了专篇论述，提出"呕吐而利，名为霍乱"，指出了霍乱病的特征，并把霍乱分为热多、寒多、亡阴、亡阳等不同的类型，分别提出了治法用药，为后世对霍乱病辨治奠定了基础。《诸病源候论·霍乱病诸候》详细论述了霍乱的病因和症状，并首先提出了"干霍乱"之名及其病因和证候特点。清代王孟英所著《霍乱论》指出："凡霍乱盛行，多在夏热亢旱酷暑之年，则其证必剧。自夏末秋初而起，直至立秋后始息。"着重论述了霍乱的好发季节、传染特点，将霍乱分为寒霍乱、热霍乱，明确指出霍乱可以成为一种疫病而广泛流行，并提出了相应的辨治方法。应该明确，古人所称霍乱，是指上吐下泻为主要临床表现的多种疾病，包括了急性胃肠炎、食物中毒等，其范围较广，称为类霍乱。近代霍乱的概念主要是指由疫疠之邪如霍乱弧菌或埃尔托弧菌引起的霍乱病，也称为真霍乱。

根据霍乱发病季节和临床表现，西医学中的霍乱、副霍乱等真霍乱及急性胃肠炎、食物中毒等类霍乱，可参考本病辨证论治。此外，其他各科的消化系统疾病，也可参考本病相关证候进行辨证治疗。

第一节 病因病机

一、病因发病

夏秋季节，暑湿之气较盛，暑湿蒸腾，充斥上下，容易形成秽浊疫疠之邪。而炎夏酷暑，湿热困阻脾胃，运化功能减退，故极易感受秽浊疫疠之气。秽浊疫疠之邪侵入脾胃后，可导致脾胃受伤，运化失常，气机逆乱，升降失司，清浊相干，乱于肠胃，而成上吐下泻之霍乱。

饮食不慎与霍乱的发生有密切关系。饮食不洁或饮食不节，都易损伤脾胃，运化失调，升降失司，以致外在的秽浊疫疠之邪得以入侵脾胃，造成清浊相干，乱于肠胃，终成霍乱。

二、病机演变

人体感受疫疠秽浊之邪，蕴于中焦，损伤脾胃，导致升降失常，清浊相干。气逆于上则为呕吐，清气不升，湿浊下趋则为泄泻，上吐下泻而发为霍乱。秽浊疫疠之邪的性质有寒热之别：若为湿热秽浊壅阻中焦，或者阳盛之体，邪从热化而成为热霍乱；若感受寒湿疫疠之邪，或素体阳虚，脾不健运，或贪凉饮冷，损伤中阳，则病从寒化而成为寒霍乱。

剧烈吐泻可致津液大量亡失，阴津耗竭，可出现目眶下陷，皮肤松皱，甚至螺纹干瘪等一系列阴津耗竭现象。进而发展为阴损及阳，阴阳俱脱，危及生命。大量津液丢失，筋脉失养而拘急，可以引起腹部及小腿部肌肉痉挛而疼痛，即民间所称"绞肠痧"或"吊脚痧"。亦有疫疠秽浊之气过重，邪滞中焦，升降气机窒塞，上下不通，欲吐泻不得，发为"干霍乱"，病情尤为深重。

综上所述，本病发病急骤，来势凶猛，津液暴泻，极易损伤人体阴津和阳气。本病发病初起阶段以邪实为主，到中后期则常常呈现出邪气未去，而津液亡失、阳气虚脱的虚实夹杂的病理特点。

第二节 辨证论治

一、辨治要点

（一）辨病依据

1. 本病一年四季均可发生，多发于夏秋季节。

2. 起病急骤，来势凶猛，热势不甚，一病即见上吐下泻。呕吐呈喷射状。泄泻每日 4 次以上，多则达数十次，特别是出现清水样、米汤样或血水样的水样便，多为无痛性，可伴腹部肌肉或小腿肌肉痉挛等表现。迅速出现脱水者，尤应高度重视本病的可能。

3. 在流行期间与确诊为霍乱的病人有密切接触史者或来自疫区者，如出现上吐下泻者，应注意本病的可能。

4. 对疑似病人必须进行血、尿、大便化验检查，特别要进行大便的病原菌检查，如涂片染色镜检或作细菌培养，发现有革兰阴性弧菌即可诊断为真霍乱。

（二）辨证要点

1. 辨真霍乱与类霍乱 真霍乱与类霍乱在病情、预后及防疫要求上都有很大的不同，在临床上应明确区分。一般来说，类霍乱多属一般的急性胃肠炎，其病情轻，伴腹痛，呕吐仅见恶心或吐出物为食物残渣，泄泻次数较少，泄泻物为黄色稀便，或混有黏液，气味秽臭，便后无畅快感；阴伤程度较轻；病程较短，一般 1~4 天。

真霍乱吐泻较剧，病情重，变化快。吐出物为米泔水样或清水样；泄泻频繁量多，泄泻物为米泔水样或洗肉水样，粪便不臭秽，或呈鱼腥味，便后畅快感明显。阴伤程度较重，可以很快脱水，出现瘪螺、转筋、虚脱。病程稍长，一般 5~7 天。

2. 辨干霍乱与湿霍乱 《医学入门》谓："一种湿霍乱，有物有声；一种干霍乱，有声无物。"若见腹中绞痛,欲吐不得吐,欲泻不得泻,为干霍乱;而能呕吐、泻下出内容物者为湿霍乱。干霍乱病情重于湿霍乱。

3. 辨寒热真假　弄清霍乱的寒热,是辨析霍乱的重要关键。但由于频繁剧烈的吐泻及病邪的酷烈,会形成一些假象,故须对寒热真假认真辨识。如肢冷脉伏一般出现于寒证,但热极似阴也可有类似表现。《霍乱论·病情》谓:"伤暑霍乱,甚或手足厥冷,少气,唇面爪甲皆青,腹痛自汗,六脉皆伏,而察其吐泻酸秽,泻下臭恶,小便黄赤热短,或吐泻皆系清水,而泻出如火……皆是热伏厥阴也,热极似阴。"口渴烦躁一般出现于热证,但真寒假热亦可出现相似症状。《霍乱论·病情》谓:"虚冷甚于内则反逼其阳于外矣,故其外候每多假热之象。或烦躁去衣而欲坐地,或面赤喜冷而不欲咽,或脉大虚弦而不任按,是皆元气耗散,虚阳失守。"辨寒热真假,主要以吐泻物的性质、气味为依据:吐泻物清稀,无臭秽属寒;吐泻物色黄黏涎,秽臭难闻为热。再结合病史、症状、体征综合分析,以正确判断寒热的真假。

4. 辨津亏程度　频繁吐泻,大量的津液丢失,必然导致津伤液耗。观察肌肤之枯荣,肢体有无抽搐转筋等状况,可以判断津液亡失程度。若肌肤干燥松弛,两目凹陷,指螺皱瘪,肢体抽搐,两脚转筋,甚则阴囊收缩,反映肌肤失润,筋脉失养严重,津液亡失太多。若肌肤弹性尚可,无明显螺瘪目陷,两脚无转筋,说明肌肤、筋脉失养不重,津液亡失较轻。

5. 辨亡阴亡阳　霍乱脱证有亡阴亡阳之别,应当分辨。亡阴证为皮肤松弛,目眶内陷,指螺皱瘪,心烦口渴,舌干红绛,脉细数;亡阳证为面色苍白,汗出肢冷,唇甲青紫,声嘶息微,脉细欲绝,血压明显下降。无论亡阴亡阳,均表明证情已发展到危重阶段。

(三) 论治要点

本病由秽浊疫疠之气引起,疫毒壅塞中焦,阴阳乖隔,升降逆乱,治不及时,会危及患者生命,故急则治标,治疗以辟秽解毒,宣通气机,恢复胃肠升降功能为原则。

对本病的治疗,强调扶正救逆,益阴扶阳。《痧症全书》谓:"痧无补法。"此系强调霍乱由疫毒为病,重在祛邪。但霍乱引起剧烈吐泻,大量津液亡失,正气极度受累,极易亡阴亡阳,甚至造成死亡,故应重视扶正救逆,益阴扶阳。

同时,因霍乱发病急骤,变化迅速,抢救时不必拘泥于口服给药,应内外同治,诸法并举。如汤剂与丹、丸剂并用;内服药与肌肉、静脉注射并用;药物与针刺放血、刮痧、探吐等法并举等。这样不仅能争取到抢救时间,还能极大地提高抢救效果。

对霍乱发生的剧烈吐泻,宜急止之,但其法重在治疗病因,忌用强力收涩之法以止吐泻。霍乱为邪气乱于肠胃,只能祛其邪气,疫疠者辟秽解毒,湿浊者分利湿浊,热盛者清其邪火,寒盛者散其寒邪,食滞者消其积滞。邪去正自安,不用涩止而吐泻自停,若一味收涩,镇吐止泻,每有留邪之变。

二、常见证候辨治

(一) 湿热证

【证候】　身热较重,暴吐暴泻,吐泻交作,甚则呕吐如喷,吐出物酸腐热臭,混有食物或粘液,泻出物呈黄水样,甚则如米泔水样,热臭难闻,头身疼痛,心烦,口渴,腹中绞痛阵作,甚则转筋,小便黄赤灼热,舌苔黄腻,脉象濡数。

【病机】　夏秋季节,暑湿秽浊从口鼻而入,直趋中道,损伤脾胃,秽浊之邪乱于肠胃,气机逆乱，清浊相干，升降失司，故见暴吐暴泻；脾胃运化失司，食物不得消化，故吐出物混有食物残渣；湿热下迫大肠，则泻出物带有黏液和泡沫，并且泻出物呈黄水样，热臭味较重；身热、头身疼痛为湿热秽浊邪气侵袭之象；邪壅肠胃，滞而不通故见腹中绞痛；若津伤严重则会出现转筋；邪热内留，津液损伤，故见心烦口渴，小便黄赤灼热，舌苔黄腻，脉象濡数之象。

【治法】 清热化湿，辟秽化浊。

【方药】 蚕矢汤或燃照汤。

蚕矢汤（《随息居重订霍乱论》）

晚蚕沙五钱　薏苡仁、大豆黄卷各四钱　木瓜、黄连各三钱　制半夏、黄芩（酒炒）、通草各一钱　焦山栀一钱半　吴茱萸三分

以地浆水或阴阳水煎，稍凉徐服。

本方具有清热舒筋，和中利湿的作用。方中选用木瓜、蚕沙舒筋活络，专为霍乱转筋而设；半夏、吴茱萸、黄连、黄芩、山栀相配，辛开苦降，祛除湿邪；大豆黄卷清暑祛湿，通草、苡仁淡渗分利，使湿浊自下而去。

燃照汤（《随息居重订霍乱论》）

滑石四钱　炒豆豉三钱　焦山栀二钱　黄芩（酒炒）、佩兰各一钱五分　制厚朴、制半夏各一钱

水煎去渣，研入白蔻仁八分，温服。

佩兰、黄芩、山栀、滑石、豆豉清暑泄热，宣利湿浊；半夏、厚朴、白蔻仁理气和中，化湿辟秽，吐利较甚者用之颇佳。

【临床运用】 身热甚者，可配合白虎汤、竹叶石膏汤、甘露消毒丹等清泻暑热；若脘闷吐甚，汤药难进，可先服玉枢丹以辟秽止吐；若脘痞，干呕较甚，加竹茹，重用川朴、白豆蔻；若夹食滞者，加用焦六曲、焦山楂等以消食导滞。若手足厥冷，腹痛，自汗，口渴，唇面指甲青紫，呕吐酸秽，泻下恶臭，小便黄赤，六脉俱伏，是为热伏于内，热深厥深之真热假寒，应重用石膏、竹叶、花粉以清热生津，补益气阴，辟秽化浊。邪热炽盛，出现神昏谵语者，应注意及时降低体温，可予冰袋或酒精擦浴。吐泻剧烈者，可配合针刺疗法：取穴承山（双）、曲泽（双）、十宣等，用三棱针急刺放出紫色血少许；或取足三里（双）、委中（双）、曲池（双），用毫针行泻法。

（二）寒湿证

【证候】 恶寒发热，恶寒重发热轻，头身疼痛，突发吐泻交作，吐出物如清水样，或如米泔水样，泻出淡黄色稀便，甚则如米泔水样，不甚臭秽，腹不痛，或有冷痛，喜温喜按，口不渴或渴喜热饮，胸脘痞闷，四肢清冷，苔白而浊腻，舌淡，脉象濡弱。

【病机】 外感秽浊之邪，郁遏肌表卫阳，邪正相争，经脉不畅，则有恶寒发热，头痛身痛；卫表郁遏较甚，故见恶寒重发热轻；寒湿秽浊壅滞中焦，气机不运，升降悖逆，脾不升清而下陷则腹泻，胃不降浊而上逆则呕吐，故见吐泻交作；且因寒气偏胜或中阳偏虚，故吐出物如清水样，泻出清黄色稀便而不甚秽臭；寒湿秽浊郁阻中焦，中阳被遏故见腹部冷痛，喜按喜温；寒湿凝滞中焦则口不渴或口渴喜热饮；寒湿内停，清阳受阻，气机凝滞，不得舒展，故见胸脘痞闷不适，四肢清冷；苔白腻而浊，舌淡，脉象濡弱皆为寒湿内侵，中阳郁遏及阳气受伤之象。

【治法】　温中散寒，芳化湿浊。

【方药】　藿香正气散（方见暑温章）或附子理中丸。

附子理中丸（《太平惠民和剂局方》）

人参（去芦）、干姜（炮）、甘草（炙）、白术各三两　黑附子（炮，去皮脐）二枚

上为细末，炼蜜为丸，每两作十丸。每服一丸，以水一盏化破，煎至七分，空心、食前稍热服。

本证为寒湿秽浊壅滞中焦，故治以附子理中丸温中祛寒。方中附子、干姜振奋脾阳；人参、白术、甘草健脾温中。

【临床运用】　藿香正气散具有芳香辟秽化浊之功，适用于寒湿霍乱以湿邪偏重者；附子理中汤具温振脾阳、温中祛寒之效，对于寒湿霍乱以阳虚寒盛明显者更适宜。

若寒湿秽浊壅滞中焦而呕吐较甚者，可选用行军散、玉枢丹、急救回生丹之类口服以温中散寒，芳化湿浊；阳气既虚而阴津亦不足者，可用通脉四逆加猪胆汁汤，既通其阳，又顾其阴；呕逆甚，脉象沉伏者，为脾胃阳气大虚，阴寒上逆，加吴萸、肉桂、丁香以温中降逆；若见寒热错杂，兼见心烦、口渴、舌苔黄者，加黄连配干姜，寒温并用，和中道而止吐泻；若阴寒较甚，既吐且利，大汗淋漓，四肢厥冷，转筋拘急者，加用吴萸、木瓜，并加重附子用量以温经通络。吐泻剧烈者，还可加用针刺疗法：取穴承山（双）、曲泽（双）、十宣等，用三棱针急刺放出紫色血少许；或取足三里（双）、委中（双）、曲池（双），用毫针行补泻法；也可取神阙穴隔姜、隔盐灸或用刮痧疗法。

（三）干霍乱

【证候】　卒然腹中绞痛，痛甚如刀劈，欲吐不得吐，欲泻不得泻，身热，烦躁闷乱，甚则面色青惨，昏愦如迷，四肢逆冷，头汗如雨，舌淡苔白，脉象沉伏。

【病机】　夏暑秽浊疫疠之邪，阻遏中焦，窒塞气机，升降格拒，上下不通，故见卒发腹中绞痛，甚则如刀劈，欲吐不得吐，欲泻不得泻；秽毒邪气侵犯机体，邪正抗争故见身热；浊邪壅闭，阳气阻隔于上下，清阳不得舒展，则烦躁闷乱；秽浊毒邪阻遏，阳气不得宣通以荣于头面四末，故见面色青惨，昏愦如迷，四肢逆冷，头汗如雨；舌苔淡白，脉象沉伏为毒邪内盛，阻遏阳气之象。

【治法】　利气宣滞，辟秽解毒。

【方药】　玉枢丹（方见暑温章）或行军散加减。

行军散（《随息居重订霍乱论》）

西牛黄、麝香、珍珠、冰片、硼砂各一钱　雄黄（飞净）八钱　火硝三分　金箔二十片

为细末，每服三至五分，凉开水调下。

行军散用麝香、冰片芳香开窍，行气辟秽，并善止痛，是专为吐泻腹痛、窍闭神昏而设。

【临床运用】　腹胀较重，欲便不能，加用乌药、沉香、厚朴以破气散滞；若小便不通，加用冬葵子、滑石以利尿通浊；如吐泻已通畅，病势见减，可继用藿香正气散以善其后。

此外，本证的治疗还有一些简便有效的方法：如邪气过盛，可先用烧盐放入热汤调服，以刺激咽喉探吐，一经吐出，不仅烦躁闷乱之症状可减，并可使下窍宣畅，二便自然通利。如吐泻剧烈者，腹痛如绞，或如刀劈，可用吴萸、青盐各30g，炒热熨于脐下以温通阳气。亦可用神阙隔姜、隔盐灸。可加用针刺疗法：取穴承山（双）、曲泽（双）、十宣等，用三棱针急刺放

出紫色血少许；或取足三里（双）、委中（双）、曲池（双），用毫针行补泻法。干霍乱因气机壅塞者，可用搐鼻取嚏法，如用皂角末、通关散、红灵丹少许吹鼻取嚏，嚏出则气机通畅。

（四）亡阴证

【证候】 吐泻并作不止，吐泻物如米泔水样，疲软无力，目眶凹陷，指螺皱瘪，声嘶，面色苍白，心烦，口渴引饮，呼吸短促，尿少尿闭，舌质干红，脉象细数。

【病机】 本证因吐泻交作不止，阴津亡失太过而致。外感秽浊疫疠之邪太重，直犯中道，清浊相干，升降失司故见吐泻频作不止；体内津液大量亡失，气阴两伤，筋脉失养，故见疲软无力；亡阴脱液太甚故见目眶凹陷，指螺皱瘪，失于滋润而见心烦，口渴引饮；阴亏咽喉失养，遂见声嘶；津液大量亡失，阳随阴脱，不能上荣于面故见面色苍白；病重犯及下焦，致肾不纳气，故呼吸短促；肾水干涸，则出现尿少尿闭，舌质干红，脉象细数。

【治法】 益气养阴，救逆生津。

【方药】 生脉散（方见风温章）或大定风珠（方见春温章）。

生脉散方用于霍乱亡阴甚宜。大定风珠具有救阴息风、镇中通上达下之功，为滋阴息风固脱之方，用于霍乱重伤阴液，虚风内动，时时欲脱，纯虚无邪之证尤宜。

【临床运用】 腹泻明显者，可用五味子、乌梅以涩肠止泻；口渴甚，用知母、竹沥等以清热生津；若四肢疲软明显，可加用西洋参、白芍补益气阴；声嘶者可用诃子以固肾开音；呕吐剧烈不止者，加用半夏、竹沥、竹茹；呼吸急促用五味子、冬虫夏草等以补肾纳气；本病之少尿，甚至尿闭，忌用渗利之品，当以石斛、麦冬、地黄、玄参益水之源。对于吐泻剧烈而见目眶凹陷、指螺皱瘪之脱水征象者，当防止津伤气脱，可用淡盐水口服。若因汗出过多，有阳气衰微之象者，可加附子、生龙骨、生牡蛎等治疗。

吐泻剧烈者，可加用针刺疗法：取穴承山（双）、曲泽（双）、十宣等，用三棱针急刺放出紫色血少许；或取足三里（双）、委中（双）、曲池（双），用毫针行补泻法；亦可用神阙隔姜、隔盐灸或用刮痧疗法。

（五）亡阳证

【证候】 吐泻交作不止，四肢厥冷，汗出身凉，呼吸微弱，语声低怯，畏寒倦卧，精神萎靡，舌质淡白，脉象沉细，甚则细微欲绝。

【病机】 本证为吐泻交作不止，阴液亡失太过，阳随阴脱之候。由于秽浊疫疠之邪郁阻中焦，清浊相干，升降失司，故见吐泻交作不止；吐泻过甚，阳气暴脱，阳衰不能温煦致四肢厥冷；阳气失于固表故见汗出身凉；肾阳不足，纳摄无权，则见呼吸微弱，语声低怯，畏寒倦卧，精神萎靡；舌质淡白，脉象沉细或微细欲绝是为阳气亡失，阴阳分离之危候。

【治法】 益气固脱，回阳救逆。

【方药】 通脉四逆加猪胆汤或参附汤（方见风温章）。

通脉四逆加猪胆汤（《伤寒论》）

甘草（炙）二两 干姜三两（强人可用四两） 附子大者（生，去皮，破八片）一枚 猪胆汁半合

上四味，以水三升，煮取一升二合，去渣，内猪胆汁，分温再服，其脉即来。无猪胆，以羊胆代之。

方中重用干姜、附子，取其大辛大热之性，速破在内之阴寒，急回外越之阳气，炙甘草配

姜附补虚回阳，猪胆汁引阳药入阴，全方共奏固逆救脱、破阴回阳之效，用于寒盛阳微之证尤宜。

【临床运用】 若阴寒盛于下而虚阳迫于上而致面赤烦躁者，可加用葱白，此即取白通汤之意，以驱阴通阳；若阴寒极盛，格阳于外而见下利不止，面赤，干呕而烦躁，厥逆无脉者，可加用葱白、人尿，即取白通加猪胆汁汤之意，是在温阳药中反佐咸寒苦降之品，以防对热药的格拒；呕吐剧烈，加用生姜以散寒止呕；腹痛甚者，加白芍以和阴缓急止痛；大汗不止者，加牡蛎、山茱萸以敛汗固脱；若病势严重而见下利不止，四肢厥冷，脉微欲绝者，可以重用干姜，以加强其温阳通里的效果；若阴液内竭而见下利，利忽自止，四肢厥逆，恶寒，脉微不显者，可在四逆汤中重加人参，取益阴救逆、回阳复阴之功。吐泻剧烈者，还可配合针刺疗法，亦可用神阙隔姜、隔盐灸或用刮痧疗法。

小结

霍乱是因饮食不洁而感受秽浊疫疠之气导致突然吐泻的急性疫病。霍乱的临床特征为起病急骤，吐泻交作，次数频繁，且有强烈传染性。本病由秽浊疫疠之气引起，疫毒壅塞中焦，阴阳乖隔，升降逆乱，治不及时，会危及患者生命，故急则治标，治疗以辟秽解毒，宣通气机，恢复胃肠升降功能为原则。具体治疗时应辨寒热证，在芳香化浊、和中化湿基础上，分别立清热化湿和温化寒湿法。前者以蚕矢汤、燃照汤为代表方，后者以藿香正气散、附子理中汤为代表方。亡阴证应急以救阴，方用生脉散、大定风珠等；亡阳证要回阳固脱，方用通脉四逆加猪胆汤或参附汤等。对于干霍乱表现出来的重危证候，应该采用综合治疗方法，除药物如玉枢丹、行军散外，还可用探吐、取嚏、针刺、熨灸等方法。

思考题

1. 简述中医对霍乱病概念的认识。
2. 试述霍乱的病候特点和主要治疗原则。
3. 治疗霍乱为什么要重视扶正救逆、益阴扶阳？
4. 蚕矢汤和燃照汤治疗霍乱湿热证，临床应用有何不同？
5. 霍乱常见哪些证型？如何辨治？

下　篇

第十九章　叶天士《温热论》

　　叶天士，名桂，号香岩，晚年号上津老人，安徽歙县人。生于清·康熙六年（1667），卒于清·乾隆十一年（1746）。先世迁至吴县阊门外下塘上津桥畔。其祖、父皆精通医术。叶氏少时，日至学塾读书，晚由其父讲授岐黄之术。14岁时，父逝，便从其父之门人朱君习医。叶氏聪颖勤奋，经常寻师访友，据传18岁时已求教过17位老师。叶氏博采众长，医术精湛，不仅擅长内科，而且精于幼科、妇科，而最擅长者，莫过于温病时疫痧痘等证。叶氏治病多奇中，名著朝野，清史最权威的史书《清史稿》称其"名满天下""大江南北，言医者辄以桂为宗，百余年来，私淑者众"。

　　叶氏的代表著作为《温热论》。尚有《临证指南医案》《幼科要略》《叶氏医案存真》《眉寿堂方案选存》《叶氏医案未刻本》《叶天士晚年方案真本》等存世。

　　《温热论》是温病学理论体系的奠基之作，原无书名，后人冠名并将其分为37条。该著文辞简要，论述精辟，是温病典籍中最重要的专著。它阐明了温病的发生、发展规律，确立了卫气营血辨治纲领，丰富了温病学的诊断内容，阐明了妇人患温的证治特点。

　　世传的《温热论》有两种版本，由华岫云收载于《临证指南医案》中的《温热论》，称为"华本"，由唐大烈收载于《吴医汇讲》中的《温证论治》，称为"唐本"。两本内容基本相同，文字略有出入。后章楠依"唐本"将其收于《医门棒喝》中，名《叶天士温病论》，王士雄依"华本"将其收于《温热经纬》中，更名为《叶香岩外感温热篇》。

　　本教材以华本为据，参考《温热经纬》，按原文、提要、释义予以叙述。原文后括号内数字，为《温热论》原条文顺序编号。

一、温病大纲

　　【原文】　温邪上受，首先犯肺，逆傳心包。肺主氣屬衛，心主血屬營，辨營衛氣血雖與傷寒同，若論治法則與傷寒大異也。（1）

　　【提要】　温病的发生发展规律、病机变化，与伤寒辨治的区别。

　　【释义】　温病的病因是"温邪"，其侵入人体的途径多为"上受"，首发病位是肺卫，如及时正确地诊治，病邪即可外解，可谓不传。若邪不外解，肺卫之邪将进一步深入。温病病情传变有顺传、逆传两种趋势。条文提出"逆传"，是指邪不外解，由肺卫直接内陷心包，造成病情在短期内急剧转化，病势重险。"逆传"是相对于"顺传"而言，其义叶氏未明确指出，结合叶天士《三时伏气外感篇》"盖足经顺传，如太阳传阳明"之语理解，当指上焦肺卫之邪下传中焦阳明气分。

温病病变有卫气营血证候之不同。心肺同居上焦，肺主一身之气，与卫气相通；心主一身之血，营气通于心。在温病过程中肺与心包的病变必然影响到卫气营血，出现不同的证候。此处与原文第8条"卫之后方言气，营之后方言血"可相互印证。提示卫气营血的病位浅深及病程先后是按卫气营血的顺序递次发展的，邪在肺卫者，病情轻浅；传气则病情较重；逆传心包及病在营分者病情更重；深入血分者则病情最重。

伤寒与温病同属外感热病，其发生发展及传变均符合由表入里、由浅入深的一般规律，均有人体功能的失调和实质的损害，故叶氏言"同"。但此"同"并非完全相同。温病以卫气营血辨证，初起邪在肺卫时主以辛凉，入气方可清气，入营主清营泄热，入血需凉血散血。温病全病程均易耗伤津液，故须重视养阴生津。伤寒以六经辨证，初起寒伤太阳主以辛温解表，进而邪入阳明则或清或下，邪在少阳则和解表里，而太阴之脾胃虚寒，少阴之心肾阳虚，厥阴之寒热错杂等均有不同之治法。伤寒病程中易伤阳气，故重顾护阳气。故"若论治法则与伤寒大异"也。

【原文】　大凡看法，衞之後方言氣，營之後方言血。在衞汗之可也，到氣才可清氣，入營猶可透熱轉氣，如犀角、玄參、羚羊角等物，入血就恐耗血動血，直須涼血散血，如生地、丹皮、阿膠、赤芍等物。否則，前後不循緩急之法，慮其動手便錯，反致慌張矣。（8）

【提要】　卫气营血病机的深浅层次、病程的先后阶段及治疗原则。

【释义】　一般而言，邪在卫分病情轻浅，继之传气病情加重，进而深入营分病情更重，最后邪陷血分病情最为深重。卫气分病变以功能失调为主，营血分病变以实质损害为主。

"汗之"，一般认为是主以汗法。华岫云言："辛凉开肺便是汗剂，非如伤寒之用麻桂辛温也。"即治疗卫分证宜辛凉透汗，使邪从外解，用药既忌辛温，以免助热耗阴，又忌过用寒凉，以免凉遏冰伏，邪不外透。

"清气"是指气分证的治疗应当清气泄热。初入气分者多用轻清透邪之品，热毒深重者则用苦寒清降之药，使邪热外透。叶氏用"才可"二字，强调清气之品不可早投滥用，须在温邪确实入气之后方可用之，以防寒凉遏邪不利于透邪。

"透热转气"是指邪热入营，治宜清营热、滋营阴，佐以轻清透泄之品，使营分邪热透转到气分而解。药如犀角、玄参、羚羊角等，再配合银花、连翘、竹叶等清泄之品，以达透热转气之目的。

"入血就恐耗血动血，直须凉血散血"，耗血指耗伤血液，动血指血溢脉外而出现的出血及瘀血见症。针对血分证热盛迫血，耗血动血，热瘀交结的病机特点，治用"凉血散血"之法。该法具有清、养、散三方面的作用。清，指清热凉血，药如犀角、丹皮等；养，指滋养阴血，药用生地黄、阿胶等；散，指消散瘀血，药用赤芍等。

辨清卫气营血的前后顺序、证候病机及轻重缓急等，是确立治疗大法并进而选方用药的依据。

二、邪在肺卫

【原文】　蓋傷寒之邪留戀在表，然後化熱入裏，溫邪則熱變最速，未傳心包，邪尚在肺，肺主氣，其合皮毛，故云在表。在表初用辛涼輕劑。挾風則加入薄荷、牛蒡之屬，挾濕加蘆根、滑石之流。或透風於熱外，或滲濕於熱下，不與熱相搏，勢必孤也。（2）

【提要】　温病与伤寒传变的区别及温邪在表夹风、夹湿的治法。

【释义】　伤寒初起寒邪束表而呈现表寒见症，必待寒郁化热后逐渐内传阳明才成里热证候，化热传变的过程相对较长。温病初起温邪袭表而见肺卫表热证，热邪枭张，传变迅速，邪热每易内传入里，或逆传心包，或内陷营血而致病情骤然加剧，故曰："热变最速。"

温邪从口鼻而入，初起多有肺卫分过程，邪热未传心包尚在肺卫，病仍在表。温邪在表，治宜辛凉宣透，轻清疏泄，用辛凉轻剂。切不可误用辛温发汗，助热伤津，而致生变。温邪每易兼夹风邪或湿邪为患，治疗夹风者，在辛凉轻剂中可加入薄荷、牛蒡等辛散之品，使风从外解，热易清除；治疗夹湿者，在辛凉轻剂中加入芦根、滑石等甘淡渗湿之品，使湿从下泄，不与热合，分而解之。

【原文】　不爾，風挾温熱而燥生，清竅必乾，謂水主之氣不能上榮，兩陽相劫也。濕與温合，蒸鬱而蒙蔽於上，清竅爲之壅塞，濁邪害清也。其病有類傷寒，其驗之之法，傷寒多有變證，温熱雖久，在一經不移，以此爲辨。（3）

【提要】　温热夹风、夹湿的证候特点及温热夹湿与伤寒的鉴别要点。

【释义】　风与温热均属阳邪，两阳相合，风火交炽，势必耗劫津液，无津上荣，出现口鼻咽等头面清窍干燥之象。湿为阴邪，热为阳邪，湿与热合，交蒸蒙蔽于上，阻遏清阳，必然出现耳聋、鼻塞、头目昏胀，甚或神识昏蒙等清窍壅塞见症，揭示了温热夹风与夹湿致病的不同病机特点和辨证要点。

温热夹湿证初起与伤寒类似，然传变各有特点。"伤寒多有变证"，初起邪气留恋在表，然后化热入里，传入少阳、阳明，或传入三阴。病证的性质从表寒到里热再到虚寒发生变化较快。温热夹湿证，湿邪淹滞黏腻，病位以中焦脾胃为主，病程中湿热缠绵交蒸于中焦，上蒙下流，弥漫三焦，流连气分不解的时间较长，相对来说传变较慢，变化较少，故曰"在一经不移"。

三、流连气分

【原文】　若其邪始終在氣分流連者，可冀其戰汗透邪，法宜益胃，令邪與汗並，熱達腠開，邪從汗出。解後胃氣空虛，當膚冷一晝夜，待氣還自温暖如常矣。蓋戰汗而解，邪退正虛，陽從汗泄，故漸膚冷，未必即成脫證。此時宜令病者，安舒靜臥，以養陽氣來復，旁人切勿驚惶，頻頻呼喚，擾其元神，使其煩躁。但診其脈，若虛軟和緩，雖倦臥不語，汗出膚冷，卻非脫證；若脈急疾，躁擾不臥，膚冷汗出，便爲氣脫之證矣。更有邪盛正虛，不能一戰而解，停一二日再戰汗而愈者，不可不知。（6）

【提要】　温邪流连气分的治法；战汗形成的机理、临床特点、护理措施、预后及与脱证的鉴别等。

【释义】　温邪始终流连于气分者，说明正气尚未虚衰，邪正相持于气分，可通过"益胃"之法，宣通气机，补足津液，借战汗来透达邪热外解。

温病中出现战汗是正气驱邪外出的佳象。战而汗解者，脉静身凉，倦卧不语，这是大汗之后，胃中水谷之气亏乏，卫阳外泄，肌肤一时失却温养所致的短暂现象，虽"肤冷一昼夜"，一俟阳气恢复，肌肤即可温暖如常。此时，应保持环境安静，让患者安舒静卧，以养阳气来复，切不可见其倦卧不语，误为"脱证"，惊慌失措，频频呼唤，扰其元神，反不利机体恢复。

战汗而解与脱证的鉴别要点应注意脉象与神志表现。若战汗后脉象急疾，或沉伏，或散大，或虚而结代，神志不清，躁扰不卧，肤冷汗出者，为正气外脱，邪热内陷的危象。临床上还可见一次战汗后病邪不能尽解，须一二日后再次战汗而痊愈的情况，其原因主要是邪甚而正气相对不足，一次战汗不足以驱逐全部病邪，往往须停一二日，待正气渐复后再作战汗而获愈。

四、邪留三焦

【原文】　再論氣病有不傳血分，而邪留三焦，亦如傷寒中少陽病也。彼則和解表裏之半，此則分消上下之勢，隨證變法，如近時杏、朴、苓等類，或如溫膽湯之走泄。因其仍在氣分，猶可望其戰汗之門戶，轉瘧之機括。（7）

【提要】　邪留三焦的治疗和转归。

【释义】　邪留三焦与伤寒少阳病均属半表半里证，但伤寒为邪郁足少阳胆经，枢机不利，症见寒热往来、口苦、咽干、目眩等，治宜小柴胡汤和解表里；湿热之邪久羁气分，既不外解，也不内陷营血分，可留于三焦。三焦主气机升降出入，通行水道。邪留三焦，则湿阻热郁，气机郁滞，水道不利，见寒热起伏、胸满腹胀、溲短、苔腻等症。治宜分消走泄，宣通三焦，用杏、朴、苓或者温胆汤，此即"分消上下之势"。邪留三焦应"随证变法"，辨清热与湿的孰轻孰重，邪滞上、中、下焦的程度，为选方用药提供依据。

邪留三焦的转归有：治疗得法，气机宣通，痰湿得化，分消祛邪而愈；也可通过战汗，令邪与汗并，战汗驱邪而出；或通过转为寒热往来如疟状，逐渐外达而解；结合后文"三焦不得从外解，必致成里结"，三焦病证亦可转为里结阳明证。

五、里结阳明

【原文】　再論三焦不得從外解，必致成裏結。裏結於何？在陽明胃與腸也。亦須用下法，不可以氣血之分，就不可下也。但傷寒邪熱在裏，劫爍津液，下之宜猛；此多濕邪內搏，下之宜輕。傷寒大便溏爲邪已盡，不可再下；濕溫病大便溏爲邪未盡，必大便硬，慎不可再攻也，以糞燥爲無濕矣。（10）

【提要】　湿热里结的病位和治法，湿热病与伤寒运用下法的区别。

【释义】　湿热邪留三焦，经治疗仍不能外解者可形成湿热积滞胶结胃肠之证，表现为大便溏而不爽，色黄如酱，其气臭秽较甚等，可伴见身热不退，腹胀满，苔黄腻或黄浊等症状，其治亦须用下法。

伤寒阳明里结证为里热炽盛，燥屎内结为特征，下之宜猛，急下存阴。湿温病里结阳明多系湿热与积滞胶结肠腑，以大便溏而不爽为特点，故下之宜轻宜缓，反复导滞通便，祛除肠中湿热积滞。伤寒攻下后见大便溏软为燥结已去，腑实已通，不可再下；湿热积滞胶结胃肠用轻法频下后见大便成形者为湿热积滞已尽，不可再攻。

【原文】　再人之體，脘在腹上，其地位處於中，按之痛，或自痛，或痞脹，當用苦泄，以其入腹近也。必驗之於舌：或黃或濁，可與小陷胸湯或瀉心湯，隨證治之；或白不燥，或黃白相兼，或灰白不渴，慎不可亂投苦泄。其中有外邪未解，裏先結者，或邪鬱未伸，或素屬中冷者，雖有脘中痞悶，宜從開泄，宣通氣滯，以達歸於肺，如近俗之杏、蔻、橘、桔等，是輕苦微辛，具流動之品可耳。（11）

【提要】　湿热痰浊结于胃脘的主症、治法，不同类型痞证的证治鉴别。

【释义】　胃脘居于上腹，位处中焦，若胃脘按之疼痛，或自痛，或痞满胀痛，当用苦泄法治疗，因其入腹已近，以泄为顺。

脘痞疼痛的原因有多种，可依据舌苔变化进行鉴别。舌苔黄浊者，为湿热痰浊互结之证，用苦泄法。其中偏于痰热者，用小陷胸汤；偏于湿热者，用泻心汤。若舌苔白而不燥者，为痰湿阻于胸脘，邪尚未化热；若舌苔黄白相兼者，为邪热已入里而表邪未解；若舌苔灰白且不渴者，为阴邪壅滞，阳气不化，或素禀中冷。后三证虽见胃脘痞胀，但非湿热痰浊互结，不可轻投苦泄，宜用开泄法，药如杏仁、蔻仁、橘皮、桔梗之类。至于"宣通气滞，以达归于肺"，乃强调湿热互结胃脘，宣通气机的重要性。因肺主一身之气，肺气得宣，气机得畅，湿浊自去，痞闷自消。

【原文】　再前云舌黃或濁，須要有地之黃，若光滑者，乃無形濕熱中有虛象，大忌前法。其臍以上爲大腹，或滿或脹或痛，此必邪已入裏矣，表證必無，或十只存一。亦要驗之於舌，或黃甚，或如沉香色，或如灰黃色，或老黃色，或中有斷紋，皆當下之，如小承氣湯，用檳榔、青皮、枳實、元明粉、生首烏等。若未見此等舌，不宜用此等法，恐其中有濕聚太陰爲滿，或寒濕錯雜爲痛，或氣壅爲脹，又當以別法治之。（12）

【提要】　痞证用苦泄法和腑实证用下法的辨舌要点。

【释义】　前条提出湿热痰浊结滞胃脘之痞症见舌苔黄浊，然此苔"须要有地之黄"。若舌苔黄而光滑，松浮无根，刮之即去者，则是湿热内阻而中气已虚，治宜清热利湿、健脾益气，大忌苦泄，以免更伤中气。

脐上大腹部位见胀满疼痛，是邪已入里，表证已解或仅存十之一二。此时也要依据舌苔来分辨其因：若见舌苔黄甚，或如沉香色，或如灰黄色，或老黄色，或中有断纹，为里结阳明之征象，宜用小承气汤苦寒攻下，或选用槟榔、青皮、枳实、玄明粉、生首乌等导滞通腑之品。若虽腹满胀痛，未见上述种种舌苔表现，则非阳明腑实证，可能因太阴脾湿未化，或寒湿内阻，气机壅滞等引起，当以他法治之。

六、论湿

【原文】　且吾吳濕邪害人最廣，如面色白者，須要顧其陽氣，濕勝則陽微也，法應清涼，然到十分之六七，即不可過於寒涼，恐成功反棄，何以故耶？濕熱一去，陽亦衰微也；面色蒼者，須要顧其津液，清涼到十分之六七，往往熱減身寒者，不可就云虛寒，而投補劑，恐爐煙雖熄，灰中有火也，須細察精詳，方少少與之，慎不可直率而往也。又有酒客裏濕素盛，外邪入裏，裏濕爲合。在陽旺之軀，胃濕恒多；在陰盛之體，脾濕亦不少，然其化熱則一。熱病救陰猶易，通陽最難，救陰不在血，而在津與汗；通陽不在溫，而在利小便，然較之雜證，則有不同也。（9）

【提要】　湿邪致病的特点及其治疗大法和注意点。

【释义】　湿邪致病具有地域性。湿邪伤人有"外邪入里，里湿为合"的特点，里湿的产生多因脾失健运所致。叶氏举"酒客里湿素盛"为例，说明凡恣食生冷、素体肥胖、过饥过劳等均可伤及脾气，导致水湿不运，成为里湿。里湿素盛者再感受外湿，则必然内外相合而为病。

湿热病邪致病以脾胃为病变中心。在"阳旺之躯"，胃火较旺，湿邪易从热化，见热重于湿之候，即叶氏所谓"胃湿恒多"；在"阴盛之体"，脾气亏虚，水湿不化，多见湿重于热之候，即所谓"脾湿亦不少"。然湿邪逐渐化热化燥，是其病机发展的共同趋势，故"然其化热则一"。

湿热亦可损伤阳气。凡面色白而无华者，多属素体阳气不足，再感湿邪更伤阳气，可致湿胜阳微，治疗应顾护阳气。即使湿渐化热，需用清凉，也只能用至十分之六七，恐造成湿热虽去而阳气衰亡的恶果。凡面色苍而形体消瘦者，多属阴虚火旺，再感湿热病邪，每易湿从燥化而更伤阴液，治疗应顾护阴液，用清凉之剂到十分之六七，患者热退身凉后，切不可误认为虚寒证而投温补，须防余邪未尽，炉灰复燃。

温热最易伤阴，治疗总以清热滋阴为基本原则，药用寒凉或甘凉之品，正合"热者寒之""燥者润之"之意，属正治法，容易掌握，故救阴犹易。而湿热易阻滞气机，困遏阳气，治疗既要分解湿热，又要宣通气机，才能达到通阳之目的。且化湿之品多芳香苦燥而助热，清热之药多苦寒凉遏而碍湿；宣通之药亦具温燥助热之性，因而临床上掌握好清热、祛湿、宣通三者之间之药的合理配伍较难，故通阳最难。

温邪伤阴是温病的病机特点，治疗重心在于祛邪以顾阴。慎用发汗，防止汗泄太过耗伤阴津。补血药厚重黏腻，用其救阴，不但津难得充，血亦不能生，故"救阴不在血，而在津与汗"。湿热蕴蒸，阻滞气机，阳气不通，治宜清热化湿，宣通气机，使湿去而阳无所困自然宣通，又因湿热之邪以小便为其外泄之路，故叶氏云："通阳不在温，而在利小便。"强调淡渗利湿法在祛湿中的重要性。

七、邪入营血

【原文】　前言辛凉散风，甘淡驱濕，若病仍不解，是漸欲入營也。營分受熱，則血液受劫，心神不安，夜甚無寐，或斑點隱隱，即撤去氣藥。如從風熱陷入者，用犀角、竹葉之屬；如從濕熱陷入者，犀角、花露[1]之品，參入涼血清熱方中。若加煩躁，大便不通，金汁[2]亦可加入，老年或平素有寒者，以人中黃[3]代之，急急透斑爲要。（4）

【词解】

[1]花露：此处指菊花露，或金银花露。

[2]金汁：即粪清，为取健康人的粪便封于缸内，埋入地下，隔1～3年取出其内的清汁。具有清热凉血解毒的作用。

[3]人中黄：又名甘中黄，甘草黄。为甘草末置竹筒内，于人粪坑中浸渍后的制成品。具有清热凉血解毒的作用。

【提要】　温病邪入营分证治。

【释义】　前论温邪在肺卫，夹风者辛凉散风，夹湿者甘淡驱湿，若病仍不解，则是邪热已渐渐传入营分。心主血属营，营热扰心则夜甚无寐，营热窜络则斑点隐隐等。

营分之治，应撤去卫分、气分所用之药，着重于清营泄热，透热转气。营分热盛，以犀角为主药。如风热邪陷营分，加竹叶之类透泄热邪；如湿热化燥陷入营分，加花露之类清泄芳化气分余湿；若兼见烦躁不安，大便不通，则为热毒壅盛，锢结于内，加入金汁以清火解毒，但因其性极寒凉，老年阳气不足或素体虚寒者当慎用，可用人中黄代之；邪热入营而见斑点隐隐者，病虽深入，但邪热仍有外泄之势，故治疗总以泄热外达为急务，即所谓"急急透斑为要"。透斑之法，指的是清热解毒、凉营透邪的治法。

【原文】　若斑出热不解者，胃津亡也，主以甘寒，重则如玉女煎，轻则如梨皮、蔗漿之類。或其人腎水素虧，雖未及下焦，先自彷徨矣，必驗之於舌，如甘寒之中加入鹹寒，務在先安未受邪之地，恐其陷入易易耳。（5）

【提要】　斑出热不解的病机及治法。

【释义】　温病发斑为阳明热毒，内迫营血，且有外透之机的表现。斑出之后，热势应逐渐下降。若斑出而热不解者，则为邪热消烁胃津的表现，治宜甘寒之剂清热生津。热盛伤津较重者，可用玉女煎之类清气凉营，泄热生津；轻者用梨皮、蔗浆之类甘寒滋养胃津。若患者素体肾水不足，则邪热最易乘虚深入下焦而劫烁肾阴。因此，若见舌质干绛甚则枯痿，虽未见到明显肾阴被灼的症状，也应于甘寒之中加入咸寒之品兼补肾阴，使肾阴得充则邪热不易下陷，此即叶氏所谓"先安未受邪之地"。

八、辨舌验齿

【原文】　再舌苔白厚而乾燥者，此胃燥氣傷也，滋潤藥中加甘草，令甘守津還之意。舌白而薄者，外感風寒也，當疏散之。若白乾薄者，肺津傷也，加麥冬、花露、蘆根汁等輕清之品，爲上者上之也。若白苔絳底者，濕遏熱伏也，當先泄濕透熱，防其就乾也。勿憂之，再從裏透於外，則變潤矣。初病舌就乾，神不昏者，急加養正透邪之藥；若神已昏，此內匱矣，不可救藥。（19）

【提要】　白苔的薄、厚、干燥和白苔绛底，以及初病舌干的辨证治疗。

【释义】　苔薄白为外感初起，病邪在表。苔薄白而润，舌质正常为外感风寒，治宜辛温疏散。苔薄白而干，舌边尖红，为温邪袭表，肺卫津伤，治宜辛凉疏泄方中加入麦冬、花露、芦根汁之类，既能轻宣泄热，又能生津养肺，因其作用偏上，故称之"上者上之"。

苔白厚而干燥，为胃津不足而肺气已伤，治宜生津润燥药中加入甘草，取其甘味可补益肺胃之气，津液生成与敷布功能得复而津液自生，即所谓"甘守津还"。白苔绛底指舌质红绛，苔白厚而腻，为"湿遏热伏"之征，治当开泄湿邪。但泄湿之品多偏香燥，用之有耗津之弊，当防其温燥伤津。然也不必过于忧虑，湿开热透，津液自复，舌苔自可转润，故"勿忧之"。

温病初起即见舌干燥，是为温邪伤津的表现。如未见神昏等险恶之候，预后尚好，当急予养正透邪之剂，补益津气，透达外邪；如已见神昏者，属津气内竭，正不胜邪，邪热内陷，预后不良。

【原文】　舌苔不燥，自覺悶極者，屬脾濕盛也。或有傷痕血迹者，必問曾經搔挖否？不可以有血而便爲枯證，仍從濕治可也。再有神情清爽，舌脹大不能出口者，此脾濕胃熱，鬱極化風而毒延口也。用大黃磨入當用劑內，則舌脹自消矣。（21）

【提要】　脾湿盛与脾湿胃热郁极化风的舌苔特点及其治法。

【释义】"舌苔不燥"乃脾湿内盛，气机阻滞，当以苦温芳化之剂化湿泄浊。如兼见有伤痕血迹，须问明是否因搔挖所致，不可一见血迹便认为是热盛阴伤之证，仍可用化湿泄浊法治之。患者神情清爽，舌体胀大不能伸出口外，是脾湿胃热，郁极化风，湿热秽毒之气循脾络上延于舌所致，治疗只须于清化湿热方中，加入大黄以泻火解毒，舌体肿胀便可消除。

【原文】再舌上白苔黏膩，吐出濁厚涎沫，口必甜味也，爲脾癉[1]病。乃濕熱氣聚與穀氣相搏，土有餘也，盈滿則上泛，當用省頭草芳香辛散以逐之則退。若舌上苔如鹼者，胃中宿滯挾濁穢鬱伏，當急急開泄，否則閉結中焦，不能從膜原達出矣。（22）

【词解】

[1] 脾癉：过食甘肥而致湿热内生，蕴结于脾的一种病证，以口甘而黏腻、吐浊厚涎沫为主症。

【提要】脾癉病和苔如碱状的辨治。

【释义】舌苔白而黏腻，口吐浊厚涎沫，口有甜味，此即《内经·奇病论》中所论之脾癉病，多见于湿热性质的温病，因湿热蕴脾，水谷不化，湿热与谷气相搏，蒸腾于上，"土有余"所致。宜用省头草（即佩兰）芳香辛散，化浊醒脾，以祛湿浊之邪。

"舌上苔如碱"即苔垢白厚粗浊，状如碱粒，质地坚硬，为"胃中宿滞夹秽浊郁伏"，临床可伴见脘腹胀满疼痛、拒按，嗳腐呕恶等症，治宜"急急开泄"，即开秽浊之闭，泄胃中宿滞，以免湿浊闭结中焦不能外达而加重病情。

【原文】若舌白如粉而滑，四邊色紫絳者，溫疫病初入膜原，未歸胃腑，急急透解，莫待傳陷而入爲險惡之病。且見此舌者，病必見凶，須要小心。（26）

【提要】湿热疫邪入膜原的舌苔特征、病机、治法和预后。

【释义】舌苔白厚腻如积粉，舌边尖呈紫绛色，乃湿热秽浊之邪，郁伏膜原所致。病在半表半里，秽湿之邪尚未化热，治宜"急急透解"，使邪有外达之机。因疫病传变极速，每易造成邪陷内传而致病情恶化，故叶氏提醒"须要小心"。

【原文】再黃苔不甚厚而滑者，熱未傷津，猶可清熱透表；若雖薄而乾者，邪雖去而津受傷也，苦重之藥當禁，宜甘寒輕劑可也。（13）

【提要】辨黄苔。

【释义】黄苔主热主里。凡黄苔不甚厚而滑润者，热虽传里，但尚未伤津，病尚属轻浅，治宜清热透邪，冀邪从表而解。若黄苔薄而干燥者，则为邪虽已解或邪热不甚，但津液已伤，治宜用甘寒轻剂，濡养津液，兼以清热，禁用苦寒沉降的药物。

【原文】若舌無苔，而有如煙煤隱隱者，不渴，肢寒，知挾陰病。如口渴煩熱，平時胃燥舌也，不可攻之。若燥者，甘寒益胃；若潤者，甘溫扶中。此何故？外露而裏無也。（23）

【提要】舌面黑如烟煤隐隐的辨治。

【释义】舌面无明显黑色苔垢，仅现一层薄薄的黑晕，有如烟煤隐隐之状，是黑苔的一种类型。若见不渴，肢寒，舌面湿润者为中阳不足，阴寒内盛之征，属虚寒证，宜"甘温扶中"，以温补中阳。若见口渴，烦热而舌面干燥者，为中阳素旺，胃燥津液不足之象，属阳热证，宜甘寒濡润之剂，养胃生津润燥。黑苔极薄者，表示里热盛但无实邪内结，故曰"不可攻之"。

NOTE

【原文】　若舌黑而滑者，水來克火，爲陰證，當溫之。若見短縮，此腎氣竭也，爲難治。欲救之，加人參、五味子勉希萬一。舌黑而乾者，津枯火熾，急急瀉南補北。若燥而中心厚痞者，土燥水竭，急以鹹苦下之。（24）

【提要】　进一步论述黑苔的辨治。

【释义】　若舌苔黑而滑润的，为阴寒内盛而阳气大衰的"水来克火"之征，必伴有四肢寒冷、下利清谷、脉微细无力等虚寒见症，宜温阳祛寒之剂。若兼见舌体短缩，为肾气竭绝，病情险恶难治，急救的方法可在所用方中加入人参、五味子等敛补元气之品，以期挽回于万一。舌苔黑而干燥，属"津枯火炽"，多见于温病后期，宜清心泄火、滋肾救阴，即"急急泻南补北"。若见舌苔黑而干燥，舌中心有较厚苔垢者，为阳明腑实，邪热下劫肾水，急投滋阴攻下之剂。

【原文】　又不拘何色，舌上生芒刺者，皆是上焦極熱也，當用青布拭冷薄荷水揩之。即去者輕，旋即生者險矣。（20）

【提要】　舌生芒刺的病机与处理方法。

【释义】　舌上有芒刺，无论舌苔为何色，均为上焦热极的表现。治疗除内服药物外，局部可用青布拭冷薄荷水揩之。揩之芒刺即能除去者，说明热邪尚未锢结，病情较轻；揩后芒刺旋即复生的，为热毒极盛，锢结难解，病情重险。

【原文】　再論其熱傳營，舌色必絳。絳，深紅色也。初傳，絳色中兼黃白色，此氣分之邪未盡也，泄衛透營，兩和可也。純絳鮮澤者，包絡受病也，宜犀角、鮮生地、連翹、鬱金、石菖蒲等。延之數日，或平素心虛有痰，外熱一陷，裏絡就閉，非菖蒲、鬱金等所能開，須用牛黃丸、至寶丹之類以開其閉，恐其昏厥爲痙也。（14）

【提要】　热传营分及邪入心包之绛舌的辨治。

【释义】　邪热传营，舌色多由红转绛，即深红色，这是营分证的一个重要指征。邪热初传营分，舌色转绛，但罩有黄白苔垢者，为气营同病，气热未尽，宜于清营药物中佐以清气透泄之品，两清气营。若舌质纯绛鲜泽，为热入心营，包络受邪，必见神昏谵语等，宜清心开窍，可用犀角、生地黄、连翘、郁金、石菖蒲等药。若治不及时，延之数日，或平素心虚有痰湿内伏，则热邪必与痰浊互结而闭阻包络，其神志症状更为严重，甚至出现昏愦不语等危症，此时已非菖蒲、郁金等一般芳香开窍之品所能胜任，当急予牛黄丸、至宝丹之类以开窍闭，否则可造成痉厥等险恶局面。

【原文】　再色絳而舌中心乾者，乃心胃火燔，劫爍津液，即黃連、石膏亦可加入。若煩渴煩熱，舌心乾，四邊色紅，中心或黃或白者，此非血分也，乃上焦氣熱爍津，急用涼膈散，散其無形之熱，再看其後轉變可也。慎勿用血藥，以滋膩難散。至舌絳望之若乾，手捫之原有津液，此津虧濕熱熏蒸，將成濁痰蒙蔽心包也。（15）

【提要】　绛舌而中心干及绛舌望之若干扪之有津液的病机及治疗。

【释义】　营分热甚，伴心胃火炽，劫烁津液，其舌绛而舌中心干，可于清营透热方中加入黄连、石膏清胃泄火。若因上焦气分邪热炽盛，耗伤津液，则舌中心干，苔或黄或白，仅舌边尖红赤，伴见烦热，烦渴，非热入营血，宜先用凉膈散清泄气热，而后随证治之。

营热津亏，兼湿热熏蒸，酿生痰浊，将成蒙蔽心包之舌，表现为色绛，望之干燥，扪之潮润，当清热利湿，芳香化浊，豁痰开窍。

【原文】　舌色絳而上有黏膩，似苔非苔者，中挾穢濁之氣，急加芳香逐之。舌絳欲伸出口，而抵齒難驟伸者，痰阻舌根，有內風也。舌絳而光亮，胃陰亡也，急用甘涼濡潤之品。若舌絳而乾燥者，火邪劫營，涼血清火爲要。舌絳而有碎點，白黃者，當生疳也；大紅點者，熱毒乘心也，用黃連、金汁。其有雖絳而不鮮，乾枯而痿者，腎陰涸也，急以阿膠、雞子黃、地黃、天冬等救之，緩則恐涸極而無救也。（17）

【提要】　7 种绛舌的辨治。

【释义】　舌色绛而舌面上罩有黏腻似苔非苔者，为邪在营分而中焦兼夹秽浊之气，宜清营透热的同时配合芳香化浊之品以开逐秽浊。若舌质绛而舌体欲伸出口却抵齿难以骤伸，是痰阻舌根，内风欲动之象。舌绛而光亮如镜是胃阴衰亡的征象，应急投重剂甘凉濡润之品救之。舌绛而舌面干燥无津者，为营热炽盛，劫灼营阴，治宜大剂清营凉血泻火之剂。若舌绛而舌面布有碎点呈黄白色者，系热毒炽盛，舌将生疳的征象。舌绛呈大红点者，为热毒乘心，心火炽盛的表现，宜急进黄连、金汁等清火解毒。另有舌绛不鲜，干枯而痿者，为肾阴枯涸的表现，宜大剂咸寒滋肾补阴之品，可用阿胶、鸡子黄、地黄、天冬等救之，否则精气涸竭，危局难回。

【原文】　其有舌獨中心絳乾者，此胃熱心營受灼也，當於清胃方中，加入清心之品。否則延及於尖，爲津乾火盛也。舌尖絳獨乾，此心火上炎，用導赤散瀉其腑。（18）

【提要】　舌中心绛干及舌尖绛干的辨治。

【释义】　舌独中心干绛，属胃经热邪亢炽，心营被其燔灼，宜清胃泄热方中加入清心凉营之品，否则心胃热毒更伤津液，舌之干绛可由中心扩展到舌尖。若舌尖独绛干者，为心火上炎，可予导赤散泻小肠以清心火。

【原文】　再有熱傳營血，其人素有瘀傷宿血在胸膈中，挾熱而搏，其舌色必紫而暗，捫之濕，當加入散血之品，如琥珀、丹參、桃仁、丹皮等。不爾，瘀血與熱爲伍，阻遏正氣，遂變如狂、發狂之證。若紫而腫大者，乃酒毒衝心。若紫而乾晦者，腎肝色泛也，難治。（16）

【提要】　紫舌的辨治。

【释义】　热传营血而素体有瘀伤宿血在胸膈者，可致瘀热相搏，舌呈暗紫色，扪之潮湿，治宜清营凉血方中加入活血散瘀之品，如琥珀、丹参、桃仁、丹皮等。否则，瘀热互结，阻遏机窍，扰乱神明则易出现如狂、发狂等险候。舌紫而肿大者，为平素嗜酒，酒毒冲心所致。舌紫而晦暗干涩者，为邪热深入下焦，劫烁肝肾之阴，肝肾脏色外露的表现，甚难救治。

【原文】　舌淡紅無色者，或乾而色不榮者，當是胃津傷而氣無化液也，當用炙甘草湯，不可用寒涼藥。（25）

【提要】　淡红舌的辨治。

【释义】　"舌淡红无色"指舌质淡红干燥而色泽不荣润，乃胃津耗伤，脾胃不能化生气血津液，舌本失充所致，宜炙甘草汤滋养阴血，气液双补。不可因舌面干燥，便认为是热盛伤津而投寒凉，徒伤胃气。

【原文】　再溫熱之病，看舌之後，亦須驗齒。齒爲腎之餘，齦爲胃之絡。熱邪不燥胃津必耗腎液，且二經之血皆走其地，病深動血，結瓣於上。陽血者色必紫，紫如乾漆；陰血者色必黃，黃如醬瓣。陽血若見，安胃爲主；陰血若見，救腎爲要。然豆瓣色者多險，若證還不逆者，尚可治，否則難治矣。何以故耶？蓋陰下竭，陽上厥也。（31）

【提要】　验齿的诊断意义及齿龈结瓣的病机、治疗和预后。

【释义】　齿为肾之余，龈为胃之络，胃津与肾液的耗伤程度可以反映在齿、龈上。温邪伤阴，早期伤胃津为主，后期伤肾液为主。

胃热和肾火均能动血，血从上溢致齿龈出血，凝结于齿龈部可形成瓣状物。凡齿龈瓣色紫，甚则紫如干漆，为"阳血"，治当清胃泄热止血，祛除在胃之热，以"安胃"。若瓣色发黄，黄如酱瓣者，为"阴血"，主以"救肾"，即滋养肾阴以降虚火。龈血结瓣呈豆瓣色者，为真阴耗竭而虚火上炎，证多险恶。若无衰败之象，尤可救治，若已见衰败之象，则属阴液衰竭于下，孤阳无依，厥逆于上之逆候。

【原文】　齒若光燥如石者，胃熱甚也。若無汗惡寒，衛偏勝也，辛涼泄衛，透汗爲要。若如枯骨色者，腎液枯也，爲難治。若上半截潤，水不上承，心火上炎也，急急清心救水，俟[1]枯處轉潤爲妥。（32）

【词解】

［1］俟：（sì，音四），等待之意。

【提要】　齿之润燥的辨治。

【释义】　齿光燥如石，多属胃热津伤。若兼见无汗恶寒等表证，则为阳热内郁，津不布化所致，宜辛凉透表，则津液得以布化，齿可转润。若齿燥无泽，色如枯骨者，为肾液枯竭，难治。若齿上半截润，下半截燥，为肾水不能上济于心，心火上炎，宜清心滋肾，使水火相济，则齿燥部分自可转润。

【原文】　若咬牙齧齒[1]者，濕熱化風，痙病。但咬牙者，胃熱氣走其絡也。若咬牙而脈證皆衰者，胃虛無穀以內榮，亦咬牙也。何以故耶？虛則喜實也。舌本不縮而硬，而牙關咬定難開者，此非風痰阻絡，即欲作痙證，用酸物擦之即開，木來泄土故也。（33）

【词解】

［1］齧齒：齧（niè，音聂），上下牙合拢。齧齒指上下牙相互磨切。

【提要】　咬牙齧齿的虚实辨证及局部治法。

【释义】　咬牙指上下牙齿咬定，齧齿指牙齿相互磨切。咬牙齧齿并见多见于湿热化燥化火致风火内动者。若仅咬牙而不齧齿，胃热邪气走窜经络者为实，脉证皆实，必有胃热炽盛或胃腑热结见证；胃之津气亏虚不能上荣者为虚，脉证皆虚，必有中虚而脾胃不足见证，称为"虚则喜实"。若见舌体不短缩而硬，牙关咬定难开者，一为风痰阻络，一为热盛欲作痉证，须四诊合参而定。可用酸物擦齿龈，往往可使牙关得开。

【原文】　若齒垢如灰糕樣者，胃氣無權，津亡濕濁用事，多死。而初病齒縫流清血，痛者，胃火衝激也；不痛者，龍火內燔也。齒焦無垢者，死；齒焦有垢者，腎熱胃劫也，當微下之，或玉女煎清胃救腎可也。（34）

【提要】　齿垢与齿缝流血的辨治及预后。

【释义】　齿垢多由热邪蒸腾胃中浊气上泛而结于齿。齿垢如灰糕样，即枯燥无光泽，为胃中津气两竭，湿浊上泛所致，预后不良。齿焦无垢，为胃肾气液已竭，预后亦不良。若齿焦有垢，属胃中热毒过盛而劫伤肾阴，治疗或微下以泄胃热，或用玉女煎等清胃滋肾。

齿缝流血而痛者，多胃火冲激而属实；不痛者，多为肾中虚火所致，属虚。

九、辨斑疹白㾦

【原文】 31.凡斑疹初見，須用紙撚[1]照見胸背兩脅。點大而在皮膚之上者爲斑，或雲頭隱隱，或瑣碎小粒者爲疹，又宜見而不宜見多。按方書謂斑色紅者屬胃熱，紫者熱極，黑者胃爛[2]，然亦必看外證所合，方可斷之。（27）

【词解】

[1]纸撚：撚（niǎn，音捻），搓成的条状物。纸撚为把纸搓成条，点燃以照明。

[2]胃烂：此处代表斑之病机，斑色黑为阳明胃热极甚，故称胃烂。

【提要】 斑和疹的区别及其诊断意义。

【释义】 斑疹初现时，以胸背及两胁最为多见。点大成片，平摊于皮肤之上者为斑；如云头隐隐，或呈瑣碎小粒，高出于皮面者为疹。斑疹外发，标志着营血分邪热有外达之机，故"宜见"；如斑疹外发过多过密，表明营血分热盛毒深，故"不宜见多"。温病发斑为阳明热毒，内迫营血，外溢肌肤所致。色红为胃热炽盛；色紫为邪毒深重；色黑则为热毒极盛，故称"胃烂"。但仅凭斑色尚不全面，须结合脉证方可诊断。

【原文】 若斑色紫，小點者，心包熱也；點大而紫，胃中熱也。黑斑而光亮者，熱勝毒盛，雖屬不治，若其人氣血充者，或依法治之，尚可救；若黑而晦者，必死；若黑而隱隱，四旁赤色，火鬱內伏，大用清涼透發，間有轉紅成可救者。若夾斑帶疹，皆是邪之不一，各隨其部而泄。然斑屬血者恒多，疹屬氣者不少。斑疹皆是邪氣外露之象，發出宜神情清爽，爲外解裏和之意；如斑疹出而昏者，正不勝邪，內陷爲患，或胃津內涸之故。（29）

【提要】 进一步论述斑疹的诊断意义。

【释义】 斑色紫，为热邪深重。若紫而点小，为心包热盛；紫而点大，为阳明热炽。斑色黑，为热盛毒甚，预后与人体气血盛衰相关。黑而光亮者，为热毒深重，气血尚充，及时正确治疗，尚可转危为安；黑而晦暗者，热毒极重而气血呆滞，预后不良；黑而隐隐，四旁呈赤色者，为热毒郁伏不能外达之象，须用大剂清凉透发之剂，也有转红成为可救者。

斑为阳明热毒内迫血分，外溢肌肉所致，疹为太阴气分热炽波及营络，外发肌肤而成；若斑疹同见，则为热毒盛于气营血分。斑疹透发后见神情清爽，脉静身凉，为邪热外解，脏腑气血渐趋平和之征。若斑疹外发，身热不解而神昏者，属正不胜邪，邪热内陷，或胃中津液枯涸，预后不良。

【原文】 然而春夏之間，濕[1]病俱發疹爲甚，且其色要辨。如淡紅色，四肢清，口不甚渴，脈不洪數，非虛斑即陰斑。或胸微見數點，面赤足冷，或下利清穀，此陰盛格陽於上而見，當溫之。（28）

【词解】

[1]湿：疑是"温"字之误。

【提要】 虚斑、阴斑的辨治。

【释义】 虚斑由阳气虚衰，虚火浮越所致，特点是斑呈淡红色，并有四肢清冷，口不甚渴，脉不洪数等见症；阴斑由阴寒内盛，格阳于上而成，特点是仅胸前微见数点，面赤足冷或下利清谷等，治以温阳散寒，引火归原。

【原文】　再有一種白㾦，小粒如水晶色者，此濕熱傷肺，邪雖出而氣液枯也，必得甘藥補之。或未至久延，傷及氣液，乃濕鬱衛分，汗出不徹之故，當理氣分之邪。或白如枯骨者多凶，爲氣液竭也。（30）

【提要】　白㾦的辨治。

【释义】　白㾦是一种突出于皮肤表面的细小白色疱疹，形如粟米，内含浆液。白㾦每随发热汗出而分批外发。呈水晶色者，谓之晶㾦，多由气分湿热郁蒸，汗出不畅而成。治宜清泄气分湿热为主。若反复透发，邪气外解，气液耗伤，故宜甘平清养，增补气液。㾦出空壳无浆，色如枯骨，谓之枯㾦，乃因气液枯竭而致，正虚已极，预后不良，当急予养阴益气。

十、论妇人温病

【原文】　再婦人病溫，與男子同，但多胎前產後，以及經水適來適斷。大凡胎前病，古人皆以四物加減用之，謂護胎爲要，恐來害妊。如熱極用井底泥，藍布浸冷，覆蓋腹上等，皆是保護之意，但亦要看其邪之可解處。用血膩之藥不靈，又當省察，不可認板法。然須步步保護胎元，恐損正邪陷也。（35）

【提要】　妇女胎前病温的治法。

【释义】　妇女患温，其证治一般与男子相同，但在胎前产后等特殊情况下，则须谨慎处理。古人治疗胎前病，多用四物汤加减。热极用井底泥或凉水浸泡蓝布覆盖腹部，以减少邪热对胎元的影响。但同时"亦要看其邪之可解处"，若邪热在表，宜辛凉宣透，使邪从表解，以免内陷伤胎等。若一味强调护胎，滥用养血滋腻药，反易恋邪滞病，即"不可认板法"。总之，无论用何法，均须步步保护胎元，防止损正邪陷。

【原文】　至於產後之法，按方書謂慎用苦寒，恐傷其已亡之陰也。然亦要辨其邪能從上中解者，稍從證用之，亦無妨也。不過勿犯下焦，且屬虛體，當如虛怯人病邪而治。總之無犯實實虛虛之禁，況產後當氣血沸騰之候，最多空竇，邪勢必乘虛內陷，虛處受邪，爲難治也。（36）

【提要】　产后温病的治疗原则。

【释义】　产后阴血耗损，阳气不足，故应慎用苦寒之品，以免苦燥伤阴、寒凉伤阳而使虚者更虚，但这仅指一般产后调理常法。若产后感受温邪发为温病，邪热充斥上、中二焦，可酌量使用苦寒药以及时祛邪外出，并无妨碍，但须注意勿使下焦阴血受损。

产后病温当按虚人病温证治疗，防止邪热乘虚内陷而生变，而且还须慎用补益药，以免滋腻恋邪，总之勿犯"实实虚虚"之禁。

【原文】　如經水適來適斷，邪將陷血室，少陽傷寒言之詳悉，不必多贅。但數動與正傷寒不同，仲景立小柴胡湯，提出所陷熱邪，參、棗扶胃氣，以衝脈隸屬陽明也，此與虛者爲合治。若熱邪陷入，與血相結者，當宗陶氏小柴胡湯[1]去參、棗加生地、桃仁、楂肉、丹皮或犀角等。若本經血結自甚，必少腹滿痛，輕者刺期門，重者小柴胡湯去甘藥，加延胡、歸尾、桃仁，挾寒加肉桂心，氣滯者加香附、陳皮、枳殼等。然熱陷血室之證，多有譫語如狂之象，防是陽明胃實，當辨之。血結者身體必重，非若陽明之輕旋便捷者。何以故耶？陰主重濁，絡脈被阻，側旁氣痹，連胸背皆拘束不遂，故袪邪通絡，正合其病。往往延久，上逆心包，胸中痛，即陶氏所謂血結

胸也。王海藏出一桂枝红花湯[2]加海蛤、桃仁，原爲表裏上下一齊盡解之理，看此方大有巧手，故錄出以備學者之用。（37）

【词解】

[1] 陶氏小柴胡湯：陶节庵《伤寒全生集》治妇人热入血室有小柴胡汤加红花、生地黄、当归、桂枝、丹皮等加味法。

[2] 桂枝红花汤：据《中国医学大辞典》，本方即桂枝汤加红花。

【提要】 热入血室的证治。

【释义】 妇人感受温邪适值月经来潮，或将净之时，邪气容易乘虚内陷，易形成热入血室证。

如伤寒将陷血室，或初陷而未深，见寒热往来而脉弦者，用小柴胡汤清透少阳，《伤寒论》中论述较详。血室、冲脉隶属阳明，寒邪逐渐化热将内陷时，往往胃中空虚，故于小柴胡汤中加入人参、大枣，扶助胃气，驱邪外出。

温病热入血室与血搏结，脉证与伤寒不同，不可用小柴胡汤原方。若神昏谵语如狂，少腹拘急而痛，或经行不畅，舌绛或有瘀点，当用陶氏小柴胡汤去人参、大枣等甘温助热之品，加生地黄、桃仁、楂肉、丹皮或犀角等凉血祛瘀的药物。若血室及其经络血结较甚，见少腹满痛，轻者可刺期门以行气活血，重者用小柴胡汤去参、草、枣等甘味壅补之品，加延胡、归尾、桃仁等活血散瘀药物。如兼寒凝小腹畏寒者，加肉桂心温散寒邪。兼气滞而胁腹作胀明显者，加香附、陈皮、枳壳等理气行滞。

热入血室的谵语如狂，易与阳明胃热的谵语相混淆。前者瘀血内阻，周身经络气血运行不畅，故可见身体困重，胁及少腹痞痛不舒，牵连胸背部亦拘束不遂，治宜凉血解毒祛邪，活血化瘀通络之法。后者无瘀血内阻，气血流畅，故肢体活动较为轻便。二者鉴别，还须结合具体脉证及月经情况全面分析。

小结

《温热论》中关于卫气营血辨治纲领以及温病的发生发展规律、病机变化和治疗原则的论述，主要反映在原文的第1和8条。卫气营血具体证治中的卫分证包括原文的第2、3条；气分证包括第6、7、9、10、11、12条；营血分证包括第4、5条。

《温热论》丰富了温病学的诊断内容，尤其在辨舌验齿、辨斑疹白痦方面更是颇多创新。其中辨舌者14条，验齿者4条，辨斑疹者3条，辨白痦者1条，内容详见有关条文。

《温热论》中妇女患温的证治特点详见原文35、36和37条，主要强调"要看其邪之可解处"，勿犯"实实虚虚"，邪陷血室要灵活用药等。

思考题

1. 简述《温热论》对温病的发生发展规律、病机变化和治疗原则的认识？

2.《温热论》在哪些方面丰富了温病学的诊断内容？

3. 在温病的治疗中如何掌握"先安未受邪之地"？

4. 热病为什么"救阴犹易，通阳最难"？

5. 如何区别运用开泄法与苦泄法？

第二十章　薛生白《湿热病篇》

薛生白，名雪，晚年自号一瓢，又号扫叶老人，江苏吴县人（今苏州市）。生于清康熙二十年（1681），卒于乾隆三十五年（1770）。家居南园俞家桥。薛氏出生于书香门第，家学渊源，自幼刻苦攻读。成年后博学多才，擅长诗画，工于拳勇，尤其精通医学。

《湿热病篇》约成书于1770年之前，初刊于1831年。本篇是以自述自注的形式，全面论述外感湿热病发生发展规律和辨证治疗的专著，内容以湿温、暑湿等夏秋季节的常见病为主，兼及痢疾、夏日感冒、寒湿等病证。主要论述了湿温病过程中湿热之邪在上焦、中焦和下焦及后期化热伤阴、余邪留滞的各种证治，提出湿热病的病机中心是中焦脾胃和阳明太阴二经，主张三焦分治。本篇的问世，为后世将温病明确分为温热、湿热两大类奠定了理论基础，特别是薛氏提出的对湿热进行三焦辨治的方法，具有很高的学术价值，起到了承前启后的作用，对后世辨治湿热病产生了重要影响。

《湿热病篇》至今未见原本，其成书年代亦未有记载。载有本篇的版本有35条本、31条本及46条本3种。舒松摩重刻李言恭所著《医师秘笈》为35条本，章楠《医门棒喝》等宗之；由江白仙鉴定的《温热病指南集》为31条本，吴子音《温热赘言》等宗之；民间将上述两种版本合二为一，得46条本，王士雄《温热经纬》所载就是据吴人陈秋坨抄本而来。本教材根据《温热经纬》初刻本（咸丰二年刻本）所辑，予以归类叙述。条文后小括号内的数字为《湿热病篇》原条文顺序编号。

一、湿热病提纲

【原文】　濕熱證，始惡寒，後但熱不寒，汗出胸痞，舌白，口渴不引飲。（1）

自注：此條乃濕熱證之提綱也。濕熱病屬陽明太陰經者居多，中氣實則病在陽明，中氣虛則病在太陰。病在二經之表者，多兼少陽三焦，病在二經之裏者，每兼厥陰風木。以少陽厥陰同司相火，陽明太陰濕熱內鬱，鬱甚則少火皆成壯火，而表裏上下充斥肆逆，故是證最易耳聾、乾嘔、發痙、發厥。而提綱中不言及者，因以上諸證，皆濕熱證兼見之變局，而非濕熱病必見之正局也。始惡寒者，陽爲濕遏而惡寒，終非若寒傷於表之惡寒，後但熱不寒，則鬱而成熱，反惡熱矣。熱盛陽明則汗出，濕蔽清陽則胸痞，濕邪內盛則舌白，濕熱交蒸則舌黃，熱則液不升而口渴，濕則飲內留而不引飲。然所云表者，乃太陰陽明之表，而非太陽之表。太陰之表四肢也，陽明也；陽明之表肌肉也，胸中也。故胸痞爲濕熱必有之證，四肢倦怠，肌肉煩疼，亦必並見。其所以不干太陽者，以太陽爲寒水之腑，主一身之表，風寒必自表入，故屬太陽。濕熱之邪，從表傷者，十之一二，由口鼻入者，十之八九。陽明爲水穀之海，太陰爲濕土之臟，故多陽明太陰受病。膜原者，外通肌肉，內近胃腑，即三焦之門戶，實一身之半表半裹也。邪由上受，直趨中道，故病多歸膜原。要之濕熱之病，不獨與傷寒不同，且與溫病大異。溫病乃少陰太陽同病，濕熱乃陽明太陰同病也。而提綱中言不及脈者，以濕熱之證，脈無定體，或洪或緩，或伏或細，各隨證見，不拘一格，故難以一定之脈，拘定後人之眼目也。

　　濕熱之證，陽明必兼太陰者，徒知臟腑相連。濕土同氣，而不知當與溫病之必兼少陰比例。少陰不藏，木火內燔，風邪外襲，表裹相應，故爲溫病。太陰內傷，濕飲停聚，客邪再至，內外相引，故病濕熱。此皆先有內傷，再感客邪，非由腑及臟之謂。若濕熱之證，不挾內傷，中氣實者，其病必微，或有先因於濕，再因飢勞而病者，亦屬內傷挾濕，標本同病。然勞倦傷脾爲不足，濕飲停聚爲有餘，所以內傷外感孰多孰少，孰實孰虛，又在臨證時權衡矣。

　　【提要】　湿热病提纲。

　　【释义】　薛氏明确提出湿热病的病因是湿热病邪，湿热之邪伤人，多从口鼻而入。湿热病的发病特点是内外湿邪相引为患。薛氏云："太阴内伤，湿饮停聚，客邪再至，内外相引，故病湿热。"

　　湿热病病位以中焦脾胃为病变中心。湿性属土，脾为湿土之脏，胃为水谷之海，同气相求，内外相引，故湿热病邪易犯阳明、太阴。素体中阳偏盛者，病位多在胃，表现为热重于湿；素体中阳不足者，病位多在脾，表现为湿重于热。

　　湿热病病机演变的一般规律是初期湿困太阴、阳明之表；继则邪传中焦，湿热困阻脾胃，郁滞气机；亦可传入手少阳三焦或足少阳胆经，出现湿热困阻胆腑、三焦之候，导致干呕、耳聋等症；湿热交蒸于中焦脾胃可传入手足厥阴经，出现湿浊蒙蔽心包证、湿滞肝经动风证，导致发痉、发厥。

　　湿热病初起证候是始恶寒，后但热不寒，汗出胸痞，舌白，口渴不引饮，表明湿热病初起湿邪较盛；脉或洪，或缓，或伏，或细说明湿热病变过程中，证候演变较为复杂，故脉象不定。此外，湿邪困阻肌表，还可见四肢倦怠、肌肉烦疼等临床表现。

　　伤寒表证也可有恶寒、发热，但伤寒表证为太阳之表，病位在皮毛，病理性质为寒邪束表，经气郁滞，腠理闭塞，故头痛、身痛、无汗、脉浮紧等症状较为显著，与湿热病表证的太阴阳明之表有明显区别。

　　薛氏认为"湿热之病，不独与伤寒不同，且与温病大异"。这里所说的"温病"主要是指伏气温病的春温。薛氏通过对温、湿的辨异，使湿热病辨治自成体系，从而为温病证治明确分为温热、湿热两大类奠定了基础。

二、邪在卫表

　　【原文】　濕熱證，惡寒無汗，身重頭痛，濕在表分。宜藿香、香薷、羌活、蒼术皮、薄荷、牛蒡子等味。頭不痛者，去羌活。（2）

　　自注：身重惡寒，濕遏衛陽之表證，頭痛必挾風邪，故加羌活，不獨勝濕，且以祛風。此條乃陰濕傷表之候。

　　【提要】　"阴湿"伤表证治。

　　【释义】　"阴湿"是指尚未化热之湿邪。湿邪伤表，卫阳郁闭则见恶寒、无汗；湿着肌腠，气机阻遏则见身重头痛。因湿未化热，病位在表，故治宜芳香辛散，宣化湿邪。药用藿香、苍术皮、香薷等芳香辛散之品，佐以羌活祛风胜湿，薄荷、牛蒡宣透卫表。羌活药性温燥，易于助热化燥，头不痛者，说明夹风之象不明显，故去之。

【原文】　濕熱證，惡寒發熱，身重，關節疼痛，濕在肌肉，不爲汗解。宜滑石、大豆黃卷、茯苓皮、蒼朮皮、藿香葉、鮮荷葉、白通草、桔梗等味，不惡寒者，去蒼朮皮。（3）

自注：此條外候與上條同，唯汗出獨異，更加關節疼痛，乃濕邪初犯陽明之表。而即清胃脘之熱者，不欲濕邪之鬱熱上蒸，而欲濕邪之淡滲下走耳。此乃陽濕傷表之候。

【提要】　"阳湿"伤表证治。

【释义】　"阳湿"与"阴湿"相对而言，指湿已化热，湿热蕴滞于肌表，热象较为明显。临床表现除了湿滞肌表之恶寒、身重、关节疼痛外，同时见发热，汗出，且不为汗解等湿中蕴热之症。治宜宣化湿邪的同时，配合泄热之品。药用藿香、苍术皮芳化辛散为主药，配合滑石、大豆黄卷、茯苓皮、通草、荷叶等渗湿泄热。若不恶寒，说明表邪已解，或湿邪化热，热象转甚，故不宜使用苍术。

阴湿伤表与阳湿伤表病位虽同而病性却异，临床应注意区别。

【原文】　濕熱證，胸痞發熱，肌肉微疼，始終無汗者，腠理暑邪內閉。宜六一散一兩，薄荷葉三四分，泡湯調下即汗解。（21）

自注：濕病發汗，昔賢有禁。此不微汗之，病必不除。蓋既有不可汗之大戒，復有得汗始解之治法，臨證者當知所變通矣。

【提要】　暑湿郁表证治。

【释义】　暑湿郁于肌表而不得外泄，故发热无汗，肌肉微疼；湿热蕴结，气机不宣，故胸痞不适。治用薄荷、六一散，取滑石解肌清热，滑窍利湿，甘草清热和中，薄荷透解风热。薛氏提出泡汤调服，以取其轻清宣透之妙，达到轻可去实的目的。

三、邪在气分

（一）邪在上焦

【原文】　濕熱證，初起壯熱口渴，脘悶懊憹，眼欲閉，時讝語。濁邪蒙閉上焦，宜涌泄，用枳殼、桔梗、淡豆豉、生山梔，無汗者加葛根。（31）

自注：此與第九條宜參看，彼屬餘邪，法當輕散；此則濁邪蒙閉上焦，故懊憹脘悶。眼欲閉者，肺氣不舒也。時讝語者，邪鬱心包也。若投輕劑，病必不除。經曰："高者越之。"用梔豉湯涌泄之劑，引胃脘之陽而開心胸之表，邪從吐散。

【提要】　湿热浊邪蒙蔽上焦的证治。

【释义】　湿热证见壮热口渴，为热炽气分；脘闷懊憹，为湿郁上焦胸膈，气机不畅；眼欲闭，时谵语，为湿热浊邪上蒙清阳，扰及神明。治宜清宣上焦气机，透化湿热之邪，药用枳壳、桔梗、淡豆豉、生山栀等轻开上焦之气，使气化则湿亦化。若佐以石菖蒲、郁金等则更为对症。无汗加葛根，不如藿香更为贴切。

本证治疗仿栀豉汤之意，并无涌泄作用，谓本法为"涌泄"，似不妥当。

NOTE

【原文】 濕熱證，初起即胸悶不知人，瞀亂[1]大叫痛，濕熱阻閉中上二焦。宜草果、檳榔、鮮菖蒲、芫荽、六一散各重用，或加皂角、地漿水[2]煎。（14）

自注：此條乃濕熱俱盛之候。而去濕藥多清熱藥少者，以病邪初起即閉，不得不以辛通開閉爲急務，不欲以寒涼凝滯氣機也。

【词解】

［1］瞀乱：瞀（mào，音冒），视物不明，甚至昏蒙。瞀乱为视物不明，心中闷乱，甚至神识昏蒙。

［2］地浆水：把新汲水倒入约1米深的黄土坑，俟其沉淀后，取清液用。有清暑解毒作用。

【提要】 湿热浊邪阻闭中上二焦证治。

【释义】 湿热证初起即见胸闷、不知人、瞀乱、大叫痛，乃湿热秽浊之邪阻闭中上二焦，气机逆乱所致，俗称"发痧"。治用草果、槟榔辛开理气，菖蒲、芫荽芳香辟秽，六一散清利湿热，皂角、地浆水辟秽解毒。

（二）邪在中焦

【原文】 濕熱證，寒熱如瘧，濕熱阻遏膜原。宜柴胡、厚朴、檳榔、草果、藿香、蒼术、半夏、乾菖蒲、六一散等味。（8）

自注：瘧由暑熱內伏，秋涼外束而成。若夏月腠理大開，毛竅疏通，安得成瘧。而寒熱有定期，如瘧證發作者，以膜原爲陽明之半表半裏，熱濕阻遏，則營衛氣爭，證雖如瘧，不得與瘧同治，故仿又可達原飲之例，蓋一由外涼束，一由內濕阻也。

【提要】 湿热阻遏膜原证治。

【释义】 湿热邪伏膜原，见恶寒发热交替，或寒热起伏似疟状，并伴见脘腹痞闷，舌苔白腻，甚至满布垢浊而舌质红绛或紫绛等湿热秽浊郁闭之象。用药仿吴又可达原饮以疏利透达膜原之邪。本方清热之力较弱而燥湿之性较强，用于寒甚热微之证较为适宜。

【原文】 濕熱證，舌遍體白，口渴，濕滯陽明。宜用辛開，如厚朴、草果、半夏、乾菖蒲等味。（12）

自注：此濕邪極盛之候。口渴乃液不上升，非有熱也。辛泄太過即可變而爲熱，而此時濕邪尚未蘊熱，故重用辛開，使上焦得通，津液得下也。

【提要】 湿浊阻滞中焦脾胃证治。

【释义】 湿邪极盛而尚未化热，则舌遍体白，即舌上满布白腻之苔；湿浊阻遏，津液不升则口渴；因无下利之症，故称之为"湿滞阳明"。本证尚可有脘痞、呕恶、腹胀等湿浊内阻见症。治宜厚朴、草果、半夏、干菖蒲等辛开理气，燥化湿浊。

【原文】 濕熱證，初起發熱，汗出胸痞，口渴舌白，濕伏中焦。宜藿梗、蔻仁、杏仁、枳殼、桔梗、鬱金、蒼术、厚朴、草果、半夏、乾菖蒲、佩蘭葉、六一散等味。（10）

自注：濁邪上干則胸悶，胃液不升則口渴。病在中焦氣分，故多開中焦氣分之藥。此條多有挾食者，其舌根見黃色，宜加瓜蔞、楂肉、萊菔子。

【提要】 湿热阻于中焦，湿重于热证治。

【释义】 虽发热汗出而热不除，胸痞，口渴，但多渴不欲饮，舌苔白。治宜宣气化湿，药用杏仁、桔梗、枳壳轻宣肺气，苍术、厚朴、草果、半夏燥湿化浊，郁金、菖蒲、藿梗、佩兰、蔻仁芳香化湿辟秽，六一散清利湿热。若见舌根黄腻、嗳腐吞酸、便溏不爽等湿热积滞胶结于胃肠的表现，宜加入山楂、莱菔子、瓜蒌等消食导滞之品。

【原文】　濕熱證，舌根白，舌尖紅，濕漸化熱，餘濕猶滯。宜辛泄佐清熱，如蔻仁、半夏、乾菖蒲、大豆黃卷、連翹、綠豆衣、六一散等味。（13）

自注：此濕熱參半之證。而燥濕之中，即佐清熱者，亦所以存陽明之液也。上二條憑驗舌以投劑，爲臨證時要訣，蓋舌爲心之外候，濁邪上熏心肺，舌苔因而轉移。

【提要】　湿渐化热，余湿犹滞证治。

【释义】　舌根白，舌尖红，为湿渐化热，而热势尚不太甚，薛氏自注为"湿热参半"之证，实际上仍属湿重热轻之证。临床上还可见胸痞、恶心呕吐、身热有汗不解、脉濡数等。治宜清热与化湿并施，以半夏燥湿，蔻仁、干菖蒲芳香化湿，豆卷、绿豆衣、连翘、六一散清热利湿。

【原文】　濕熱證，壯熱口渴，自汗，身重，胸痞，脈洪大而長者，此太陰之濕與陽明之熱相合，宜白虎加蒼术湯。（37）

自注：熱渴自汗，陽明之熱也；胸痞身重，太陰之濕兼見矣；脈洪大而長，知濕熱滯於陽明之經，故用蒼术白虎湯以清熱散濕，然乃熱多濕少之候。白虎湯仲景用以清陽明無形之燥熱也，胃汁枯涸者，加人參以生津，名曰白虎加人參湯；身中素有痹氣者，加桂枝以通絡，名曰桂枝白虎湯，而其實意在清胃熱也。是以後人治暑熱傷氣身熱而渴者，亦用白虎加人參湯；熱渴汗泄，肢節煩疼者，亦用白虎加桂枝湯；胸痞身重兼見，則於白虎湯中加入蒼术以理太陰之濕；寒熱往來兼集，則於白虎湯中加入柴胡，以散半表半裏之邪。凡此皆熱盛陽明，他證兼見，故用白虎清熱，而復各隨證以加減。苟非熱渴汗泄，脈洪大者，白虎便不可投。辨證察脈，最宜詳審也。

【提要】　热重于湿证治。

【释义】　壮热口渴，自汗，脉洪大而长者，为阳明热盛之象；胸痞，身重，为太阴脾湿未化之征。治宜白虎加苍术汤，清泄阳明胃热，兼化太阴脾湿。若身热而渴，背微恶寒者，为阳明热盛，兼津气两虚，用白虎加人参汤以清阳明胃热，兼益气生津；若热渴汗泄，肢节烦疼者，为阳明热盛，兼经脉痹阻，用白虎加桂枝汤以清阳明胃热，兼通络行痹；若兼见寒热往来者，为阳明热盛，兼表里失和，用白虎加柴胡汤以清阳明胃热，兼和解表里。

（三）邪在下焦

【原文】　濕熱證，數日後自利，溺赤，口渴，濕流下焦。宜滑石、豬苓、茯苓、澤瀉、萆薢、通草等味。（11）

自注：下焦屬陰，太陰所司。陰道虛故自利，化源滯則溺赤，脾不轉津則口渴。總由太陰濕勝故也。濕滯下焦，故獨以分利爲治，然兼證口渴胸痞，須佐入桔梗、杏仁、大豆黃卷開泄中上，源清則流自潔，不可不知。以上三條，俱濕重於熱之候。

濕熱之邪不自表而入，故無表裏可分，而未嘗無三焦可辨，猶之河間治消渴亦分三焦者是也。夫熱爲天之氣，濕爲地之氣，熱得濕而愈熾，濕得熱而愈橫。濕熱兩分，其病輕而緩，濕熱兩合，其病重而速。濕多熱少則蒙上流下，當三焦分治，濕熱俱多則下閉上壅而三焦俱困矣。猶之傷寒門二陽合病、三陽合病也。蓋太陰濕化、三

NOTE

焦火化，有濕無熱止能蒙蔽清陽，或阻於上，或阻於中，或阻於下，若濕熱一合，則身中少火悉化爲壯火，而三焦相火有不起而爲虐者哉？所以上下充斥，內外煎熬，最爲酷烈。兼之木火同氣，表裏分司，再引肝風，痙厥立至。胃中津液幾何，其能供此交征乎？至其所以必屬陽明者，以陽明爲水穀之海，鼻食氣，口食味，悉歸陽明。邪從口鼻而入，則陽明爲必由之路。其始也，邪入陽明，早已先傷其胃液，其繼邪盛三焦，更欲資取於胃液，司命者可不爲陽明顧慮哉？

或問木火同氣，熱盛生風，以致痙厥，理固然矣。然有濕熱之證，表裏極熱，不痙不厥者，何也？余曰：風木爲火熱引動者，原因木氣素旺，肝陰先虧，內外相引，兩陽相煽，因而動張。若肝腎素優，並無裏熱者，火熱安能招引肝風也！試觀產婦及小兒，一經壯熱便成瘈瘲者，以失血之後，與純陽之體，陰氣未充，故肝風易動也。

或問曰：亦有陰氣素虧之人，病患濕熱，甚至斑疹外見，入暮讝語，昏迷而不痙不厥者，何也？答曰：病邪自盛於陽明之營分，故由上脘而熏胸中，則入暮讝妄。邪不在三焦氣分，則金不受囚，木有所畏，未敢起而用事，至於斑屬陽明，疹屬太陰，亦二經營分熱極，不與三焦相干，即不與風木相引也。此而痙厥，必胃中津液盡涸，耗及心營，則肝風亦起，而其人已早無生理矣。

【提要】湿流下焦，泌别失职证治。

【释义】湿热流注下焦，大肠传导失司，则大便下利；膀胱气化失司，泌别失职，则小便短赤；湿热困阻，津不上承，则口渴。治以茯苓、猪苓、泽泻导水下行通小便；滑石利水通淋；萆薢分利湿浊；通草清热利水。佐入桔梗、杏仁、大豆黄卷意在宣开上焦肺气，"源清则流自洁"。

薛氏提出"热得湿而愈炽，湿得热而愈横"，指出湿热证以湿蕴热蒸为主要病理变化；湿热交蒸有上蒙清窍、下蕴膀胱的特点，湿多热少可蒙上流下，弥漫三焦；湿热俱盛则可下闭上壅而三焦俱困。湿热化燥化火可内陷营血，深入手足厥阴，出现斑疹、窍闭神昏、动风抽搐等重症；湿从热化，亦常可损伤阴液。治疗宜清热化湿并举，"湿热两分，其病轻而缓，湿热两合，其病重而速"。

【原文】濕熱證，四五日，忽大汗出，手足冷，脈細如絲或絕，口渴，莖痛，而起坐自如，神清語亮。乃汗出過多，衛外之陽暫亡，濕熱之邪仍結，一時表裏不通，脈故伏，非真陽外脫也。宜五苓散去术加滑石、酒炒川連、生地、耆皮等味。（29）

自注：此條脈證，全似亡陽之候，獨於舉動神氣得其真情。噫！此醫之所以貴識見也。

【提要】湿热蕴阻下焦，卫阳暂亡证治。

【释义】湿热病见大汗出，手足冷，脉细如丝或绝之症，证似阴盛阳亡之象。但本证患者起坐自如，神清语亮，口渴，茎痛，则为湿热蕴结下焦，表里阳气不能交通，汗多卫阳暂亡，阴液耗伤之征。治用四苓加滑石、黄连清热利湿，通利小便；芪皮固护卫气；生地滋养阴液。

四、邪入营血

【原文】濕熱證，壯熱口渴，舌黄或焦紅，發痙，神昏讝語或笑，邪灼心包，營

血已耗。宜犀角、羚羊角、連翹、生地、玄參、鉤藤、銀花露、鮮菖蒲、至寶丹等味。（5）

　　自注：上條言痙，此條言厥。溫暑之邪本傷陽氣，及至熱極逼入營陰，則津液耗而陰亦病，心包受灼，神識昏亂。用藥以清熱救陰，泄邪平肝爲務。

　　【提要】　湿热化燥，深入营血，邪灼心营证治。

　　【释义】　舌焦红，神昏谵语或笑，发痉，同时伴有壮热口渴，为湿热化燥，内陷营血，热闭心窍，引动肝风所致。治宜清热凉血，息风开窍，滋养阴液。药用犀角、生地黄、玄参清心凉营，滋阴养液；银花露、连翘清气泄热，透热转气；羚羊角、钩藤凉肝息风；至宝丹、菖蒲芳香宣窍，辟秽化浊。

　　【原文】　濕熱證，壯熱煩渴，舌焦紅或縮，斑疹，胸痞，自利，神昏痙厥，熱邪充斥表裏三焦。宜大劑犀角、羚羊角、生地、玄參、銀花露、紫草、方諸水[1]、金汁、鮮菖蒲等味。（7）

　　自注：此條乃痙厥中之最重者，上爲胸悶，下挾熱利，斑疹痙厥，陰陽告困。獨清陽明之熱，救陽明之液爲急務者，恐胃液不存，其人自焚而死也。

　　【词解】

　　[1]方诸水：又名明水，方诸为古代在月下承取露水的器具名称。一说方诸水用大蛤，磨之令热，向月取之则水生，即当明月当空时取蚌体分泌之汁液，性甘寒无毒，功能止渴除烦，明目定心。

　　【提要】　湿热化燥，热邪充斥气血及表里三焦的证治。

　　【释义】　本条壮热烦渴为气分热炽，舌焦红或缩，斑疹为热燔血分，热毒充斥上焦则胸痞，下迫大肠则自利，窜入厥阴则神昏痉厥。治宜清热解毒，凉血养阴，息风开窍。以犀角、生地黄、玄参清营凉血，解毒救阴；银花露、紫草、金汁、方诸水清热解毒，羚羊角凉肝息风，鲜菖蒲芳香开窍。

　　【原文】　濕熱證，經水適來，壯熱口渴，讝語神昏，胸腹痛，或舌無苔，脈滑數，邪陷營分。宜大劑犀角、紫草、茜根、貫眾、連翹、鮮菖蒲、銀花露等味。（32）

　　自注：熱入血室，不獨婦女，男子亦有之，不第涼血，並須解毒，然必重劑乃可奏功。

　　【提要】　湿热化火，热入血室证治。

　　【释义】　湿热化火，邪热下陷，恰逢妇女月经适来，热与血结，形成热入血室之证。表现为胸腹痛，当以少腹部疼痛尤为显著，谵语神昏，壮热口渴，舌无苔。治宜犀角、紫草、连翘、银花露、贯众凉血解毒，鲜菖蒲辟秽开窍，茜根活血散瘀。

　　薛生白提出热入血室男子亦有之，提示邪热下陷，热与血结，气血两燔之证，病位不一定在胞宫，还可以在大小肠、膀胱等，此说可供参考。

　　【原文】　濕熱證，上下失血或汗血，毒邪深入營分，走竄欲泄。宜大劑犀角、生地、赤芍、丹皮、連翹、紫草、茜根、銀花等味。（33）

　　自注：熱逼而上下失血、汗血，勢極危而猶不即壞者，以毒從血出，生機在是，大進涼血解毒之劑，以救陰而泄邪，邪解而血自止矣。血止後，須進參、耆善後乃得。汗血即張氏所謂肌衄也。《內經》謂："熱淫于內，治以鹹寒。"方中當增入鹹寒

NOTE

之味。

【提要】　湿热化火，深入营血，迫血妄行证治。

【释义】　阳络伤则血外溢见衄血，吐血；阴络伤则血内溢见便血，溺血；血从肌肤而出则为汗血。治宜凉血解毒，行瘀止血，用犀角地黄汤凉血化瘀，银花、连翘、紫草清热解毒，茜草活血行瘀。

薛氏认为邪热可随动血而外出，"邪解而血自止"，强调了热入血分的治疗清除血中热毒的重要性。至于文中所说的血止后要进参、芪以善后，却不可一概而论。

五、变证

（一）湿热致痉

【原文】　濕熱證，三四日即口噤，四肢牽引拘急，甚則角弓反張，此濕熱侵入經絡脈隧中。宜鮮地龍、秦艽、威靈仙、滑石、蒼耳子、絲瓜藤、海風藤、酒炒黃連等味。（4）

自注：此條乃濕邪挾風者。風爲木之氣，風動則木張，乘入陽明之絡則口噤，走竄太陰之經則拘攣，故藥不獨勝濕，重用息風，一則風藥能勝濕，一則風藥能疏肝也。選用地龍、諸藤者，欲其宣通脈絡耳。

或問仲景治痙原有桂枝加栝蔞根及葛根湯兩方，豈宜於古而不宜於今耶？今之痙者與厥相連，仲景不言及厥，豈《金匱》有遺文耶？余曰：非也。藥因病用，病源既異，治法自殊。傷寒之痙自外來，證屬太陽，治以散外邪爲主；濕熱之痙自內出，波及太陽，治以息內風爲主。蓋三焦與肝膽同司相火，中焦濕熱不解，則熱盛於裏而少火悉成壯火，火動則風生而筋攣脈急，風煽則火熾而識亂神迷。身中之氣隨風火上炎而有升無降，常度盡失，由是而形若尸厥。正《內經》所謂"血之與氣，并走於上，則爲暴厥"者是也。外竄經脈則成痙，內侵膻中則爲厥。痙厥並見，正氣猶存一線，則氣復返而生，胃津不克支持，則厥不回而死矣。所以痙之與厥往往相連，傷寒之痙自外來者，安有是哉？

暑月痙證與霍亂同出一源，風自火生，火隨風轉，乘入陽明則嘔，賊及太陰則瀉，是名霍亂；竄入筋中則攣急，流入脈絡則反張，是名痙。但痙證多厥，霍亂少厥。蓋痙證風火閉郁，鬱則邪勢愈甚，不免逼亂神明，故多厥；霍亂風火外泄，泄則邪勢外解，不至循經而走，故少厥。此痙與霍亂之分別也。然痙證邪滯三焦，三焦乃火化，風得火而愈煽，則逼入膻中而暴厥；霍亂邪走脾胃，脾胃乃濕化，邪由濕而停留，則淫及諸經而拘攣。火鬱則厥，火竄則攣。又痙與厥之遺禍也，痙之攣結乃濕熱生風，霍亂之轉筋乃風來勝濕。痙則由經及臟而厥，霍亂則由臟及經而攣，總由濕熱與風淆亂清濁，升降失常之故。夫濕多熱少，則風入土中而霍亂，熱多濕少，則風乘三焦而痙厥。厥而不返者死，胃液乾枯，火邪盤踞也；轉筋入腹者死，胃液內涸，風邪獨勁也。然則胃中之津液所關顧不鉅哉？厥證用辛，開泄胸中無形之邪也；乾霍亂用探吐，泄胃中有形之滯也。然泄邪而胃液不上升者，熱邪愈熾；探吐而胃液不四布者，風邪更張，終成死候，不可不知。

【提要】　湿热兼夹风邪侵袭经脉而致痉的证治。

【释义】　邪入阳明经脉，致口噤；湿窜太阴，经气不利，则四肢牵引拘急；湿滞太阴经脉则拘挛，甚则角弓反张。治宜祛风化湿，清热通络。以秦艽、威灵仙、苍耳子祛风胜湿，鲜地龙镇痉通络，丝瓜络、海风藤通络舒筋，滑石、黄连利湿清热。

本条之"痉"发生在病变初期，为湿热夹风侵犯脾胃经脉所致，临床虽有发痉，但热势不盛，神志清楚，形体尚实。热盛动风之痉多见于病的极期，抽搐频繁力大，来势急骤，必伴有壮热、神昏谵语、苔黄燥、脉弦数等症状。虚风内动之痉多见于病的后期，以手足蠕动或瘛疭、口角震颤为特点，常伴神倦、耳聋、舌绛枯痿等肝肾阴竭的症状。临床应认真鉴别以上 3 种痉证。

【原文】　濕熱證，發痙，神昏笑妄，脈洪數有力，開泄不效者，濕熱蘊結胸膈，宜仿涼膈散；若大便數日不通者，熱邪閉結腸胃，宜仿承氣微下之例。（6）

自注：此條乃陽明實熱，或上結，或下結。清熱泄邪止能散絡中流走之熱，而不能除腸中蘊結之邪，故陽明之邪仍假陽明爲出路也。

【提要】　湿热化燥，热结于里之发痉神昏证治。

【释义】　湿热化燥，出现发痉，神昏笑妄，脉洪数有力，且无舌绛，非邪入厥阴心肝之证，故"开泄不效"。热蕴胸膈者，用凉膈散凉泄上焦之热结；实热结于肠腑者，用承气汤通泻肠腑之热结。

【原文】　濕熱證，發痙撮空，神昏笑妄，舌苔乾黃起刺或轉黑色，大便不通者，熱邪閉結胃腑，宜用承氣湯下之。（36）

自注：撮空一證，昔賢謂非大實即大虛，虛則神明渙散，將有脫絕之虞；實則神明被逼，故多撩亂之象。今舌苔黃刺乾澀，大便閉而不通，其爲熱邪內結陽明，腑熱顯然矣。徒事清熱泄邪，止能散絡中流走之熱，不能除胃中蘊結之邪，故假承氣以通地道，然舌不乾黃起刺者，不可投也。承氣用硝、黃，所以逐陽明之燥火實熱，原非濕熱內滯者所宜用，然胃中津液爲熱所耗，甚至撮空撩亂，舌苔乾黃起刺，此時胃熱極盛，胃津告竭，濕火轉成燥火，故用承氣以攻下。承氣者，所以承接未亡之陰氣於一綫也。濕溫病至此，亦危矣哉。

【提要】　湿热化燥，热结阳明之撮空证治。

【释义】　湿热化燥，热结阳明，热扰手足厥阴可致发痉撮空，神昏笑妄，大便不通，脉洪数有力或沉实有力，舌苔干黄起刺或转为黑色。治以承气汤通腑泄热。若邪热已深入手足厥阴，当须配合清心开窍，凉肝息风之品，如安宫牛黄丸、紫雪丹、羚角钩藤汤等。

【原文】　濕熱證，口渴，苔黃起刺，脈弦緩，囊縮舌硬，讝語昏不知人，兩手搐搦，津枯邪滯。宜鮮生地、蘆根、生首烏、鮮稻根等味。若脈有力，大便不通，大黃亦可加入。（35）

自注：胃津劫奪，熱邪內據，非潤下以泄邪，則不能達，故仿承氣之例，以甘涼易苦寒，正恐胃氣受傷，胃津不復也。

【提要】　湿热化燥，热结阴伤之痉厥证治。

【释义】　口渴，苔黄起刺，神昏谵语，为阳明腑实伤津之象；脉弦，囊缩舌硬，搐搦，为热盛动风之征。治用鲜生地黄、芦根、生首乌、鲜稻根生津养液，大黄攻下热结。

本证湿已化热，非大剂泄热救阴，凉肝息风不可，仅用生地黄、首乌等滋阴，恐病重药

NOTE

轻，缓不济急；首乌苦涩微温，生用虽能通便，似非本证所宜。

【原文】　濕熱證，數日後，汗出熱不除，或痙，忽頭痛不止者，營液大虧，厥陰風火上升，宜羚羊角、蔓荊子、鉤藤、元參、生地、女貞子等味。（20）

自注：濕熱傷營，肝風上逆，血不榮筋而痙，上升顛頂則頭痛，熱氣已退，木氣獨張，故痙而不厥。投劑以息風爲標，養陰爲本。

【提要】　湿已化燥，阴液亏耗，风阳鸱张证治。

【释义】　湿热化燥，耗伤阴液，余邪留滞，则汗出热不除；肝风横窜经络则发痉；风阳上冒清空则头痛不止。治用玄参、生地黄、女贞子滋补真阴，羚羊角、钩藤息风止痉，蔓荆子疏风止痛。王孟英认为"蔓荆不若以菊花、桑叶易之"，可供参考。

【原文】　濕熱證，發痙神昏，獨足冷陰縮。下體外受客寒，仍宜從濕熱治，只用辛溫之品煎湯熏洗。（30）

自注：陰縮爲厥陰之外候，合之足冷，全似虛寒，乃諦觀本證，無一屬虛，始知寒客下體，一時營氣不達，不但證非虛寒，并非上熱下寒之可擬也，仍從濕熱治之，又何疑耶？

【提要】　湿热化燥，热陷厥阴，阳气郁闭证治。

【释义】　发痉神昏的同时，出现足冷、阴缩为阳气被邪热郁闭所致，可用紫雪丹、至宝丹、安宫牛黄丸开窍息风。

以辛温之品熏洗有助于阳气外达，故可改善足冷、阴缩，但此非治本之法，尤其对于发痉神昏之证，用辛温之品熏洗，虽无大碍，但未必有益。

（二）湿热致神情呆顿

【原文】　濕熱證，七八日，口不渴，聲不出，與飲食亦不卻，默默不語，神識昏迷，進辛香涼泄，芳香逐穢，俱不效。此邪入厥陰，主客渾受[1]，宜仿吳又可三甲散，醉地鱉蟲、醋炒鱉甲、土炒穿山甲、生僵蠶、柴胡、桃仁泥等味。（34）

自注：暑熱先傷陽分，然病久不解，必及於陰。陰陽兩困，氣鈍血滯而暑濕不得外泄，遂深入厥陰，絡脈凝瘀，使一陽不能萌動，生氣有降無升，心主阻遏，靈氣不通，所以神不清而昏迷默默也。破滯通瘀，斯絡脈通而邪得解矣。

【词解】

[1]主客浑受："主"指阴阳、气血、脏腑、血脉等，也包括了患者体质虚弱或患慢性病证，导致精气亏耗，或气滞，或血瘀，或津伤等内在的病理基础。所谓"客"是指暑湿病邪。"主客浑受"即为暑湿病邪久留，乘精血正气亏耗衰微而深入阴分和血脉之中，并与瘀滞之气血互结，胶固难解，形成络脉凝瘀之顽疾。

【提要】　湿热病后期气血凝滞，灵机失运证治。

【释义】　湿热病后期络脉凝瘀，气血呆滞，灵机不运，可致神情呆顿，默默不语。治宜活血通络，破滞散瘀，用吴又可三甲散去龟甲之滋，牡蛎之涩，易以地鳖虫破瘀通滞，用桃仁引其入血分；鳖甲破积消瘀，用柴胡引之使阴中之邪外达；山甲搜风通络，用僵蚕引其入络，使络中痰瘀之邪消散而解。

（三）湿热致呕

【原文】　濕熱證，四五日，口大渴，胸悶欲絕，乾嘔不止，脈細數，舌光如鏡。

胃液受劫，膽火上衝，宜西瓜汁、金汁、鮮生地汁、甘蔗汁磨服鬱金、木香、香附、烏藥等味。（15）

自注：此營陰素虧，木火素旺者。木乘陽明，耗其津液，幸無飲邪，故一清陽明之熱，一散少陽之邪。不用煎者，取其氣全耳。

【提要】　湿热化燥，胃阴大伤，胃气上逆证治。

【释义】　湿热化燥，胃阴大伤，胃气上逆，见口大渴，舌光如镜，脉细数，胸闷欲绝，干呕不止。治宜西瓜汁、金汁、鲜生地黄汁、甘蔗汁滋养胃阴，郁金、木香、香附、乌药疏理肝胆气机。

本证阴虚与气逆并存，治疗采用诸"汁"滋胃液清热，滋而不腻，磨服辛香行气的诸"香"，调气而不伤阴。其实诸汁以"鲜"者更善养阴，诸"香"磨服则行气之力更强。

【原文】　濕熱證，嘔吐清水或痰多，濕熱內留，木火上逆。宜溫膽湯加栝簍、碧玉散等味（16）

自注：此素有痰飲而陽明少陽同病，故一以滌飲，一以降逆。與上條嘔同而治異，正當合參。

【提要】　湿热内留，胆火上逆证治。

【释义】　湿热证呕吐清水，胸闷痰多者，治宜化痰以涤饮，清胆以降逆，药用温胆汤化痰涤饮，和胃降逆；加瓜蒌、碧玉散清利湿热而兼清肝胆。

【原文】　濕熱證，嘔惡不止，晝夜不瘥，欲死者，肺胃不和，胃熱移肺，肺不受邪也。宜用川連三四分，蘇葉二三分，兩味煎湯，呷[1]下即止。（17）

自注：肺胃不和，最易致嘔，蓋胃熱移肺，肺不受邪，還歸於胃。必用川連以清濕熱，蘇葉以通肺胃。投之立愈者，以肺胃之氣，非蘇葉不能通也，分數輕者，以輕劑恰治上焦之病耳。

【词解】

[1] 呷（xiā，音虾）：喝。

【提要】　湿热余邪在胃而致呕恶的证治。

【释义】　"呕恶不止，昼夜不瘥，欲死"，是形容呕恶持续时间较久。治用川连清除湿热，降胃火；苏叶降逆顺气；且以极轻之分量，以防药过病所。

六、类证

（一）暑病

【原文】　濕熱證，濕熱傷氣，四肢困倦，精神減少，身熱氣高，心煩溺黃，口渴自汗，脈虛者，用東垣清暑益氣湯主治。（38）

自注：同一熱渴自汗而脈虛神倦，便是中氣受傷而非陽明鬱熱。清暑益氣湯乃東垣所製，方中藥味頗多，學者當於臨證時斟酌去取可也。

【提要】　暑热兼湿，津气已伤证治。

【释义】　暑热炽盛，则身热息高，心烦溺黄；津气耗伤，则口渴自汗，神疲，脉虚；湿滞肌腠，则四肢困倦。治宜补益津气，清暑泄热，佐以祛湿。方用东垣清暑益气汤。

【原文】　濕熱證，咳嗽晝夜不安，甚至喘不得眠者，暑邪入於肺絡。宜葶藶、枇

杷葉、六一散等味。（18）

自注：人但知暑傷肺氣則肺虛，而不知暑滯肺絡則肺實。葶藶引滑石直瀉肺邪則病自除。

【提要】 暑湿犯肺而致咳喘证治。

【释义】 暑湿犯肺，气逆于上可致咳嗽频剧，昼夜不安，重者可因肺气壅塞而喘不得眠。治宜泻肺清暑利湿，药用葶苈子泻肺平喘，枇杷叶肃肺止咳，佐以六一散清暑利湿。

【原文】 暑月熱傷元氣，氣短倦怠，口渴多汗，肺虛而咳者，宜人參、麥冬、五味子等味。（39）

自注：此即《千金》生脈散也，與第十八條同一肺病，而氣粗與氣短有分，則肺實與肺虛各異，實則瀉而虛則補，一定之理也。然方名生脈，則熱傷氣之脈虛欲絕可知矣。

【提要】 暑伤元气，津气大伤证治。

【释义】 暑伤元气，肺无所主，则呼吸短促而咳，气虚不能敛津则汗多，津液外泄过甚则口渴。若津气损伤严重，津气欲脱者常伴有身热骤降，脉散大无力，甚至脉虚欲绝。治宜生脉散益气生津，敛肺固脱。

上条暑湿犯肺致"气粗"咳嗽频剧，昼夜不安，甚则喘息不得眠，为实证，治宜泻肺清暑利湿。本条为暑热耗散肺气而气短喘促或咳，为虚证，治宜益气生津，敛汗固脱。

【原文】 暑月乘涼飲冷，陽氣爲陰寒所遏，皮膚蒸熱，凜凜畏寒，頭痛頭重，自汗煩渴，或腹痛吐瀉者，宜香薷、厚朴、扁豆等味。（40）

自注：此由避暑而感受寒濕之邪，雖病於暑月而實非暑病，昔人不曰暑月傷寒濕而曰陰暑，以致後人淆惑，貽誤匪輕，今特正之。其用香薷之辛溫，以散陰邪而發越陽氣，厚朴之苦溫，除濕邪而通行滯氣，扁豆甘淡，行水和中。倘無惡寒頭痛之表證，即無取香薷之辛香走竄矣。無腹痛吐利之裏證，亦無取厚朴、扁豆之疏滯和中矣。故熱渴甚者，加黃連以清暑，名四味香薷飲；減去扁豆名黃連香薷飲；濕盛於裏，腹膨泄瀉者，去黃連加茯苓、甘草名五物香薷飲；若中虛氣怯汗出多者，加人參、耆、白术、橘皮、木瓜名十味香薷飲。然香薷之用，總爲寒濕外襲而設，不可用以治不挾寒濕之暑熱也。

【提要】 夏月寒湿证治。

【释义】 夏季因乘凉露宿或过食生冷而感受寒湿，见皮肤蒸热，凛凛畏寒，头痛头重，腹痛吐泻等，治宜散寒透表，和中化湿，以香薷饮加减治疗。

薛氏认为："香薷之用，总为寒湿外袭而设，不可用以治不夹寒湿之暑热也。"提示香薷虽为暑月之常用药，但其为辛温散寒解表之品，不宜滥用。

（二）下利

【原文】 濕熱證，十餘日後，左關弦數，腹時痛，時圊血[1]，肛門熱痛。血液內燥，熱邪傳入厥陰之證，宜仿白頭翁法。（23）

自注：熱入厥陰而下利，即不圊血，亦當宗仲景治熱利法，若竟逼入營陰，安得不用白頭翁湯涼血而散邪乎？設熱入陽明而下利，即不圊血，又宜師仲景治下利讝語，用小承氣湯之法矣。

【词解】

[1]圊血：圊，指厕所。圊血为大便有血，此处指便下脓血。

【提要】　湿热内迫肠道而下利证治。

【释义】　湿热内迫肠道而下利，症见腹部时痛，便下脓血，肛门灼热疼痛者，治用白头翁汤清化肠道湿热，凉血止痢。若热入阳明而利者多为热结旁流，症见纯利稀水，腹部硬痛拒按，潮热谵语等，治宜用承气汤通下热结。

【原文】　濕熱證，十餘日後，尺脈數，下利或咽痛，口渴心煩。下泉不足[1]，熱邪直犯少陰之證，宜仿豬膚湯涼潤法。（24）

自注：同一下利，有厥少之分，則藥有寒涼之異。然少陰有便膿之候，不可不細審也。

【词解】

[1]下泉不足：下泉指肾阴，下泉不足即肾阴不足。

【提要】　湿热化燥，肾阴受伤，虚火上浮所致下利、咽痛证治。

【释义】　湿热化燥，劫灼肾阴，水亏火浮，故见咽痛，口渴，心烦；肾阴被劫，阴津外泄而下利；热灼少阴故尺脉数。治宜《伤寒论》猪肤汤滋养肾阴，兼制虚火。

本条猪肤汤证与上条白头翁汤证之下利有虚实之异。当注意辨别。

【原文】　濕熱內滯太陰，鬱久而爲滯下，其證胸痞腹痛，下墜窘迫，膿血稠黏，裏結後重，脈軟數者，宜厚朴、黃芩、神曲、廣皮、木香、檳榔、柴胡、煨葛根、銀花炭、荊芥炭等味。（41）

自注：古之所謂滯下，即今所謂痢疾也。由濕熱之邪內伏太陰，阻遏氣機，以致太陰失健運，少陽失疏達。熱鬱濕蒸，傳導失其常度，蒸爲敗濁膿血，下注肛門，故後重。氣壅不化，乃數至圊而不能便。傷氣則下白，傷血則下赤，氣血並傷，赤白兼下，濕熱盛極，痢成五色。故用厚朴除濕而行滯氣，檳榔下逆而破結氣，黃芩清庚金之熱，木香、神麴疏中氣之滯，葛根升下陷之胃氣，柴胡升土中之木氣，熱侵血分而便血，以銀花、荊芥入營清熱，若熱盛於裏，當用黃連以清熱，大實而痛，宜增大黃以逐邪。昔張潔古製芍藥湯以治血痢，方用歸、芍、芩、連、大黃、木香、檳榔、甘草、桂心等味，而以芍藥名湯者，蓋謂下血，必調藏血之臟，故用之爲君，不特欲其土中瀉木，抑亦賴以斂肝和陰也。然芍藥味酸性斂，終非濕熱內蘊者所宜服。倘遇痢久中虛，而宜用芍藥、甘草之化土者，恐難任芩、連、大黃之苦寒，木香、檳榔之破氣。若其下痢初作，濕熱正盛者，白芍酸斂滯邪，斷不可投。此雖昔人已試之成方，不敢引爲後學之楷式也。

【提要】　湿热痢疾证治。

【释义】　湿热久滞中焦，气机壅滞，可见胸痞腹痛，里急后重；湿热蒸腐肠道脂膜，损伤肠络，故见便下脓血稠黏；脉软数即为濡数之脉，是湿热内蕴之象。治宜清肠止痢，化湿导滞。药用厚朴、木香、槟榔、陈皮理气行滞化湿，葛根、柴胡升举下陷之清阳之气，银花、连翘、荆芥炭清解肠道热毒，黄芩清热燥湿，神曲消食化滞。若热盛于里者可加黄连，大实而痛者加大黄。

薛氏认为芍药酸敛滞邪，湿热痢疾初起，湿热正盛者不可使用。芍药性虽酸敛，但具有泻

NOTE

热和营，缓急止痛之效，经过合理的配伍，仍为治疗痢疾的要药。

【原文】 痢久傷陽，脈虛滑脫者，真人養臟湯加甘草、當歸、白芍。（42）

自注：脾陽虛者，當補而兼溫。然方中用木香，必其腹痛未止，故兼疏滯氣。用歸、芍，必其陰分虧殘，故兼和營陰。但痢雖脾疾，久必傳腎，以腎爲胃關，司下焦而開竅於二陰也。況火爲土母，欲溫土中之陽，必補命門之火，若虛寒甚而滑脫者，當加附子以補陽，不得雜入陰藥矣。

【提要】 痢久损伤脾阳证治。

【释义】 湿热痢久不愈，脾阳大伤，中气下陷，常见大便滑脱不禁，脉虚弱，并可伴有痢下白胨，腹痛喜按，形寒怕冷，舌淡苔白润滑等。治宜真人养脏汤加甘草、当归、白芍温中补虚，涩肠固脱。若虚寒甚而滑脱明显者，可加入附子温补肾阳。

【原文】 痢久傷陰，虛坐努責者，宜用熟地炭、炒當歸、炒白芍、炙甘草、廣皮之屬。（43）

自注：裏結欲便，坐久而仍不得便者，謂之虛坐努責。凡裏結屬火居多，火性傳送至速，鬱於大腸，窘迫欲便，而便仍不舒。故痢疾門中，每用黃芩清火，甚者用大黃逐熱。若痢久血虛，血不足則生熱，亦急迫欲便，但久坐而不得便耳，此熱由血虛所生，故治以補血爲主。裏結與後重不同，裏結者急迫欲便，後重者肛門重墜。裏結有虛實之分：實爲火邪有餘，虛爲營陰不足；後重有虛實之異：實爲邪實下壅，虛由氣虛下陷。是以治裏結者，有清熱養陰之異；治後重者，有行氣升補之殊。虛實之辨，不可不明。

【提要】 痢久损伤阴液证治。

【释义】 痢久伤阴多表现为虚坐努责，急迫欲便但又不得解出，潮热，口干而渴，舌光红或剥，脉细数等。治宜四物汤去川芎，加甘草、陈皮，和营养阴，和中理气。

（三）寒湿

【原文】 濕熱證，身冷脈細，汗泄胸痞，口渴舌白，濕中少陰之陽。宜人參、白术、附子、茯苓、益智等味。（25）

自注：此條濕邪傷陽，理合扶陽逐濕。口渴爲少陰證，烏得妄用寒涼耶。

【提要】 湿从寒化，损伤阳气证治。

【释义】 寒湿内阻，损伤阳气则身冷，胸痞，脉细，舌白；津不上乘则口渴；阳气大伤则汗泄不止。治宜"扶阳除湿"，以人参、附子、益智补阳温肾，白术、茯苓健脾化湿。

【原文】 暑月病初起，但惡寒，面黃，口不渴，神倦四肢懶，脈沉弱，腹痛下利，濕困太陰之陽。宜仿縮脾飲，甚則大順散、來復丹等法。（26）

自注：暑月爲陽氣外泄，陰氣內耗之時。故熱邪傷陰，陽明消爍，宜清宜涼；太陰告困，濕濁彌漫，宜溫宜散。古法最詳，醫者鑒諸。

【提要】 寒湿困遏脾阳证治。

【释义】 夏月起病无发热，但见恶寒，倦怠，四肢懒，面黄，口不渴，腹痛下利，脉沉弱等症，为湿甚困阻脾阳之寒湿证，治疗轻者用缩脾饮温脾化湿，重者用大顺散或来复丹苦温香燥，温阳化湿。

【原文】 暑濕內襲，腹痛吐利，胸痞，脈緩者，濕濁內阻太陰，宜縮脾飲。（44）

自注：此暑濕濁邪傷太陰之氣，以致土用不宣，太陰告困，故以芳香滌穢，辛燥化濕爲制也。

【提要】　湿困脾阳而致吐利证治。

【释义】　暑湿浊邪困遏脾阳，运化失职，升降失司，见腹痛吐利、胸痞、脉缓，临床尚可见畏寒肢冷、脘闷食减、大便稀溏等症。治宜缩脾饮温脾和中，燥湿化浊。

【原文】　暑月飮冷過多，寒濕內留，水穀不分，上吐下瀉，肢冷脈伏者，宜大順散。（45）

自注：暑月過於貪涼，寒濕外襲者，有香薷飲；寒濕內侵者，有大順散。夫吐瀉肢冷脈伏，是脾胃之陽爲寒濕所蒙，不得升越，故宜溫熱之劑調脾胃，利氣散寒，然廣皮、茯苓似不可少，此即仲景治陰邪內侵之霍亂而用理中湯之旨乎。

【提要】　寒湿内侵脾胃而致吐利证治。

【释义】　本证见吐利，较上条寒湿为甚，以致阳气不能达于四肢，并见四肢逆冷，脉沉伏。治宜温脾祛寒化湿，用大顺散。自注提出加入广皮、茯苓等理气渗湿之品，更为切证。临证恐仅用大顺散力所不及，还可考虑加用理中、四逆之类。

【原文】　腸痛下利，胸痞，煩躁，口渴，脈數大，按之豁然空者，宜冷香飲子[1]。（46）

自注：此不特濕邪傷脾，抑且寒邪傷腎。煩躁熱渴，極似陽邪爲病，唯數大之脈按之豁然而空，知其躁渴等症爲虛陽外越，而非熱邪內擾。故以此方冷服，俾下咽之後，冷氣既消，熱性乃發，庶藥氣與病氣無扞格[2]之虞也。

【词解】

[1]冷香饮子：出自《杨氏家藏方》，由草果仁、甘草、陈橘皮、附子组成，主治伏暑中暑，内伤夹暑，霍乱呕吐，腹痛泻利，厥逆烦躁，引饮无度。

[2]扞格：扞，同捍。扞格即抵触不合之意。

【提要】　寒湿损伤脾肾阳气证治。

【释义】　寒湿伤及脾肾阳气，虚阳外越，可见腹痛下利，胸痞，烦躁，口渴，脉数大。治宜冷香饮子温补脾肾，回阳散寒。"热药冷服"取反佐法之意。

七、善后调理

【原文】　濕熱證，數日後脘中微悶，知飢不食，濕邪蒙繞三焦。宜藿香葉、薄荷葉、鮮荷葉、枇杷葉、佩蘭葉、蘆尖、冬瓜仁等味。（9）

自注：此濕熱已解，餘邪蒙蔽清陽，胃氣不舒。宜用極輕清之品，以宣上焦陽氣。若投味重之劑，是與病情不相涉矣。

【提要】　湿热病后期余湿未尽，胃气未醒证治。

【释义】　余湿蒙蔽清阳，胃气不舒，可见脘中微闷、知饥不食等症。治宜薛氏五叶芦根汤轻宣芳化，清泄湿热，醒脾舒胃。不可使用浓浊味厚质重之品，恐腻滞不化，反生变证。

【原文】　濕熱證，十餘日，大勢已退，唯口渴，汗出，骨節痛，餘邪留滯經絡。宜元米湯泡於术，隔一宿，去术煎飲。（19）

自注：病後濕邪未盡，陰液先傷，故口渴身痛。此時救液則助濕，治濕則劫陰。

宗仲景麻沸汤之法，取氣不取味，走陽不走陰，佐以元米湯養陰逐濕，兩擅其長。

【提要】　湿热病后期余邪留滞经络证治。

【释义】　湿热病后期，患者热退神清，但仍有骨节痛、口渴、汗出等临床表现，此乃湿热损伤阴液，余湿留滞经络所致。治用元米汤泡於术，养阴而不碍湿，化湿而不伤阴。若湿滞经络较甚，骨节疼痛明显，可酌情加入防己、薏苡仁、络石藤、丝瓜络、秦艽等化湿通络之品。

【原文】　濕熱證，按法治之，數日後，或吐下一時並至者，中氣虧損，升降悖逆。宜生穀芽、蓮心、扁豆、米仁、半夏、甘草、茯苓等味，甚者用理中法。（22）

自注：升降悖逆，法當和中，猶之霍亂之用六和湯也。若太陰憊甚，中氣不支，非理中不可。

【提要】　湿热病后期中气亏损，升降悖逆证治。

【释义】　湿热病后期中气亏损，脾失升运，胃失和降，可出现吐下一时并至，治宜轻补中虚，降逆和胃。以莲心、扁豆、甘草健脾，生谷芽、半夏和胃降逆，米仁、茯苓利湿。吐泻若属脾胃虚寒者，用理中汤温中散寒。

【原文】　濕熱證，按法治之，諸證皆退，唯目瞑則驚悸夢惕，餘邪內留，膽氣未舒。宜酒浸郁李仁、薑汁炒棗仁、豬膽皮等味。（27）

自注：滑可去著，郁李仁性最滑脫，古人治驚後肝系滯而不下，始終目不瞑者，用之以下肝系而去滯。此證借用，良由濕熱之邪留於膽中，膽爲清虛之府，藏而不瀉，是以病去而內留之邪不去，寐則陽氣行於陰，膽熱內擾，肝魂不安，用郁李仁以泄邪而以酒行之，酒氣獨歸膽也。棗仁之酸，入肝安神，而以薑汁製，安神而又兼散邪也。

【提要】　湿热病后期胆热内扰，神魂不安证治。

【释义】　湿热病后期湿热余邪未净，留滞肝胆，上扰心神，可见目瞑则惊悸梦惕，治宜清泄胆经余邪，安神定惊，药用酒浸郁李仁泄邪下行，"酒气独归胆"，故用酒制；姜汁炒枣仁，以安神定惊；猪胆皮清泄肝胆余邪。

【原文】　濕熱證，曾開泄下奪，惡候皆平，獨神思不清，倦語不思食，溺數，唇齒幹。胃氣不輸，肺氣不布，元神大虧。宜人參、麥冬、石斛、木瓜、生甘草、生穀芽、鮮蓮子等味。（28）

自注：開泄下奪，惡候皆平，正亦大傷，故見證多氣虛之象。理合清補元氣，若用膩滯陰藥，去生便遠。

【提要】　湿热病后期肺胃气阴两虚证治。

【释义】　神思不清，倦语，为元气大伤，气虚未复之象；不思饮食说明胃之气阴亏虚；溺数为肺阴不足，肺气通调不畅所致；唇齿干乃胃津不得上承。治宜"清补"元气。以人参益气生津；麦冬、石斛、木瓜、甘草酸甘化阴，滋养肺胃阴液；生谷芽、鲜莲子和中醒胃。后世称此方为薛氏参麦汤。

小结

本章是《湿热病篇》46条本的全部内容。原文第1条指出了湿热病初起的典型症状，其自注阐明了湿热病的病因病机、传变规律、正局和变局。第2、3条分别论述阴湿、阳湿；第

8 条论述湿热阻遏膜原；第 10、12、13 分别论述湿邪极盛、湿始化热、湿热参半；第 11 条为湿流下焦、第 9 条为后期调理。上述 8 条明确了湿热三焦辨证的主要内容及临证诊治特色，为《湿热病篇》的亮点所在。篇中还论述了湿热病的变证和类证，亦为临床所常见。篇中按湿热之邪在上、中、下三焦不同部位分别立法用药的辨治内容，完善了温病的辨治体系。

思考题

1. 如何理解《湿热病篇》湿热证提纲？
2. 阴湿伤表与阳湿伤表如何辨治？
3. 简述《湿热病篇》水湿三焦辨证的主要内容。
4. 试述湿热致痉及致神情呆顿的证治。
5. 简述湿热病善后调理方法。

第二十一章　吴鞠通《温病条辨》选

　　吴鞠通，名瑭，字佩珩，鞠通是其号，江苏淮阴人。清代温病四大家之一。一般认为其生于清乾隆二十三年（1758），卒于清道光十六年（1836）。吴氏少习儒学，后因父、侄身亡而慨然弃举子业，发愤习医，专事方术。吴氏的著作主要有《温病条辨》《医医病书》《吴鞠通医案》等。

　　《温病条辨》是吴鞠通的代表作，是作者汇集历代医家精华，尤其是张仲景和叶天士的学说，结合自己的临床经验于1798年著成的温病学巨著。全书共6卷，并卷首1卷，计265条，附方208首。该书以三焦为纲，病名为目，贯穿卫气营血内容。分别论述了风温、温热、温疫、温毒、冬温、暑温、伏暑、湿温、秋燥，以及寒湿、疟、痢、疸、痹等病证之证治。书中并附医论若干则，以对三焦分证加以补充。在体裁上采用"自条自辨"的写作方法，逐条叙证，简明扼要，易记易诵，并在每一条后自加注释以阐述其未尽之义。学习该书，应"条""辨"结合，前后互参，方能融会贯通，明彻其义。

　　《温病条辨》创立了温病三焦辨证论治体系，与卫气营血辨证理论相辅而行，完善了温病的辨治体系，丰富了温病的证治内容，具有很高的理论水平和实用价值。《温病条辨》于1813年由问心堂初刻付梓刊行，后流传甚广，版本甚多，翻印、增批评注者近百家。一直被奉为学习温病学必读之书，备受后世医家推崇，被誉为"治温之津梁"，并将该书与《黄帝内经》《伤寒论》《金匮要略》合称为"四大经典"。

　　由于教材篇幅所限，本教材以问心堂版本为据，仅节选《温病条辨》部分重要条文45条，按温病大纲、上焦篇、中焦篇、下焦篇和治则与治禁进行归类，提要阐述。原文后括号内数字为《温病条辨》原文条文编号。

一、温病大纲

　　【原文】温病者：有風溫、有溫熱、有溫疫、有溫毒、有暑溫、有濕溫、有秋燥、有冬溫、有溫瘧。（上焦篇1）

　　此九條，見於王叔和《傷寒例》中居多，叔和又牽引《難經》之文以神其說。按時推病，實有是證，叔和治病時，亦實遇是證。但叔和不能別立治法，而敍於《傷寒例》中，實屬蒙混，以《傷寒論》爲治外感之妙法。遂將一切外感悉收入《傷寒例》中，而悉以治傷寒之法治之。後人亦不能打破此關，因仍茍簡，千餘年來，貽患無窮，皆叔和之作俑[1]，無怪見駁於方有執、喻嘉言諸公也。然諸公雖駁叔和，亦未曾另立方法，喻氏雖立治法，仍不能脫卻傷寒圈子，弊與叔和無二，以致後人無所遵依。本論詳加考核，準古酌今，細立治法，除傷寒宗仲景法外，俾四時雜感，朗若列眉[2]；未始非叔和有以肇其端，東垣、河間、安道、又可、嘉言、天士宏其議，而瑭得以善其後也。

風溫者，初春陽氣始開，厥陰行令，風夾溫也。溫熱者，春末夏初，陽氣弛張，溫盛爲熱也。温疫者，厲氣流行，多兼穢濁，家家如是，若役使然也。温毒者，諸溫夾毒，穢濁太甚也。暑溫者，正夏之時，暑病之偏于熱者也。濕溫者，長夏初秋，濕中生熱，即暑病之偏於濕者也。秋燥者，秋金燥烈之氣也。冬溫者，冬應寒而反溫，陽不潛藏，民病溫也。温瘧者，陰氣先傷，又因於暑，陽氣獨發也。

　　按：諸家論溫，有顧此失彼之病，故是編首揭諸溫之大綱，而名其書曰《溫病條辨》。

【词解】

[1] 作俑：指创始，但具贬义。

[2] 朗若列眉：所见真切，如眉毛那样显而易见。

【提要】　温病的概念及范围。

【释义】　本条明确提出温病是多种外感热病的总称，包括风温、温热、温疫、温毒、暑温、湿温、秋燥、冬温、温疟等9种温病。吴氏所说的风温是指初春之时感受风热之邪，先犯于肺卫，以肺卫表热证为主的温病。温热是指春末夏初之时，阳热之气弛张，气候由温转热，感受温热病邪，以里热证为主的温病，此处所指的温热与春温相类。温疫则是一种可造成延门阖户皆病的传染性疾病，乃感受了兼夹有秽浊的疫疠之气而成，发病后一般病情较急且危重。温毒则是由于温邪之中夹有毒邪，故患病后，可致头面肿大，或咽喉肿痛糜烂，或皮肤红肿发斑等局部热毒见症的温病。暑温、湿温吴氏皆归为暑病。但暑温是盛夏时节感受暑热病邪，初起以暑热盛于阳明的证候为主要表现的温病，湿温则是在夏末秋初的长夏季节，因天暑下迫，地湿上蒸，感受了湿热病邪，初起以湿象偏盛为主要表现的温病。秋燥是感受秋季燥热病邪而致的一种温病。冬温是发生于冬季，感受冬令反常之温气而致的一种温病。温疟是指人体的阴气先已耗伤，在夏季又感受了暑邪，主要表现为阳热亢盛特点的一种疟疾。这9种温病，虽然发生于不同季节，但都具有温热性质，因此都属于温病的范畴。

【原文】　凡病溫者，始於上焦，在手太陰。（上焦篇2）

傷寒由毛竅而入，自下而上，始足太陽。足太陽膀胱屬水，寒即水之氣，同類相從，故病始於此。古來但言膀胱主表，殆未盡其義。肺者，皮毛之合也，獨不主表乎按人身一臟一腑主表之理，人皆習焉不察。以三才大道言之：天爲萬物之大表，天屬金，人之肺亦屬金，肺主皮毛，經曰：皮應天，天一生水；地支始於子，而亥爲天門，乃貞元之會；人之膀胱爲寒水之腑；故俱同天氣，而俱主表也！治法必以仲景六經次傳爲祖法。溫病由口鼻而入，自上而下，鼻通於肺，始手太陰。太陰金也，溫者火之氣，風者火之母，火未有不克金者，故病始於此，必從河間三焦定論。再寒爲陰邪。雖《傷寒論》中亦言中風，此風從西北方來，乃觱發[1]之寒風也，最善收引，陰盛必傷陽，故首鬱遏太陽經中之陽氣，而爲頭痛、身熱等證。太陽陽腑也，傷寒陰邪也，陰盛傷人之陽也。溫爲陽邪，此論中亦言傷風，此風從東方來，乃解凍之溫風也，最善發泄，陽盛必傷陰，故首鬱遏太陰經中之陰氣，而爲咳嗽、自汗、口渴、頭痛、身熱、尺熱等證。太陰陰臟也，溫熱陽邪也，陽盛傷人之陰也。陰陽兩大法門之辨，可了然於心目間矣。

NOTE

　　夫大明生於東，月生於西，舉凡萬物，莫不由此少陽、少陰之氣以爲生成，故萬物皆可名之曰東西。人乃萬物之統領也，得東西之氣最全，乃與天地東西之氣相應。其病也，亦不能不與天地東西之氣相應。東西者，陰陽之道路也。由東而往，爲木、爲風、爲濕、爲火、爲熱，濕土居中，與火交而成暑，火也者，南也。由西而往，爲金、爲燥、爲水、爲寒，水也者，北也。水火者，陰陽之徵兆也；南北者，陰陽之極致也。天地運行此陰陽以化生萬物，故曰天之無恩而大恩生。天地運行之陰陽和平，人生之陰陽亦和平，安有所謂病也哉！天地與人之陰陽，一有所偏，即爲病也。偏之淺者病淺，偏之深者病深；偏於火者病溫、病熱，偏於水者病清、病寒。此水火兩大法門之辨，醫者不可不知。燭[2]其爲水之病也，而溫之、熱之；燭其爲火之病也，而涼之、寒之，各救其偏，以抵於平和而已。非如鑒[3]之空，一塵不染，如衡之平，毫無倚着，不能暗合道妙，豈可各立門戶，專主於寒熱溫涼一家之論而已哉！瑭因辨寒病之原於水，溫病之原於火也，而並及之。

【词解】

[1] 觱（bì 毕）发：指寒冷的风。

[2] 烛：照亮。此指辨明。

[3] 鉴：镜子。

【提要】　温病发病部位及受邪途径。

【释义】　温病的病因是温邪，温邪侵犯人体多从口鼻而入，鼻为肺窍，肺亦外合皮毛，因此温病初起多见邪袭肺卫证，即吴鞠通所说："凡病温者，始于上焦，在手太阴。"应当强调的是，风温、温毒、秋燥、冬温之类温病初起即见肺卫表证，但尚有许多温病并非起于上焦，更不在手太阴肺。因此，温病始于上焦只是较为常见的一种温病起病形式，而非所有的温病皆是如此。

二、上焦篇

【原文】　太陰之爲病，脈不緩不緊而動數，或兩寸獨大，尺膚[1]熱，頭痛，微惡風寒，身熱自汗，口渴，或不渴，而咳，午後熱甚者，名曰溫病。（上焦篇3）

　　不緩，則非太陽中風矣；不緊，則非太陽傷寒矣；動數者，風火相煽之象，經謂之躁；兩寸獨大，火克金也。尺膚熱，尺部肌膚熱甚，火反克水也。頭痛、惡風寒、身熱自汗，與太陽中風無異，此處最足以相混，於何辨之？於脈動數，不緩不緊，證有或渴，或咳，尺熱，午後熱甚辨之。太陽頭痛，風寒之邪，循太陽經上至頭與項，兩項強頭痛也。太陰之頭痛，肺主天氣，天氣鬱，則頭亦痛也，且春氣在頭，又火炎上也。吳又可謂浮泛太陽經者，臆說也。傷寒之惡寒，太陽屬寒水而主表，故惡風寒；溫病之惡寒，肺合皮毛而亦主表，故亦惡風寒也。太陽病則周身之陽氣鬱，故身熱；肺主化氣，肺病不能化氣，氣鬱則身亦熱也。太陽自汗，風疏衛也；太陰自汗，皮毛開也，肺亦主衛。渴，火克金也。咳，肺氣鬱也。午後熱甚，濁邪歸下，又火旺時也，又陰受火克之象也。

【词解】

[1] 尺肤：由"寸口"的尺部脉起，到肘关节"尺泽穴"处止的一段皮肤。为古代"切

诊"内容之一，叫"尺肤诊"。

【提要】　温病初起的证候表现。

【释义】　手太阴温病主要临床表现为尺肤部发热，头痛，恶风寒较轻，全身发热，有汗，口渴或不渴，发热在午后较明显等症。以上表现，是温邪外袭卫表，肺卫失宣，开阖失常所致。此处以脉象既不像太阳中风之浮缓，又不像太阳伤寒之浮紧，而是躁动快速，或两手的寸脉较关脉、尺脉明显大而有力，来突出风火相煽之象。强调温病初起表热证的特点。

【原文】　太陰風溫、溫熱、溫疫、冬溫，初起惡風寒者，桂枝湯主之；但熱不惡寒而渴者，辛涼平劑銀翹散主之。溫毒、暑溫、濕溫、溫瘧，不在此例。（上焦篇4）

按仲景《傷寒論》原文，太陽病（謂如太陽證，即上文頭痛、身熱、惡風、自汗也），但惡熱不惡寒而渴者，名曰溫病，桂枝湯主之。蓋溫病忌汗，最喜解肌。桂枝本爲解肌，且桂枝芳香化濁，芍藥收陰斂液，甘草敗毒和中，薑、棗調和營衛，溫病初起，原可用之。此處卻變易前法，惡風寒者主以桂枝，不惡風寒主以辛涼者，非敢擅違古訓也。仲景所云不惡風寒者，非全不惡風寒也，其先亦惡風寒，迨既熱之後，乃不惡風寒耳，古文簡質，且對太陽中風熱時亦惡風寒言之，故不暇詳耳。蓋寒水之病，冬氣也，非辛溫春夏之氣不足以解之，雖曰溫病，既惡風寒，明是溫自內發，風寒從外搏，成內熱外寒之證，故仍舊用桂枝辛溫解肌法，俾得微汗，而寒熱之邪皆解矣。溫熱之邪，春夏氣也，不惡風寒，則不兼寒風可知，此非辛涼秋金之氣不足以解之，桂枝辛溫，以之治溫，是以火濟火也，故改從《內經》"風淫於內，治以辛涼，佐以苦甘"法。

桂枝湯方

桂枝六錢　芍藥（炒）三錢　炙甘草二錢　生薑三片　大棗（去核）二枚

煎法服法，必如《傷寒論》原文而後可，不然，不惟失桂枝湯之妙，反生他變，病必不除。

辛涼平劑銀翹散方

連翹一兩　銀花一兩　苦桔梗六錢　薄荷六錢　竹葉四錢　生甘草五錢　芥穗四錢　淡豆豉五錢　牛蒡子六錢

上杵爲散，每服六錢，鮮葦根湯煎，香氣大出，即取服，勿過煮。肺藥取輕清，過煮則味厚而入中焦矣。病重者，約二時[1]一服，日三服，夜一服；輕者三時一服，日二服，夜一服；病不解者，作再服。蓋肺位最高，藥過重則過病所，少用又有病重藥輕之患，故從普濟消毒飲時時輕揚法。今人亦間有用辛涼法者，多不見效，蓋病大藥輕之故，一不見效，遂改弦易轍，轉去轉遠，即不更張，緩緩延至數日後，必成中下焦證矣。胸膈悶者，加藿香三錢，鬱金三錢，護膻中；渴甚者，加花粉；項腫咽痛者，加馬勃、元參；衄者，去芥穗、豆豉，加白茅根三錢，側柏炭三錢，梔子炭三錢；咳者，加杏仁利肺氣；二、三日病猶在肺，熱漸入裏，加細生地、麥冬保津液；再不解，或小便短者，加知母、黃芩、梔子之苦寒，與麥、地之甘寒，合化陰氣，而治熱淫所勝。

方論：按溫病忌汗，汗之不惟不解，反生他患。蓋病在手經，徒傷足太陽無益；病自口鼻吸受而生，徒發其表亦無益也。且汗爲心液，心陽受傷，必有神明內亂、譫語癲狂、内閉外脱之變。再，誤汗雖曰傷陽，汗乃五液之一，未始不傷陰也。《傷寒論》曰："尺脈微者爲裏虛，禁汗，"其義可見。其曰傷陽者，特舉其傷之重者而言之耳。溫病最善傷陰，用藥又復傷陰，豈非爲賊立幟乎？此古來用傷寒法治溫病之大錯也……本方謹遵《内經》"風淫於内，治以辛涼，佐以苦甘；熱淫於内，治以鹹寒，佐以甘苦"之訓。（王安道《溯洄集》[2]亦有溫暑當用辛涼不當用辛溫之論，謂仲景之書，爲即病之傷寒而設，並未嘗爲不即病之溫暑而設。張鳳逵[3]集治暑方，亦有暑病首用辛涼，繼用甘寒，再用酸泄酸斂，不必用下之論。皆先得我心者。）又宗喻嘉言芳香逐穢之說，用東垣清心涼膈散[4]，辛涼苦甘。病初起，且去入裏之黄芩，勿犯中焦；加銀花辛涼、芥穗芳香，散熱解毒；牛蒡子辛平潤肺，解熱散結，除風利咽。皆手太陰藥也。合而論之，經謂："冬不藏精，春必病溫"，又謂："藏於精者，春不病溫"，又謂："病溫虛甚死"，可見病溫者，精氣先虛。此方之妙，預護其虛，純然清肅上焦，不犯中下，無開門揖盜[5]之弊，有輕以去實之能，用之得法，自然奏效。此葉氏立法，所以迥出諸家也。

【词解】

[1] 时：时辰，古代将一日分为十二个时辰，每一时辰即今之两个小时。

[2]《溯洄集》：指王履（字安道）的《医经溯洄集》。

[3] 张凤逵：名鹤腾，著《伤暑全书》。

[4] 清心凉膈散：查李东垣著作中未有本方。

[5] 开门揖盗：揖，作揖欢迎。指打开大门迎接盗贼，此处喻引进外邪的错误治法。

【提要】 本条讨论太阴风温、温热、温疫、冬温等初起邪犯肺卫的治法及治疗禁忌。

【释义】 风温、温热、温疫、冬温等4种温病初起，皆可表现为邪在肺卫。吴鞠通以"恶风寒"和"不恶寒"来区分使用辛温与辛凉之剂。恶风寒较明显者，是表邪偏盛，可借辛温之剂外散表邪，但不可过用辛温峻汗之剂，以免助热化燥。"但热不恶寒而渴"，用银翘散辛凉以疏解之。辛凉平剂银翘散是温病初起，邪在肺卫的代表方，是治疗温病上焦证的首方，用药以辛凉为主，稍佐辛温芳香之品，共成辛凉平和之剂。煎服时注意服药量及煎煮时间，"上杵为散，每服六钱，鲜苇根汤煎，香气大出，即取服，勿过煮"，体现了吴鞠通"治上焦如羽，非轻不举"的用药原则。吴氏对温病初起忌汗的论述颇为精辟，所谓"忌汗"是指麻桂等辛温开表发汗之品而言，非指桑、菊、薄荷等辛凉透邪之品。

条文中所说的"温毒、暑温、湿温、温疟，不在此例"，是强调这些温病初起时多不属邪在肺卫之证，所以不可用银翘散。但其中温毒在初起时也往往可表现为邪在肺卫，此时银翘散也可酌情使用。所以上述各病"不在此例"，也不能一概而论。

【原文】 太陰風溫，但咳，身不甚熱，微渴者，辛涼輕劑桑菊飲主之。（上焦篇6）

咳，熱傷肺絡也。身不甚熱，病不重也。渴而微，熱不甚也。恐病輕藥重，故另立輕劑方。

辛涼輕劑桑菊飲方

杏仁二錢 連翹一錢五分 薄荷八分 桑葉二錢五分 菊花一錢 苦梗二錢 甘草八分 葦根二錢

水二杯，煮取一杯，日二服。二、三日不解，氣粗似喘，燥在氣分者，加石膏、知母；舌絳暮熱，甚燥，邪初入營，加元參二錢、犀角一錢；在血分者，去薄荷、葦根，加麥冬、細生地、玉竹、丹皮各二錢；肺熱甚加黃芩；渴者加花粉。

方論：此辛甘化風、辛涼微苦之方也。蓋肺爲清虛之臟，微苦則降，辛涼則平，立此方所以避辛溫也。今世僉[1]用杏蘇散通治四時咳嗽，不知杏蘇散辛溫，只宜風寒，不宜風溫，且有不分表裏之弊。此方獨取桑葉、菊花者，桑得箕星[2]之精，箕好風[3]，風氣通於肝，故桑葉善平肝風；春乃肝令而主風，木旺金衰之候，故抑其有餘。桑葉芳香有細毛，橫紋最多，故亦走肺絡而宣肺氣。菊花晚成，芳香味甘，能補金水二臟，故用之以補其不足。風溫咳嗽，雖係小病，常見誤用辛溫重劑銷鑠[4]肺液，致久嗽成勞者不一而足。聖人不忽於細，必謹於微，醫者於此等處，尤當加意也。

【词解】

[1] 僉（qiān 签）：全，都。

[2] 箕星：为星名，即二十八宿之一，青龙七宿的末一宿。

[3] 箕好风：指箕星的出现，标志着多产生相应的和风气候。出自《尚书·洪范》："庶民唯星，星有好风，星有好雨……"

[4] 销铄：原意为熔化，此处为消耗之意。

【提要】　风热犯肺以咳为主症的证治。

【释义】　本条强调主症为"但咳"，不甚热而口微渴，说明邪热不炽，津伤不重。乃由风热犯肺，肺失宣降所致，病情较轻，可用辛凉轻剂桑菊饮宣肺清热止咳。因其宣表透热的力量逊于"辛凉平剂"的银翘散，但方中杏仁肃降肺气，宣肺止咳作用较优，故称为"辛凉轻剂"。临证如出现呼吸气粗如喘等邪热盛于肺经气分的表现，可加入石膏、知母；如见身热夜甚，舌红绛，口干等热入营分的表现，可加用玄参、犀角；如病邪进一步深入到血分，则去原方薄荷、芦根，加入麦冬、细生地黄、玉竹、丹皮；如肺热较甚，可加入黄芩；如口渴较明显，则加入天花粉。以上加减运用对临床有一定参考意义。

【原文】　太陰溫病，脈浮洪，舌黃，渴甚，大汗，面赤惡熱者，辛涼重劑白虎湯主之。（上焦篇7）

脈浮洪，邪在肺經氣分也。舌黃，熱已深。渴甚，津已傷也。大汗，熱逼津液也。面赤，火炎上也。惡熱，邪欲出而未遂也。辛涼平劑焉能勝任，非虎嘯風生，金飆[1]退熱，而又能保津液不可，前賢多用之。

辛涼重劑白虎湯方

生石膏（研）一兩　知母五錢　生甘草三錢　白粳米一合

水八杯，煮取三杯，分溫三服，病退，減後服，不知，再作服。

【解词】

[1] 金飙（biāo 标）：飙，狂风。金飙，即秋天的狂风。

【提要】　邪入气分，肺胃热盛的证治。

【释义】　太阴温病脉洪数有力，是邪入气分，里热亢盛的脉象。热盛伤津，故口渴重，舌苔黄；里热蒸迫津液外泄，故大汗出；里热上炎，故满面红赤，不恶寒反恶热；因邪热亢盛，病情重，桑菊饮、银翘散等辛凉轻、平剂已不能胜任，故用清气分大热之重剂白虎汤清热保津。方中石膏辛寒透热解肌，清热降火；知母滋阴清热，助石膏清解邪热；粳米、甘草甘平养胃，益气调中。诸药合用，具有较强的清泄气分无形邪热作用。

　　【原文】　太陰溫病，血從上溢者，犀角地黃湯合銀翹散主之。有中焦病者，以中焦法治之。若吐粉紅血水者，死不治；血從上溢，脈七、八至以上，面反黑者，死不治；可用清絡育陰法。（上焦篇11）

　　血從上溢，溫邪逼迫血液上走清道[1]，循清竅而出，故以銀翹散敗溫毒，以犀角地黃清血分之伏熱，而救水即所以救金也。至粉紅水非血非液，實血與液交迫而出。有燎原之勢，化源速絕。血從上溢，而脈至七八至，面反黑，火極而似水，反兼勝己之化[2]也，亦燎原之勢莫制，下焦津液虧極，不能上濟君火，君火反與溫熱之邪合德，肺金其何以堪，故皆主死。化源絕，乃溫病第一死法也。仲子[3]曰：敢問死？孔子曰：未知生，焉知死。瑭以爲醫者不知死，焉能救生。細按溫病死狀百端，大綱不越五條。在上焦有二：一曰肺之化源絕者死；二曰心神內閉，內閉外脫者死。在中焦亦有二：一曰陽明太實，土克水者死；二曰脾鬱發黃，黃極則諸竅爲閉，穢濁塞竅者死。在下焦則無非熱邪深入，消鑠津液，涸盡而死也。

　　犀角地黃湯方（見下焦篇）

　　銀翹散（方見前）

　　已用過表藥者，去豆豉、芥穗、薄荷。

　　【词解】

　　[1] 清道：此处指头面口鼻诸窍。

　　[2] 胜己之化：上言"火极似水"，即水胜火，火过亢盛，反有似水的表现。

　　[3] 仲子：即仲由，孔子的学生之一，春秋时鲁国人。

　　【提要】　太阴温病血分证的证治。

　　【释义】　太阴温病，血从上溢，是指血从面部清窍而出，是由于邪热深入血分，血热亢盛，迫血伤络，使血液上循清道所致，表现为衄血、齿龈出血等症。病属血分，热迫血行，故用犀角地黄汤清热凉血散血，同时病在上焦，肺络受伤，故用银翘散辛散肺热，引经走上。以达到保存阴液的目的，正如吴氏所说"救水即所以救金"。若出现吐粉红色血水，或血从上溢，脉七八至以上，面反黑这两种情况，属于危重症。吴氏提出"可用清络育阴法"，即凉血安络、甘寒养阴的法则，可选用犀角地黄汤和黄连阿胶汤加减。

　　【原文】　太陰溫病，寸脈大，舌絳而乾，法當渴，今反不渴者，熱在營中也，清營湯去黃連主之。（上焦篇15）

　　渴乃溫之本病，今反不渴，滋人疑惑；而舌絳且乾，兩寸脈大，的係溫病。蓋邪熱入營蒸騰，營氣上升，故不渴，不可疑不渴非溫病也。故以清營湯清營分之熱，去黃連者，不欲其深入也。

　　清營湯（見暑溫門中）。

　　【提要】　手太阴温病营分证治。

　　【释义】　吴氏谓："凡病温者，始于上焦，在手太阴。"现"寸脉大"，乃上焦热重之脉象，而舌绛而干，则知病位虽在上焦，但病邪已离开卫、气，深入于营分。口反不渴，是由于邪热深入营分后，蒸腾营阴上升而滋润于口咽，与卫分之口微渴、气分之口大渴明显不同。

　　病邪深入营分，治疗当以清营泄热为主，方用清营汤。吴氏特别提出"清营汤去黄连主之"，是根据"舌绛而干"，推断营阴耗伤较重，而黄连苦燥，能耗伤营阴，且性质沉降，为了"不欲其深入"而去黄连。

【原文】　邪入心包，舌蹇肢厥，牛黄丸主之，紫雪丹亦主之。（上焦篇 17）

厥者，盡也。陰陽極造其偏，皆能致厥。傷寒之厥，足厥陰病也。溫熱之厥，手厥陰病也。舌捲囊縮，雖同係厥陰現證，要之，舌屬手，囊屬足也。蓋舌爲心竅，包絡代心用事，腎囊前後，皆肝經所過，斷不可以陰陽二厥混而爲一。若陶節庵所云"冷過肘膝，便爲陰寒"，恣用大熱。再熱厥之中亦有三等：有邪在絡居多，而陽明證少者，則從芳香，本條所云是也；有邪搏陽明，陽明太實，上沖心包，神迷肢厥，甚至通體皆厥，當從下法，本論載入中焦篇；有日久邪殺陰虧而厥者，則從育陰潛陽法，本論載入下焦篇。

【提要】　邪入心包证治及厥证的相关治法。

【释义】　邪入心包，机窍闭阻，则神昏谵语，舌体运转不灵活；气血运行郁滞，阴阳气不相顺接，则四肢厥冷，故急用牛黄丸、紫雪丹清心化痰开窍。

吴氏认为热厥可分为 3 类：上焦病见热厥以邪在心包络居多，当以芳香开窍为法，可取安宫牛黄丸，或紫雪丹，或至宝丹。而中焦则因阳明太实，上冲心包，当急下存阴，可取承气汤。下焦热厥，多阴虚风动，当育阴潜阳，可用三甲复脉汤或大定风珠。吴氏对热厥内容的具体和完善，在临床上颇具指导意义。

【原文】　手太陰暑溫，如上條證，但汗不出者，新加香薷飲主之。（上焦篇 24）

證如上條，指形似傷寒，右脈洪大，左手反小，面赤口渴而言。但以汗不能自出，表實爲異，故用香薷飲發暑邪之表也。按香薷辛溫芳香，能由肺之經而達其絡。鮮扁豆花，凡花皆散，取其芳香而散，且保肺液，以花易豆者，惡其呆滯也，夏日所生之物，多能解暑，惟扁豆花爲最，如無花時，用鮮扁豆皮，若再無此，用生扁豆皮。厚朴苦溫，能瀉實滿。厚朴，皮也，雖走中焦，究竟肺主皮毛，以皮從皮，不爲治上犯中。若黃連、甘草，純然裏藥，暑病初起，且不必用，恐引邪深入，故易以連翹、銀花，取其辛涼達肺經之表，純從外走，不必走中也。

溫病最忌辛溫，暑病不忌者，以暑必兼濕，濕爲陰邪，非溫不解，故此方香薷、厚朴用辛溫，而餘則佐以辛涼云，下文濕溫論中，不唯不忌辛溫，且用辛熱也。

新加香薷飲方（辛溫複辛涼法）

香薷二錢　銀花三錢　鮮扁豆花三錢　厚朴二錢　連翹二錢

水五杯，煮取二杯。先服一杯，得汗止後服；不汗再服；服盡不汗，再作服。

【提要】　新加香薷饮证治。

【释义】　新加香薷饮证，乃是暑湿兼有外寒，表里并困之证。与上焦篇 22 条之"汗大出"相比，本证的特点是"汗不出"，说明本证在表有寒邪外束，在内有暑湿内蕴，故治疗当疏表散寒，涤暑化湿，方用新加香薷饮。方中香薷解表散寒，厚朴燥湿和中，银花、连翘、鲜扁豆花清热涤暑，为辛温与辛凉并用之方。

【原文】　手太陰暑溫，或已經發汗，或未發汗，而汗不止，煩渴而喘，脈洪大有力者，白虎湯主之；脈洪大而芤者，白虎加人參湯主之；身重者，濕也，白虎加蒼术湯主之；汗多脈散大，喘喝欲脫者，生脈散主之。（上焦篇 26）

此條與上文少異者，只已經發汗一句。

白虎加蒼术湯方

即於白虎湯內加蒼术三錢。

汗多而脈散大，其爲陽氣發泄太甚，内虛不司留戀可知。生脈散酸甘化陰，守陰所以留陽，陽留，汗自止也。以人參爲君，所以補肺中元氣也。

生脈散方（酸甘化陰法）

人參三錢　麥冬（不去心）二錢　五味子一錢

水三杯，煮取八分二杯，分二次服，渣再煎服。脈不斂，再作服，以脈斂爲度。

【提要】　暑温病气分阶段由实致虚的发展规律及证治。

【释义】　本条虽冠以"手太阴暑温"，但病位不局限于肺，叶天士云："夏暑发自阳明。"故白虎汤所主治皆为肺胃热盛。无论是否应用过汗法，只要表现为汗出、烦渴而喘、脉洪大的暑伤气分证即用白虎汤治疗。若兼有身重，则为阳明热盛兼有太阴脾湿，可用白虎加苍术汤。若见芤脉则为气虚，可用白虎加人参汤。若见汗出不止，脉象散大，呼吸急促如喘，则为津气欲脱，当用生脉散。

【原文】　脈虛夜寐不安，煩渴舌赤，時有讝語，目常開不閉，或喜閉不開，暑入手厥陰也。手厥陰暑温，清營湯主之。舌白滑者，不可與也。（上焦篇30）

夜寐不安，心神虛而陽不得入于陰也。煩渴舌赤，心用恣而心體虧也。時有讝語，神明欲亂也。目常開不閉，目爲火戶，火性急，常欲開以泄其火，且陽不下交於陰也；或喜閉不開者，陰爲亢陽所損，陰損則惡見陽光也。故以清營湯急清營中之熱，而保離[1]中之虛也。若舌白滑，不唯熱重，濕亦重矣。濕重忌柔潤藥，當於濕温例中求之，故曰不可與清營湯也。

清營湯方（鹹寒苦甘法）

犀角三錢　生地五錢　元參三錢　竹葉心一錢　麥冬三錢　丹參二錢　黃連一錢五分　銀花三錢　連翹（連心用）二錢

水八杯，煮取三杯，日三服。

【词解】

[1]离：八卦之一，象征火，这里代表心。

【提要】　暑温病营分证治。

【释义】　暑为火热之邪，深入手厥阴心包，必扰及心神，出现神志异常症状，如夜寐不安，时有谵语。舌赤为暑入心营的标志，为暑热耗气伤阴所致。口渴，当表现为热蒸营阴，上潮于口的口干不甚渴饮。目常开不闭，或喜闭不开为暑热耗伤阴液，阴伤则怕见阳光，故闭而不开。清营汤是治疗营分证的代表方，文中提出如舌白滑者不可用清营汤，是因其湿重而不能用滋阴清热药之故。

【原文】　小兒暑温，身熱，卒然痙厥，名曰暑癇，清營湯主之，亦可少與紫雪丹。（上焦篇33）

小兒之陰，更虛於大人，況暑月乎！一得暑温，不移時有過衛入營者，蓋小兒之臟腑薄也。血絡受火邪逼迫，火極而內風生，俗名急驚，混與發散消導，死不旋踵。惟以清營湯清營分之熱而保津液，使液充陽和，自然汗出而解，斷斷不可發汗也。可少與紫雪者，清包絡之熱而開內竅也。

【提要】　小儿暑痫的证治。

【释义】　暑痫，又名急惊风，多见于小儿，由暑热入侵心营，引动肝风所致，而小儿脏腑娇嫩，若感受暑热之邪，极易深入厥阴，热闭心包，引动肝风，出现身热、神昏、发痉等症。治疗可用清营汤清泄营热，并用紫雪丹开窍息风止痉。小儿暑痫亦可见于卫分、气分、血分，治疗时应根据病情立法选方。

【原文】　大人暑癎，亦同上法。熱初入營，肝風內動，手足瘛瘲，可於清營湯中，加鈎藤、丹皮、羚羊角。（上焦篇34）

清營湯、紫雪丹（方法并見前）

【提要】　成人暑痫的证治。

【释义】　无论小儿、大人暑痫，皆为暑热之邪深入营分，内闭心包，引动肝风所致，本条在用药方面提出可在清营汤中加入钩藤、丹皮、羚羊角等，以增强凉肝息风的作用。这一用法也可用于小儿暑痫的治疗。

【原文】　15. 頭痛惡寒，身重疼痛，舌白不渴，脈弦細而濡，面色淡黃，胸悶不飢，午後身熱，狀若陰虛，病難速已，名曰濕溫，汗之則神昏耳聾，甚則目瞑[1]不欲言，下之則洞泄，潤之則病深不解，長夏深秋冬日同法，三仁湯主之。（上焦篇43）

頭痛惡寒，身重疼痛，有似傷寒，脈弦濡，則非傷寒矣。舌白不渴，面色淡黃，則非傷暑之偏於火者矣。胸悶不飢，濕閉清陽道路也。午後身熱，狀若陰虛者，濕爲陰邪，陰邪自旺於陰分，故與陰虛同一午後身熱也。濕爲陰邪，自長夏而來，其來有漸，且其性氤氳[2]黏膩，非若寒邪之一汗即解，溫熱之一涼即退，故難速已。世醫不知其爲濕溫，見其頭痛惡寒身重疼痛也，以爲傷寒而汗之，汗傷心陽，濕隨辛溫發表之藥蒸騰上逆，內蒙心竅則神昏，上蒙清竅則耳聾目瞑不言。見其中滿不飢，以爲停滯而大下之，誤下傷陰，而重抑脾陽之升，脾氣轉陷，濕邪乘勢內瀆，故洞泄。見其午後身熱，以爲陰虛而用柔藥潤之，濕爲膠滯陰邪，再加柔潤陰藥，二陰相合，同氣相求，遂有錮結而不可解之勢。惟以三仁湯輕開上焦肺氣，蓋肺主一身之氣，氣化則濕亦化也。濕氣彌漫，本無形質，以重濁滋味之藥治之，愈治愈壞。伏暑濕溫，吾鄉俗名秋呆子，悉以陶氏《六書》[3]法治之，不知從何處學來，醫者呆，反名病呆，不亦誣乎！再按：濕溫較諸溫，病勢雖緩而實重，上焦最少，病勢不甚顯張，中焦病最多，詳見中焦篇，以濕爲陰邪故也。當於中焦求之。

三仁湯方

杏仁五錢　飛滑石六錢　白通草二錢　白蔻仁二錢　竹葉二錢　厚朴二錢　生薏仁六錢　半夏五錢

甘瀾水八碗，煮取三碗，每服一碗，日三服。

【词解】

[1]目瞑：闭目。

[2]氤氳（yīnyūn 因晕）：烟雾弥漫。

[3]陶氏《六书》：指陶节庵的《伤寒六书》。

【提要】　湿温初起的证治及治疗禁忌。

NOTE

【释义】　湿温病多发于夏秋之交，其起病较缓，传变较慢，病情缠绵难愈。湿温初起见头痛恶寒，身重疼痛，面色淡黄，胸闷不饥，午后身热较著，舌苔白腻，口不渴，脉弦细而濡等症状。

吴氏提出湿温初起治疗的"三禁"：一为禁汗。湿温初起有头痛恶寒、身重疼痛之症，不可误认为是伤寒表证而用辛温发汗之法。若汗之则耗伤心阳，湿浊随辛温发汗之药蒸腾上蒙心窍，闭塞头面清窍，出现神昏、耳聋、目瞑不言等症状。二为禁下。湿温初起若见胸闷脘痞，中满不饥，不可误认为是积滞内停而投下法。下后易伤脾阳，中阳受损，致脾气下陷，脾运失职则洞泄，甚则完谷不化。三为禁润。湿温初起若见午后身热误以为阴虚潮热，而投滋润之剂，可致湿邪锢结难解，病情更加缠绵难愈。

因此，吴氏认为既不能像感受寒邪在表者通过发汗即解，也不能像治疗温热之邪运用寒凉药可得清泄，须用三仁汤芳香宣气化湿。因肺主一身之气，肺气得开，气机得宣，则湿邪可化。

【原文】　燥傷肺胃陰分，或熱或咳者，沙參麥冬湯主之。（上焦篇56）

此條較上二條，則病深一層矣，故以甘寒救其津液。

沙參麥冬湯（甘寒法）

沙參三錢　玉竹二錢　生甘草一錢　冬桑葉一錢五分　麥冬三錢　生扁豆一錢五分　花粉一錢五分

水五杯，煮取二杯，日再服。久熱久咳者，加地骨皮三錢。

【提要】　秋燥肺胃阴伤的证治。

【释义】　燥伤肺胃，表现出或热或咳，其热应表现为低热或手足心热；咳多为干咳，痰少黏稠难咯或无痰，临床尚可见口干、舌燥、舌光红少苔、脉细数等症。可用沙参麦冬汤滋养肺胃阴液，清解余邪。沙参麦冬汤不仅可用于秋燥的燥伤肺胃证，各种温病后期出现的肺胃阴伤证均可使用。

【原文】　燥氣化火，清竅[1]不利者，翹荷湯主之。（上焦篇57）

清竅不利，如耳鳴目赤，齦脹咽痛之類。翹荷湯者，亦清上焦氣分之燥熱也。

翹荷湯（辛涼法）

薄荷一錢五分　連翹一錢五分　生甘草一錢　黑梔皮一錢五分　桔梗二錢　綠豆衣二錢

水二杯，煮取一杯，頓服之。日服二劑，甚者日三。

［加減法］耳鳴者，加羚羊角、苦丁茶；目赤者，加鮮菊葉、苦丁茶、夏枯草；咽痛者，加牛蒡子、黃芩。

【词解】

[1]清窍：指头面、目、耳、口等诸窍。

【提要】　秋燥燥热化火，清窍不利的证治。

【释义】　清窍不利，吴氏指出可见"耳鸣目赤，齦肿咽痛"等症，此为感受燥热郁而化火，上炎头面诸窍所致。可予翘荷汤辛凉清宣上焦燥热之火，方中连翘、黑栀皮、绿豆皮清解燥火，薄荷辛凉清利头目，桔梗、甘草利咽而消齦肿，均为轻清宣透之品，符合"治上焦如羽"的治疗原则。

三、中焦篇

【原文】　面目俱赤，語聲重濁，呼吸俱粗，大便閉，小便澀，舌苔老黃，甚則黑有芒刺，但惡熱，不惡寒，日晡[1]益甚者，傳至中焦，陽明溫病也。脈浮洪躁甚者，白虎湯主之；脈沉數有力，甚則脈體反小而實者，大承氣湯主之。暑溫、濕溫、溫瘧，不在此例。（中焦篇1）

陽明之脈榮於面，《傷寒論》謂陽明病面緣緣正赤[2]，火盛必克金，故目白睛亦赤也。語聲重濁，金受火刑而音不清也。呼吸俱粗，謂鼻息來去俱粗，其粗也平等，方是實證；若來粗去不粗，去粗來不粗，或竟不粗，則非陽明實證，當細辨之，粗則喘之漸也。大便閉，陽明實也。小便澀，火腑不通，而陰氣不化也。口燥渴，火爍津也。舌苔老黃，肺受胃濁，氣不化津也（按《靈樞》論諸臟溫病，獨肺溫病有舌苔之明文，餘則無有。可見舌苔乃胃中濁氣，熏蒸肺臟，肺氣不化而然）。甚則黑者，黑，水色也，火極而似水也，又水勝火，大凡五行之極盛，必兼勝已之形。芒刺，苔久不化，熱極而起堅硬之刺也；倘刺軟者，非實證也。不惡寒，但惡熱者，傳至中焦，已無肺證，陽明者，兩陽合明也，溫邪之熱，與陽明之熱相搏，故但惡熱也。或用白虎，或用承氣者，證同而脈異也。浮洪躁甚，邪氣近表，脈浮者不可下，凡逐邪者，隨其所在，就近而逐之，脈浮則出表爲順，故以白虎之金飆以退煩熱。若沉小有力，病純在裏，則非下奪不可矣，故主以大承氣。按吳又可《溫疫論》中云：舌苔邊白但見中微黃者，即加大黃，甚不可從。雖云傷寒重在誤下，溫病重在誤汗，即誤下不似傷寒之逆之甚，究竟承氣非可輕嘗之品，故云舌苔老黃，甚則黑有芒刺，脈體沉實，的係燥結痞滿，方可用之。

或問：子言溫病以手經主治，力闢用足經藥之非，今亦云陽明證者何？陽明特非足經乎？曰：陽明如市，胃爲十二經之海，土者萬物之所歸也，諸病未有不過此者。前人云傷寒傳足不傳手，誤也，一人不能分爲兩截。總之傷寒由毛竅而谿[3]，谿，肉之分理之小者；由谿而谷[4]，谷，肉之分理之大者；由谷而孫絡[5]，孫絡，絡之至細者；由孫絡而大絡，由大絡而經，此經即太陽經也。始太陽，終厥陰，傷寒以足經爲主，未始不關手經也。溫病由口鼻而入，鼻氣通於肺，口氣通於胃。肺病逆傳則爲心包，上焦病不治，則傳中焦，胃與脾也，中焦病不治，即傳下焦，肝與腎也。始上焦，終下焦，溫病以手經爲主，未始不關足經也。但初受之時，斷不可以辛溫發其陽耳。蓋傷寒傷人身之陽，故喜辛溫甘溫苦熱，以救其陽，溫病傷人身陰，故喜辛涼甘寒甘鹹，以救其陰。彼此對勘，自可了然於心目中矣。

白虎湯（方見上焦篇）

大承氣湯方

大黃六錢　芒硝三錢　厚朴三錢　枳實三錢

水八杯，先煮枳、朴，後納大黃、芒硝，煮取三杯。先服一杯，約二時許，得利止後服，不知，再服一杯，再不知，再服。

方論：此苦辛通降鹹以入陰法。承氣者，承胃氣也。蓋胃之爲腑，體陽而用陰，若在無病時，本係自然下降，今爲邪氣蟠踞於中，阻其下降之氣，胃雖自欲下降而不能，非藥力助之不可，故承氣湯通胃結，救胃陰，仍係承胃腑本來下降之氣，非有一毫私智穿鑿於其間也，故湯名承氣。學者若真能透徹此義，則施用承氣，自無弊竇[6]。大黃蕩滌熱結，芒硝入陰軟堅，枳實開幽門之不通，厚朴瀉中宮之實滿。（厚朴分量不似《傷寒論》中重用者，治溫與治寒不同，畏其燥也。）曰大承氣者，合四藥而觀之，可謂無堅不破，無微不入，故曰大也。非真正實熱蔽痼[7]，氣血俱結者，不可用也。若去入陰之芒硝，則云小矣；去枳、朴之攻氣結，加甘草以和中，則云調胃矣。

【词解】

[1] 日晡：指申时，即下午 3~5 点。

[2] 缘缘正赤：整个部位俱为红色。

[3] 豀（xī西）：指机体肌肉之间的细小缝隙。

[4] 谷：指机体肌肉之间的较大缝隙。

[5] 孙络：人体络脉中最细的部分。

[6] 弊窦：指不良后果。

[7] 蔽痼：指内伏郁结。

【提要】　阳明温病证治大纲。

【释义】　中焦阳明病的形成，多由上焦肺经之邪传变而来，即所谓"上焦病不治，则传中焦"。其病位在胃与大肠。温邪传入中焦阳明，邪正交争剧烈，主要表现以阳明里热亢盛的症状为主。火热上炎则面目俱赤；热盛及肺，肺气壅盛则语声重浊，呼吸俱粗；邪热内结肠道，则大便闭结；邪热阻结于膀胱，膀胱气化不利，且邪热灼伤阴津，则小便短赤不畅；肺胃邪热上蒸于舌，则舌苔老黄，甚则黑有芒刺；由于阳明热盛，表证已除，故病人但恶热，不恶寒，日晡益甚。阳明温病又有经证与腑证之别，吴氏提出主要依据脉象进行辨别：阳明经证为无形邪热亢盛，充斥表里内外所致，故脉浮洪而躁急；阳明腑证为有形邪热与燥屎结于肠腑，故脉沉而有力。

吴氏在自注中提出阳明温病的治疗原则："凡逐邪者，随其所在，就近而逐之。"阳明经证的治疗当用白虎汤辛寒清透里热；而阳明腑证的治疗则当以大承气汤通腑泄热为要。由于攻下法易耗阴伤正，故吴氏强调："承气非可轻尝之品，故云舌苔老黄，甚则黑有芒刺，脉体沉实，的系燥结痞满，方可用之。"实际上，临床治疗热结肠腑，并非一定要等到舌苔老黄，甚则黑有芒刺，痞满燥实俱全才用下法，以免错过了攻下时机。

【原文】　陽明溫病，無上焦證，數日不大便，當下之，若其人陰素虛，不可行承氣者，增液湯主之。服增液湯已，周十二時[1]觀之，若大便不下者，合調胃承氣湯微和之。（中焦篇 11）

此方所以代吳又可承氣養榮湯法也。妙在寓瀉於補，以補藥之體，作瀉藥之用，既可攻實，又可防虛。余治體虛之溫病，與前醫誤傷津液，不大便，半虛半實之證，專以此法救之，無不應手而效。

增液湯方（鹹寒苦甘法）

元參一兩　麥冬（連心）八錢　細生地八錢

水八杯，煮取三杯，口乾則與飲，令盡，不便，再作服。

　　方論：溫病之不大便，不出熱結液乾二者之外。其偏於陽邪熾甚，熱結之實證，則從承氣法矣；其偏於陰虧液涸之半虛半實證，則不可混施承氣，故以此法代之。獨取元參爲君者，元參味苦鹹微寒，壯水制火，通二便，啟腎水上潮於天，其能治液乾，固不待言，本經稱其主治腹中寒熱積聚，其并能解熱結可知。麥冬主治心腹結氣，傷中傷飽，胃絡脈脈絕，羸瘦短氣，亦係能補能潤能通之品，故以爲之佐。生地亦主寒熱積聚，逐血痹，用細者，取其補而不膩，兼能走絡也。三者合用，作增水行舟之計，故湯名增液，但非重用不爲功。

　　本論於陽明下證，峙立三法：熱結液乾之大實證，則用大承氣；偏於熱結而液不乾者，旁流是也，則用謂胃承氣；偏於液乾多而熱結少者，則用增液，所以迴護其虛，務存津液之心法也。

　　按吳又可純恃承氣以爲攻病之具，用之得當則效，用之不當，其弊有三：一則邪在心包、陽明兩處，不先開心包，徒攻陽明，下後仍然昏惑讝語，亦將如之何哉？吾知其必不救矣。二則體虧液涸之人，下後作戰汗，或隨戰汗而脫，或不蒸汗徒戰而脫。三者下後雖能戰汗，以陰氣大傷，轉成上嗽下泄，夜熱早涼之怯證，補陽不可，救陰不可，有延至數月而死者，有延至歲餘而死者，其死均也。在又可當日，溫疫盛行之際，非尋常溫病可比，又初創溫病治法，自有矯枉過正不暇詳審之處，斷不可概施於今日也。本論分別可與不可與、可補不可補之處，以俟明眼裁定，而又爲此按語於後，奉商天下之欲救是證者。至若張氏[2]、喻氏[3]，有以甘溫辛熱立法者，濕溫有可用之處，然須兼以苦泄淡滲。蓋治外邪，宜通不宜守也，若風溫、溫熱、溫疫、溫毒，斷不可從。

【词解】
［1］周十二时：指满十二个时辰，即一昼夜。
［2］张氏：指明代医家张景岳。
［3］喻氏：指清代医家喻嘉言。

【提要】　阳明温病热结阴亏证治。

【释义】　温病上焦证已解，而数日不大便者，属于阳明温病，应使用攻下法治疗，若患者素体阴液亏损，液干便秘，则当润肠通便，用增液汤治疗。用增液汤经过一昼夜后，大便仍然未下，说明液亏与热结并存，可配合调胃承气汤轻下，以使胃气调和而大便通畅。

　　吴氏指出："温病之不大便，不出热结液干二者之外。"偏于实者，用承气法，偏于阴亏，无水舟停者，用增液汤。方中以玄参为君药，苦咸而性微寒，滋阴制火，通调二便，可使肾中之水上输而濡养全身；麦冬滋润通腑为佐药；生地黄滋阴生津，滋而不腻。三药配伍，寓泻于补，以补药之体，作泻药之用，有增水行舟之效。

【原文】　陽明溫病，下後汗出，當復其陰，益胃湯主之。（中焦篇12）

　　溫熱本傷陰之病，下後邪解汗出，汗亦津液之化，陰液受傷，不待言矣，故云當復其陰。此陰指胃陰而言，蓋十二經皆稟氣於胃，胃陰復而氣降得食，則十二經之陰皆可復矣。欲復其陰，非甘涼不可。湯名益胃者，胃體陽而用陰，取益胃用之義也。下後急議復陰者，恐將來液虧燥起，而成乾咳身熱之怯證[1]也。

　　益胃湯方（甘涼法）

　　沙參三錢　麥冬五錢　冰糖一錢　細生地五錢　玉竹（炒香）一錢五分

NOTE

水五杯，煮取二杯，分二次服，渣再煮一杯服。

【词解】

[1] 怯证：一般指虚劳证，此处指以虚损为主的病证。

【提要】　阳明温病攻下后汗出伤阴的证治。

【释义】　温热病最易耗伤阴液，在使用攻下法后，随着病邪的外解可见有出汗，而大量汗出必然会加重阴液的损伤，故治疗"当复其阴"。复阴，此处主要是指补益胃阴，胃为水谷之海，人体十二经脉皆禀气于胃，胃阴恢复，则胃气和降，患者能正常饮食，全身的阴液就可以恢复。方用益胃汤益胃养阴。方中沙参、麦冬、冰糖清养胃阴，细生地黄、玉竹生津养液。对温病后期肺胃阴伤者，皆可酌情使用。

【原文】　陽明溫病，下之不通，其證有五：應下失下[1]，正虛不能運藥[2]，不運藥者死，新加黃龍湯主之。喘促不寧，痰涎壅滯，右寸實大，肺氣不降者，宣白承氣湯主之。左尺牢堅[3]，小便赤痛，時煩渴甚，導赤承氣湯主之。邪閉心包，神昏舌短，內竅不通，飲不解渴者，牛黃承氣湯主之。津液不足，無水舟停者，間服增液，再不下者，增液承氣湯主之。（中焦篇17）

經謂下不通者死，蓋下而至於不通，其爲危險可知，不忍因其危險難治而遂棄之。茲按溫病中下之不通者共有五因：其因正虛不運藥者，正氣既虛，邪氣復實，勉擬黃龍法，以人參補正，以大黃逐邪，以冬、地增液，邪退正存一綫，即可以大隊補陰而生，此邪正合治法也。其因肺氣不降，而裏證又實者，必喘促寸實，則以杏仁、石膏宣肺氣之痹，以大黃逐腸胃之結，此臟腑合治法也。其因火腑不通，左尺必現牢堅之脈（左尺，小腸脈也，俗候於左寸者非，細考《內經》自知），小腸熱盛，下注膀胱，小便必涓滴赤且痛也，則以導赤去淡通之陽藥，加連、柏之苦通火腑，大黃、芒硝承胃氣而通大腸，此二腸同治法也。其因邪閉心包，內竅不通者，前第五條已有先與牛黃丸，再與承氣之法，此條係已下而不通，舌短神昏，閉已甚矣，飲不解渴，消亦甚矣，較前條僅僅讝語，則更急而又急，立刻有閉脫之虞，陽明大實不通，有消亡腎液之虞，其勢不可少緩須臾，則以牛黃丸開手少陰之閉，以承氣急瀉陽明，救足少陰之消，此兩少陰合治法也。再此條亦係三焦俱急，當與前第九條用承氣、陷胸合法者參看。其因陽明太熱，津液枯燥，水不足以行舟，而結糞不下者，非增液不可。服增液兩劑，法當自下，其或臟燥太甚之人，竟有不下者，則以增液合調胃承氣湯，緩緩與服，約二時服半杯沃之，此一腑中氣血合治法也。

新加黃龍湯（苦甘鹹法）

細生地五錢　生甘草二錢　人參一錢五分（另煎）　生大黃三錢　芒硝一錢　元參五錢　麥冬（連心）五錢　當歸一錢五分　海參（洗）二條　薑汁六匙

水八杯，煮取三杯。先用一杯，沖參汁五分、薑汁二匙，頓服之，如腹中有響聲，或轉矢氣者，爲欲便也；候一、二時不便，再如前法服一杯；候二十四刻[4]，不便，再服第三杯；如服一杯，即得便，止後服，酌服益胃湯一劑（益胃湯方見前），餘參或可加入。

方論：此處方於無可處之地，勉盡人力，不肯稍有遺憾之法也。舊方用大承氣加參、地、當歸，須知正氣久耗，而大便不下者，陰陽俱憊，尤重陰液消亡，不得再用枳、朴傷氣而耗液，故改用調胃承氣，取甘草之緩急，合人參補正，微點薑汁，宣通胃氣，代枳、朴之用，合人參最宣胃氣，加麥、地、元參，保津液之難保，而又去血結之積聚。薑汁爲宣氣分之用，當歸爲宣血中氣分之用。再加海參者，海參鹹能化堅，甘能補正，按海參之液，數倍於其身，其能補液可知，且蠕動之物，能走絡中血分，病久者必入絡，故以之爲使也。

　　宣白承氣湯方（苦辛淡法）

　　生石膏五錢　　生大黃三錢　　杏仁粉二錢　　栝蔞皮一錢五分

　　水五杯，煮取二杯，先服一杯，不知再服。

　　導赤承氣湯

　　赤芍三錢　　細生地五錢　　生大黃三錢　　黃連二錢　　黃柏二錢　　芒硝一錢

　　水五杯，煮取二杯，先服一杯，不下再服。

　　牛黃承氣湯

　　即用前安宮牛黃丸二丸，化開，調生大黃末三錢，先服一半，不知再服。

　　增液承氣湯

　　即於增液湯內，加大黃三錢，芒硝一錢五分。

　　水八杯，煮取三杯，先服一杯，不知再服。

【词解】

［1］应下失下：应该用攻下法治疗而没能及时应用。

［2］正虚不能运药：正气严重亏虚，影响药物的吸收和运化，药物作用不能发挥。

［3］左尺牢坚：左手尺部的脉象实大弦长而硬。

［4］二十四刻：一小时为四刻，二十四刻为六小时。

【提要】　阳明腑实兼证的治疗。

【释义】　吴氏认为："下而至于不通，其为危险可知。"病至阳明，用攻下法，是治疗外感热病的关键点，在此失治，则土实而水亏，水亏则木旺，液涸风动，种种险候，可以接踵而至。"下之不通，其证有五"，说明单纯用攻下法未能取效，应考虑有其他病理因素存在。吴氏指出5种具体情况以供参考。

　　一是腑实兼有正虚，当采用扶正祛邪法，用新加黄龙汤补益气阴，攻下腑实。方中人参益气扶正；麦冬、生地黄、当归、海参滋养阴液，和营润燥；大黄、芒硝泻热通腑；姜汁宣通胃气；甘草调和诸药。此称"邪正合治法"。

　　二是腑实兼有肺热，出现气急喘促，坐卧不安，痰涎壅阻不畅，脉象右寸实大，则用宣白承气汤，一面宣肺气之痹，一面逐胃肠之结。方中生石膏清肺胃之热；杏仁、瓜蒌皮宣降肺气，化痰定喘；大黄攻下腑实。此称"脏腑合治法"。

　　三是腑实兼有小肠热盛，脉象左尺牢坚，并伴有尿色红赤，尿时涩痛，时常感到心烦口渴，则用导赤承气汤通腑之时兼泄小肠之热。方中生地黄、赤芍清心凉血滋阴；黄连、黄柏清泄小肠；大黄、芒硝攻下大肠热结。此称"二肠合治法"。

　　四是腑实兼有窍闭，出现神志昏迷，舌短缩，口渴而饮水不能解渴，则用牛黄承气汤清心开窍，通腑泻热。本方用安宫牛黄丸清心开窍，加生大黄末攻下腑实。因本证既有热闭手少阴心经，又有足少阴肾中的阴液逐渐耗竭的危险，故称为"两少阴合治法"。

NOTE

五是由于阴液亏损，"无水舟停"出现便秘，当给予增液汤"增水行舟"，滋阴通便。服两剂后大便仍不下者，乃因兼夹腑实，可用增液承气汤滋阴攻下，此为一腑中"气血合治法"。

【原文】　陽明溫病，乾嘔口苦而渴，尚未可下者，黃連黃芩湯主之。不渴而舌滑者屬濕溫。（中焦篇 19）

溫熱，燥病也，其嘔由於邪熱夾穢，擾亂中宮而然，故以黃連、黃芩徹其熱，以芳香蒸變化其濁也。

黃連黃芩湯方（苦寒微辛法）

黃連二錢　黃芩二錢　鬱金一錢五分　香豆豉二錢

水五杯，煮取二杯，分二次服。

【提要】　阳明温病干呕证治。

【释义】　阳明温病，只有干呕而未吐出饮食物，是由于阳明胃热郁结夹有秽浊，扰乱中焦气机升降之故。如口苦而渴，则是热重湿轻，可用黄连黄芩汤辛开苦降，方中以黄连、黄芩苦寒清热，配伍豆豉、郁金芳化湿浊。若不渴而苔滑，当按湿温病治疗。

【原文】　陽明溫病，舌黃燥，肉色絳，不渴者，邪在血分，清營湯主之。若滑者，不可與也，當於濕溫中求之。（中焦篇 20）

溫病傳裏，理當渴甚，今反不渴者，以邪氣深入血分，格陰於外，上潮於口，故反不渴也。曾過氣分，故苔黃而燥。邪居血分，故舌之肉色絳也。若舌苔白滑、灰滑、淡黃而滑，不渴者，乃濕氣蒸騰之象，不得用清營柔以濟柔也。

清營湯方（見上焦篇）。

【提要】　阳明温病邪入营血的证治。

【释义】　阳明温病，病在气分，多表现为舌苔黄而干燥，口渴引饮，是胃热灼津所致。若热邪入里后舌色红绛，不渴者，为热邪深入营分，"格阴于外，上潮于口"所致。吴氏所谓"邪在血分"，实为"邪在营分"之意，营为血中之气，故每以血赅营。宜用清营汤清营泄热、滋养营阴。

在温病过程中，邪热传里，口反不渴，亦可见于湿温病过程中，由湿邪蕴阻气分，津不上承所致，故其舌质并不红绛而舌苔必现滑腻。"或舌苔白滑、灰滑、淡黄而滑"，当按湿温病辨证施治，不宜用清凉柔润的清营汤。

【原文】　陽明溫病，無汗，實證未劇，不可下。小便不利者，甘苦合化，冬地三黃湯主之。（中焦篇 29）

大凡小便不通，有責之膀胱不開者，有責之上游結熱者，有責之肺氣不化者。溫熱之小便不通，無膀胱不開證，皆上游（指小腸而言）熱結，與肺氣不化而然也。小腸火腑，故以三黃苦藥通之；熱結則液乾，故以甘寒潤之；金受火刑，化氣維艱，故倍用麥冬以化之。

冬地三黃湯方（甘苦合化陰氣法）

麥冬八錢　黃連一錢　葦根汁半酒杯（沖）　元參四錢　黃柏一錢　銀花露半酒杯（沖）　細生地四錢　黃芩一錢　生甘草三錢

水八杯，煮取三杯，分三次服，以小便得利爲度。

【提要】　阳明病热盛阴伤而致小便不利的证治。

【释义】　吴鞠通认为阳明温病无汗，一则非阳明无形邪热亢盛，二则"实证未剧"，阳明热结之证不显著，因此"不可下"。此"小便不利"系热结火府，阴液干涸所致，治非一般渗利之品所宜，故采用冬地三黄汤以甘寒与苦寒之品相合，一以生化阴气，一以清泄邪热。热结得解，阴液得复，则小便自可通利。

本条所论的养阴清热法的运用，并不限于温病小便不利者，对热盛阴伤者均可酌用本法。

【原文】　暑溫蔓延三焦，舌滑微黃，邪在氣分者，三石湯主之；邪氣久留，舌絳苔少，熱搏血分者，加味清宮湯主之；神識不清，熱閉內竅者，先與紫雪丹，再與清宮湯。（中焦篇 41）

蔓延三焦，則邪不在一經一臟矣，故以急清三焦爲主。然雖云三焦，以手太陰一經爲要領。蓋肺主一身之氣，氣化則暑濕俱化，且肺臟受生於陽明，肺之臟象屬金色白，陽明之氣運亦屬金色白，故肺經之藥多兼走陽明，陽明之藥多兼走肺也。再肺經通調水道，下達膀胱，肺痹開則膀胱亦開，是雖以肺爲要領，而胃與膀胱皆在治中，則三焦俱備矣。是邪在氣分而主以三石湯之奧義也。若邪氣久羈，必歸血絡，心主血脈，故以加味清宮湯主之。內竅欲閉，則熱邪盛矣，紫雪丹開內竅而清熱最速者也。

三石湯方

飛滑石三錢　生石膏五錢　寒水石三錢　杏仁三錢　竹茹（炒）二錢　銀花三錢（花露更妙）　金汁一酒杯（沖）　白通草二錢

水五杯，煮成二杯，分二次溫服。

方論：此微苦辛寒兼芳香法也。蓋肺病治法，微苦則降，過苦反過病所，辛涼所以清熱，芳香所以敗毒而化濁也。按三石，紫雪丹中之君藥，取其得庚金之氣，清熱退暑利竅，兼走肺胃者也；杏仁、通草爲宣氣分之用，且通草直達膀胱，杏仁直達大腸；竹茹以竹之脈絡，而通人之脈絡；金汁、銀花，敗暑中之熱毒。

加味清宮湯方

即於前清宮湯中加知母三錢，銀花二錢，竹瀝五茶匙沖入。

【提要】　暑湿弥漫三焦证治。

【释义】　暑溫蔓延三焦，是指暑湿之邪并不局限于某一脏腑，而是上中下三焦俱病，上焦肺气不化，中焦脾胃失运，下焦膀胱不利，可表现出身热，面赤，足冷，脘痞，小便短涩，大便黄色稀水而肛门灼热等症状，上中下三焦互相影响，上焦肺气不化，则下焦水道不利；水道不利，则暑湿难以外泄。病变在气分，可用三石汤治疗。方中杏仁开上焦肺气；竹茹、石膏清泄中焦邪热；滑石、寒水石、通草清利下焦湿热；银花、金汁涤暑解毒。共奏清热利湿、宣通三焦之功。

舌绛苔少，则为暑湿化热，热入营分之证，可用加味清宫汤治疗；若以神昏为主，则用清宫汤配合紫雪丹之类以清心凉营开窍。

【原文】　吸受穢濕，三焦分佈，熱蒸頭脹，身痛嘔逆，小便不通，神識昏迷，舌白，渴不多飲，先宜芳香通神利竅，安宮牛黃丸；繼用淡滲分消濁濕，茯苓皮湯。（中焦篇 56）

按此證表裏經絡臟腑三焦，俱爲濕熱所困，最畏內閉外脫。故急以牛黃丸宣竅清熱而護神明；但牛黃丸不能利濕分消，故繼以茯苓皮湯。

　　安宮牛黃丸（方法見前）
　　茯苓皮湯（淡滲兼微辛微涼法）
　　茯苓皮五錢　生薏仁五錢　豬苓三錢　大腹皮三錢　白通草三錢　淡竹葉二錢
　　水八杯，煮取三杯，分三次服。
【提要】　湿热弥漫三焦的证治。
【释义】　湿热之邪弥漫三焦，在上可见心包清窍失灵之热蒸头胀，神识昏迷；在中可见气机升降失司之呕恶，渴不多饮，舌白；在下可见湿热下注，膀胱气化不利之小便不通。因小便不利与神昏并见，故吴氏认为应先开窍醒神，再用茯苓皮汤淡渗利尿。本条神昏与小便不利皆为湿邪闭阻机窍所致，因此开窍与利尿亦可同时进行。本条所述舌白，渴不多饮，说明湿浊较盛，开窍药不可过用寒凉，当依据临床具体情形而定，不可拘泥于安宫牛黄丸。
【原文】　三焦濕鬱，升降失司，脘連腹脹，大便不爽，一加減正氣散主之。（中焦篇58）
　　再按此條與上第五十六條同爲三焦受邪，彼以分消開竅爲急務，此以升降中焦爲定法，各因見證之不同也。
　　一加減正氣散方
　　藿香梗二錢　厚朴二錢　杏仁二錢　茯苓皮二錢　廣皮一錢　神麴一錢五分　麥芽一錢五分　綿茵陳二錢　大腹皮一錢
　　水五杯，煮二杯，再服。
　　方論：正氣散本苦辛溫兼甘法，今加減之，乃苦辛微寒法也。去原方之紫蘇、白芷，無須發表也。去甘桔，此證以中焦爲扼要，不必提上焦也。祇以藿香化濁，厚朴、廣皮、茯苓、大腹瀉濕滿，加杏仁利肺與大腸之氣，神麴、麥芽升降脾胃之氣，茵陳宣濕鬱而動生發之氣，藿香但用梗，取其走中不走外也。茯苓但用皮，以諸皮皆涼，瀉濕熱獨勝也。
【提要】　湿阻胃肠的证治。
【释义】　本条冠以"三焦湿郁"，但以"脘连腹胀，大便不爽"为主症，病变中心实偏于胃肠。其病机为"升降失司"，即湿邪中阻影响了脾胃的升降功能，故以脘腹胀满，大便溏而不爽为主要临床表现。治以一加减正气散疏化中焦湿浊，升降脾胃之气。本方为藿香正气散加减而成，吴氏指出："去原方之紫苏、白芷，无须发表也。去甘、桔，此证以中焦为扼要，不必提上焦也。只以藿香化浊，厚朴、广皮、茯苓、大腹皮泻湿满，加杏仁利肺与大肠之气，神曲、麦芽升降脾胃之气，茵陈宣湿郁而动生发之气，藿香但用梗，取其走中不走外也。茯苓但用皮，以诸皮皆凉，泻湿热独胜也。"
【原文】　脈緩身痛，舌淡黃而滑，渴不多飲，或竟不渴，汗出熱解，繼而復熱。內不能運水穀之濕，外復感時令之濕，發表攻裏，兩不可施，誤認傷寒，必轉壞證。徒清熱則濕不退，徒祛濕則熱愈熾，黃芩滑石湯主之。（中焦篇63）
　　脈緩身痛，有似中風，但不浮，舌滑不渴飲，則非中風矣。若係中風，汗出則身痛解而熱不作矣；今繼而復熱者，乃濕熱相蒸之汗，濕屬陰邪，其氣留連，不能因汗而退，故繼而復熱。內不能運水穀之濕，脾胃困於濕也；外復受時令之濕，經絡亦困於濕矣。倘以傷寒發表攻裏之法施之，發表則誅伐無過之表，陽傷而成痙，攻裏則脾胃之陽傷，而成洞泄寒中，故必轉壞證也。濕熱兩傷，不可偏治，故以黃芩、滑石、茯苓皮清濕中之熱，蔻仁、豬苓宣濕邪之正，再加腹皮、通草，共成宣氣利小便之功，氣化則濕化，小便利則火腑通而熱自清矣。

黃芩滑石湯方（苦辛寒法）

黃芩三錢　　滑石三錢　　茯苓皮三錢　　大腹皮二錢　　白蔻仁一錢　　通草一錢　　豬苓三錢

水六杯，煮取二杯，渣再煮一杯，分溫三服。

【提要】　湿热蕴阻中焦的证治。

【释义】　本条详细描述了湿热蕴阻中焦的临床表现，可见"脉缓身痛，舌淡黄而滑，渴不多饮，或竟不渴，汗出热解，继而复热"，强调其病机为"内不能运水谷之湿，外复感时令之湿"，与薛生白"太阴内伤，湿饮停聚，客邪再至，内外相引，故病湿热"之说相同。自辨中提出与伤寒太阳中风的鉴别，若舌苔淡黄而滑，口渴而不多饮，此非风邪伤卫，而为湿中蕴热之象。与一般表里同病不同，所以治疗"发表攻里两不可施"。切不可误认为伤寒表证而用辛温解表，更不可见有湿热在里而妄投攻下，否则便会导致严重后果。湿热蕴结之证，治当湿热两清，既不可专事清热，亦不可纯予化湿。即所谓"湿热两伤，不可偏治"。否则"徒清热则湿不退，徒祛湿则热愈炽"。治疗当清热化湿，方用黄芩滑石汤。但本方清热之力较弱，主要适用于湿重于热者，对于湿已化火，邪热较盛者，则注意加减或另选他方。

四、下焦篇

【原文】　風溫、溫熱、溫疫、溫毒、冬溫，邪在陽明久羈[1]，或已下，或未下，身熱面赤，口乾舌燥，甚則齒黑唇裂，脈沉實者，仍可下之；脈虛大，手足心熱甚於手足背者，加減復脈湯主之。（下焦篇1）

溫邪久羈中焦，陽明陽土[2]，未有不克少陰癸水者，或已下而陰傷，或未下而陰竭。若實證居多，正氣未至潰敗，脈來沉實有力，尚可假手於一下，即《傷寒論》中急下以存津液之謂。若中無結糞，邪熱少而虛熱多，其人脈必虛，手足心主裏，其熱必甚於手足背之主表也。若再下其熱，是竭其津而速之死也。故以復脈湯復其津液，陰復則陽留，庶可不至於死也。去參、桂、薑、棗之補陽，加白芍收三陰之陰，故云加減復脈湯。在仲景當日，治傷於寒者之結代，自有取於參、桂、薑、棗，復脈中之陽；今治傷於溫者之陽亢陰竭，不得再補其陽也。用古法而不拘古方，醫者之化裁也。

【词解】

[1]羈（jī机）：停留。

[2]阳明阳土：此处指阳明胃热炽盛。

【提要】　温病后期耗伤真阴的证治。

【释义】　吴氏强调"温邪久羈中焦，阳明阳土，未有不克少阴癸水者"。阳明热盛日久，若脉沉实，并见身热面赤，口干舌燥，甚则齿黑唇裂，仍属阳明腑实之证，治疗仍当用攻下之法；若脉虚大，手足心热甚于手足背，乃温病后期，邪入下焦，耗伤真阴所致，属肾阴大伤之证，当用加减复脉汤以滋养肾阴。

NOTE

加减复脉汤是从仲景复脉汤化裁而来，方中去甘温之人参、桂枝、生姜、大枣，加白芍配伍生地黄、麦冬等甘寒之品酸甘化阴，以增滋阴之力，又有酸收敛阳之效。

【原文】　下焦溫病，但大便溏者，即與一甲復脈湯。（下焦篇 10）

溫病深入下焦劫陰，必以救陰爲急務。然救陰之藥多滑潤，但見大便溏，不必待日三四行，即以一甲復脈法，復陰之中，預防泄陰之弊。

【提要】　温病后期阴亏便溏的证治。

【释义】　温病深入下焦，损伤阴液，当以救阴为急务。然救阴之药多滑润，有滑肠之弊。因此，温病下焦病出现大便溏时，不必等到日三四行，即可用一甲复脉汤治疗。该方为加减复脉汤去滑润之麻仁，加咸寒之牡蛎，滋阴固摄。

【原文】　少陰溫病，真陰欲竭，壯火復熾，心中煩，不得臥者，黃連阿膠湯主之。（下焦篇 11）

按前復脈法爲邪少虛多之治。其有陰既虧而實邪正盛，甘草即不合拍。心中煩，陽邪挾心陽獨亢於上，心體之陰，無容留之地，故煩雜無奈；不得臥，陽亢不入於陰，陰虛不受陽納，雖欲臥得乎！此證陰陽各自爲道，不相交互，去死不遠，故以黃芩從黃連，外瀉壯火而內堅真陰；以芍藥從阿膠，內護真陰而外捍亢陽。名黃連阿膠湯者，取一剛以禦外侮，一柔以護內主之義也。其交關變化、神明不測之妙，全在一雞子黃。前人訓雞子黃，僉謂雞爲巽[1]木，得心之母氣，色赤入心，虛則補母而已，理雖至當，殆未盡其妙。蓋雞子黃有地球之象，爲血肉有情，生生不已，乃奠安中焦之聖品，有甘草之功能，而靈於甘草；其正中有孔，故能上通心氣，下達腎氣，居中已達兩頭，有蓮子之妙用；其性和平，能使亢者不爭，弱者得振；其氣焦臭，故上補心；其味甘鹹，故下補腎；再釋家[2]有地水風火之喻，此證大風一起，蕩然無餘，雞子黃鎮定中焦，通徹上下，合阿膠能預熄內風之震動也。然不知人身陰陽相抱之義，必未能識仲景用雞子黃之妙，謹將人身陰陽生死痼瘝圖形，開列於後，以便學者入道有階也。

黃連阿膠湯方（苦甘鹹寒法）

黃連四錢　黃芩一錢　阿膠三錢　白芍一錢　雞子黃二枚

水八杯，先煮三物，取三杯，去渣，內膠烊盡，再內雞子黃，攪令相得，日三服。

【词解】

[1]巽（xùn 迅）：八卦之一，代表风。

[2]释家：释为释迦牟尼（佛教创始人）的简称。释家，泛指从事佛教的和尚。

【提要】　温病后期肾阴虚，心火旺的证治。

【释义】　温病后期，肾阴亏于下，不能上济心火，心火亢于上，不能下温肾水，水火失济，形成心肾不交，阴虚火炽证。临床可见心烦不得卧，身热不甚，或热势已退，舌红，苔薄黄而干或薄黑而干，脉细数等症。方用黄连阿胶汤泻心火，滋肾水，交通心肾。

【原文】　夜熱早涼，熱退無汗，熱自陰來者，青蒿鱉甲湯主之。（下焦篇 12）

夜行陰分而熱，日行陽分而涼，邪氣深伏陰分可知；熱退無汗，邪不出表而仍歸陰分，更可知矣，故曰熱自陰分而來，非上中焦之陽熱也。邪氣深伏陰分，混處氣血之中，不能純用養陰，又非壯火，更不得任用苦燥。故以鱉甲蠕動之物，入肝經至陰之分，既能養陰，又能入絡搜邪；以青蒿芳香透絡，從少陽領邪外出；細生地清陰絡之熱；丹皮瀉血中之伏火；知母者，知病之母也，佐鱉甲、青蒿而成搜剔之功焉。再此方有先入後出之妙，青蒿不能直入陰分，有鱉甲領之入也；鱉甲不能獨出陽分，有青蒿領之出也。

青蒿鱉甲湯方（辛涼合甘寒法）

青蒿二錢　鱉甲五錢　細生地四錢　知母二錢　丹皮三錢

水五杯，煮取二杯，日再服。

【提要】 温病后期邪伏阴分的证治。

【释义】 本条所论发热具有夜热早凉，且热退无汗的特点，说明此时阴液已亏，余邪留伏阴分，往往病情迁延，久久不解，病虽不重，但余邪逐渐消耗阴血，而见形体消瘦；舌红苔少，脉沉细数等症。治疗宜滋阴透热。方用青蒿鳖甲汤。方中青蒿芳香透络，与鳖甲相伍可入阴搜邪；鳖甲滋阴，合青蒿可使阴分之邪易于外透而解。再合以生地黄、丹皮、知母等，以助养阴清热之效。吴鞠通称"此方有先入后出之妙，青蒿不能直入阴分，有鳖甲领之入也；鳖甲不能独出阳分，有青蒿领之出也"。

【原文】 熱邪深入下焦，脈沉數，舌乾齒黑，手指但覺蠕動，急防痙厥，二甲復脈湯主之。（下焦篇 13）

此示人痙厥之漸也。温病七、八日以後，熱深不解，口中津液乾涸，但覺手指掣動，即當防其痙厥，不必俟其已厥而後治也。故以復脈育陰，加入介屬潛陽，使陰陽交紐[1]，庶厥可不作也。

二甲復脈湯方（鹹寒甘潤法）

即於加減復脈湯內，加生牡蠣五錢，生鱉甲八錢。

【词解】

[1] 阴阳交纽：纽，钮结之意。阴阳交纽指阴阳相互依存，相互交结，阳生阴长的正常生理状态。

【提要】 温病后期阴亏欲作痉厥的证治。

【释义】 温病后期，邪入下焦，肾阴耗损，津液不能上承，则见舌干齿黑；虚热内生，则脉沉数；肾水不足无以涵养肝木，致筋脉失养，则见手指蠕动，此为痉厥之先兆表现。须立即用二甲复脉汤育阴潜阳，防止痉厥的发生。

【原文】 下焦温病，熱深厥甚，脈細促，心中憺憺大動[1]，甚則心中痛者，三甲復脈湯主之。（下焦篇 14）

前二甲復脈，防痙厥之漸；即痙厥已作，亦可以二甲復脈止厥。兹又加龜板三甲者，以心中大動，甚則痛而然也。心中動者，火以水爲體，肝風鴟張[2]，立刻有吸盡西江之勢，腎水本虛，不能濟肝而後發痙，既痙而水難猝補，心之本體欲失，故憺憺然而大動也。甚則痛者，"陰維爲病主心痛"，此證熱久傷陰，八脈麗於肝腎，肝腎虛而累及陰維故心痛，非如寒氣客於心胸之心痛可用溫通。故以鎮腎氣、補任脈、通陰維之龜板止心痛，合入肝搜邪之二甲，相濟成功也。

三甲復脈湯方（同二甲湯法）

即於二甲復脈湯內，加生龜板一兩。

【词解】

[1] 心中憺（dàn 旦）憺大动：语出《素问·至真要大论》。形容心跳剧烈，心神不安。如古人云："若游鱼失水而腾跃。"

[2] 肝风鸱（chī 吃）张：鸱，古书上指鹞鹰。肝风鸱张，形容肝风鼓动之剧烈。

【提要】 温病后期虚风内动的证治。

【释义】 本条证候是从上条所述之证发展而来。上条为动风先兆仅见手指蠕动，而本条吴氏自注为"痉厥已作"。且"脉细促，心中憺憺大动，甚则心中痛"，说明温病后期肾阴大伤，不仅不能滋养筋脉，亦不能滋养心神，较二甲复脉汤之肝肾真阴虚损的虚风渐动为重。其病变涉及肾、肝、心三脏，故治疗用三甲复脉汤，即在二甲复脉汤基础上加龟板以"镇肾气，通阴维"，交通心肾。

【原文】 熱邪久羈，吸爍真陰，或因誤表，或因妄攻，神倦瘈瘲，脈氣虛弱，舌絳苔少，時時欲脫者，大定風珠主之。（下焦篇 16）

此邪氣已去八九，真陰僅存一二之治也。觀脈虛、苔少可知，故以大隊濃濁填陰塞隙，介屬潛陽鎮定。以雞子黃一味，從足太陰，下安足三陰，上濟手三陰，使上下交合，陰得安其位，斯陽可立根基，俾陰陽有眷屬一家之義，庶可不致絕脫歟！

大定風珠方（酸甘鹹法）

生白芍六錢 阿膠三錢 生龜板四錢 乾地黃六錢 麻仁二錢 五味子二錢 生牡蠣四錢 麥冬（連心）六錢 炙甘草四錢 雞子黃（生）二枚 鱉甲（生）四錢

水八杯，煮取三杯，去渣，再入雞子黃，攪令相得，分三次服。喘加人參，自汗者加龍骨、人參、小麥，悸者加茯神、人參、小麥。

【提要】 温病后期阴虚风动欲脱的证治。

【释义】 本条所论证候由上条进一步发展而来，为虚风内动而欲脱之候。热邪久羁不退，本已吸烁真阴，又因误用汗下之法，更劫夺肝肾阴精。因阴精亏虚不能上养心神，可见神倦肢疲；水不涵木，虚风内动则见手足瘈瘲；真阴大伤，故舌绛少苔，脉虚弱。本证为阴虚风动，时时欲脱的危重症，治用大定风珠滋阴息风，本方以加减复脉汤填补真阴，三甲潜阳，五味子、白芍、甘草酸甘化阴，鸡子黄养阴息风。是针对纯虚无邪，虚风内动，时时欲脱的救急之方。

【原文】 痙厥神昏，舌短，煩躁，手少陰證未罷者，先與牛黃、紫雪輩，開竅搜邪，再與復脈湯存陰，三甲潛陽。臨證細參，勿致倒亂。（下焦篇 18）

痙厥神昏，舌蹇煩躁，統而言之曰厥陰證。然有手經足經之分。在上焦以清邪爲主，清邪之後，必繼以存陰；在下焦以存陰爲主，存陰之先，若邪尚有餘，必先以搜邪。手少陰證未罷，如寸脈大，口氣重，顴赤，白睛赤，熱壯之類。

【提要】 温邪深入手足厥阴的证治。

【释义】 厥阴有手足经之分，邪入手厥阴心包经，表现为神昏；邪入足厥阴肝经，则为痉厥。患者神昏痉厥同时并见，吴氏指出，应先治手厥阴，以安宫牛黄丸、紫雪丹之类清热开窍，继用复脉汤养阴，三甲潜阳，此治疗先后顺序，临证应仔细参详，不可颠倒混乱。

【原文】 暑邪深入少陰消渴者，連梅湯主之；入厥陰麻痹者，連梅湯主之；心熱

煩躁神迷甚者，先與紫雪丹，再與連梅湯。（下焦篇36）

腎主五液而惡燥，暑先入心，助心火獨亢於上，腎液不供，故消渴也。再心與腎均爲少陰，主火，暑爲火邪，以火從火，二火相搏，水難爲濟，不消渴得乎！以黃連瀉壯火，使不爍津，以烏梅之酸以生津，合黃連酸苦爲陰；以色黑沉降之阿膠救腎水，麥冬、生地合烏梅酸甘化陰，庶消渴可止也。肝主筋而受液於腎，熱邪傷陰，筋經無所秉受，故麻痹也。再包絡與肝均爲厥陰，主風木，暑先入心，包絡代受，風火相搏，不麻痹得乎！以黃連瀉克水之火，以烏梅得木氣之先，補肝之正，阿膠增液而熄肝風，冬、地補水以柔木，庶麻痹可止也。心熱煩躁神迷甚，先與紫雪丹者，開暑邪之出路，俾梅、連有入路也。

連梅湯方（酸甘化陰酸苦泄熱法）

雲連二錢　烏梅（去核）三錢　麥冬（連心）三錢　生地三錢　阿膠二錢

水五杯，煮取二杯，分二次服。脈虛大而芤者，加人參。

【提要】暑邪深入少陰、厥陰的证治。

【释义】暑为火邪，心为火脏，暑入少阴，两火相搏，则肾液为之消灼，故消渴不已；肝主筋，赖肾水涵养，如肾液虚，筋失所养，则肢体麻痹。暑邪深入厥阴、少阴，皆可用连梅汤滋阴清热。方中乌梅生津止渴，合黄连酸苦泄热；合生地黄、麦冬则酸甘化阴；阿胶专救肾水。肾阴复则肝阴亦复，消渴、麻痹自除。如见心热烦躁神迷者，为暑入心包，可先与紫雪丹清心开窍，再与连梅汤滋阴清热。

五、温病治则与治禁

【原文】治外感如将（兵贵神速，機圆法活，去邪务尽，善后务细，盖早平一日，则人少受一日害）；治内伤如相（坐镇从容，神机默运，无功可言，无德可见，而人登寿域）。治上焦如羽（非轻不举）；治中焦如衡（非平不安）；治下焦如权（非重不沉）。（卷四·杂说）

【提要】外感、内伤的治法及温病三焦治则。

【释义】本条为吴氏原著中的治病法论。治疗外感病如同将军领军作战一样，用兵贵在神速，用药贵在及时，作战要机动灵活，治病要随证变法，主动彻底地祛除一切外来病邪，善后治疗也务必细致周到，因为病邪早一日祛除，患者便可少受一日病邪的伤害。而治疗内伤杂病就如同宰相治理国家一样，要从容镇定，善于运筹帷幄，不可急于求成，虽然短期内看不到明显的功德，但能使人们安居乐业，健康长寿。

吴氏根据三焦生理病理特性，提出三焦温病的治疗原则。"治上焦如羽（非轻不举）"，其中"羽"意为轻，即邪在上焦肺卫，病位较浅，病情较轻，治疗上焦病证所用药物宜选轻清宣透方药为主，不能用过于苦寒沉降之品，以免药过病所。同时，用药剂量也宜轻，煎药时间也宜较短，均体现了"轻"的特点。而"治中焦如衡（非平不安）"的"衡"指秤杆，意为平，即治疗中焦病证，必须平定邪势之盛，使机体阴阳归于平衡。此外，对于湿热之邪在中焦者，应根据湿与热之孰轻孰重而予清热化湿之法，不能单治一边，也体现了"平"的特点。"治下焦如权（非重不沉）"的"权"，指秤砣，意为重，即治疗下焦病证，所用药物以重镇滋填厚味之品为主，使之直入下焦滋补肾阴，或用介类重镇之品以平息肝风，这些都体现了"重"的

NOTE

特点。

【原文】 太陰溫病，不可發汗，發汗而汗不出者，必發斑疹；汗出過多者，必神昏讝語。發斑者，化斑湯主之；發疹者，銀翹散去豆豉，加細生地、丹皮、大青葉，倍元參主之。禁升麻、柴胡、當歸、防風、羌活、白芷、葛根、三春柳。神昏讝語者，清宮湯主之，牛黄丸、紫雪丹、局方至寶丹亦主之。（上焦篇 16）

溫病忌汗者，病由口鼻而入，邪不在足太陽之表，故不得傷太陽經也。時醫不知而誤發之，若其人熱甚血燥，不能蒸汗，溫邪鬱於肌表血分，故必發斑疹也。若其人表疏，一發而汗出不止，汗爲心液，誤汗亡陽，心陽傷而神明亂，中無所主，故神昏。心液傷而心血虛，心以陰爲體，心陰不能濟陽，則心陽獨亢，心主言，故讝語不休也。且手經逆傳，世罕知之。手太陰病不解，本有必傳手厥陰心包之理，況有傷其氣血乎！

【提要】 溫病忌汗之理及误汗后的变证。

【释义】 吴氏强调温病忌汗，是指温病初起禁用辛温发汗，因为辛温之品能助热势，损伤阴液，作汗无源，汗不得出，邪热则进一步内逼血分，发于皮肤则为斑疹；如卫表疏松，再误用辛温发汗后，汗出不止，必然损伤心阴、心阳，邪热可乘虚而入，造成逆传心包，神明失主。所以"温病禁汗"关键在于禁用麻黄汤、桂枝汤之类辛温发汗之剂。

对误汗后所造成的变证，吴氏提出：发斑者，可用化斑汤凉血解毒化斑；发疹者，银翘散去豆豉，加细生地黄、丹皮、大青叶，倍玄参方以清营凉血，解毒透疹，但禁用升麻、柴胡、当归、防风、羌活、白芷、葛根、三春柳等辛散之品；对神昏谵语者，可用清宫汤，同时配合安宫牛黄丸、紫雪丹、局方至宝丹等清心开窍。

【原文】 斑疹，用升提則衄，或厥，或嗆咳，或昏痙，用壅補則瞀亂[1]。（中焦篇 23）

此治斑疹之禁也。斑疹之邪在血絡，只喜輕宣涼解。若用柴胡、升麻辛溫之品，直升少陽，使熱血上循清道則衄；過升則下竭，下竭者必上厥；肺爲華蓋，受熱毒之熏蒸則嗆咳；心位正陽，受升提之摧迫則昏痙。至若壅補，使邪無出路，絡道比經道最細，諸瘡痛癢，皆屬於心，既不得外出，其勢必返而歸之於心，不瞀亂得乎？

【词解】

[1] 瞀乱：心中闷乱，头目昏眩。

【提要】 温病斑疹的治疗禁忌。

【释义】 吴氏指出斑疹的治疗主要禁用升提和壅补二法。所谓升提，是指用辛温之剂发散透疹之法。这一治法主要是针对风疹、麻疹表气郁闭较甚者而设，但通常对这类疾病的治疗应以辛凉宣透为主，而非滥用辛温升提，更不能用于斑疹等营血有热之证。至于壅补，对一般斑疹治疗并无使用的必要，因斑疹本是热入营血之象，治疗当以清解为主，若误用壅补易致心中闷乱，头目昏眩等症。但若温病发斑疹时，正气大虚而出现斑疹内陷之逆证，体温骤降，斑疹突然隐没，治疗当用补气托斑之法，则不属禁忌之法。

【原文】 溫病小便不利者，淡滲不可與也，忌五苓、八正輩。（中焦篇 30）

此用淡滲之禁也。熱病有餘於火，不足於水，惟以滋水瀉火爲急務，豈可再以淡滲動陽而爍津乎？奈何吳又可於小便條下，特立豬苓湯，乃去仲景原方之阿膠，反加木通、車前，滲而又滲乎？其治小便血分之桃仁湯中，仍用滑石，不識何解！

【提要】　温病淡渗之禁。

【释义】　吴氏强调热盛耗伤阴液是温病过程中出现小便不利的最常见原因，此时应以养阴清热为大法，通过滋阴以益小便之源，清热而去其因。对这类病证，不可见小便不利而滥用淡渗利尿之五苓散、八正散等分利之剂，将会进一步耗伤阴液，加重病情。

【原文】　溫病燥熱，欲解燥者，先滋其乾，不可純用苦寒也，服之反燥甚。（中焦篇 31）

此用苦寒之禁也。溫病有餘於火，不用淡滲猶易明，并苦寒亦設禁條，則未易明也。舉世皆以苦能降火，寒能瀉熱，坦然用之而無疑，不知苦先入心，其化以燥，服之不應，愈化愈燥。宋人以目爲火戶，設立三黄湯，久服竟至於瞽，非化燥之明徵乎？吾見溫病而恣用苦寒，津液乾涸不救者甚多，蓋化氣[1]比本氣[2]更烈。故前條冬地三黄湯，甘寒十之八九，苦寒僅十之一二耳。至茵陳蒿湯之純苦，止有一用，或者再用，亦無屢用之理。吳又可屢詆用黄連之非，而又恣用大黄，惜乎其未通甘寒一法也。

【词解】

[1] 化气：此指滥用药物引起的病变。

[2] 本气：此指病邪导致的病变。

【提要】　温病苦寒之禁。

【释义】　所谓苦寒之禁是指温病过程中出现燥热时，不可单用苦寒以冀解除燥热，因苦燥有伤阴之弊，而应投用甘寒之品"先滋其干"。但应当看到，甘寒之品虽能润燥泄热，但其清热之力毕竟较弱，如邪热较甚时可适当配合苦寒之品以泻邪热，即所谓"甘苦合化"。

【原文】　白虎本爲達熱出表，若其人脈浮弦而細者，不可與也；脈沉者，不可與也；不渴者，不可與也；汗不出者，不可與也。常須識此，勿令誤也。（上焦篇 9）

此白虎之禁也。按白虎慓悍，邪重非其力不舉，用之得當，原有立竿見影之妙，若用之不當，禍不旋踵。懦者多不敢用，未免坐誤事機；孟浪者，不問其脈證之若何，一概用之，甚至石膏用至斤餘之多，應手而效者固多，應手而斃者亦復不少。皆未真知確見其所以然之故，故手下無準的也。

【提要】　白虎汤运用的"四禁"。

【释义】　白虎汤为治疗气分无形邪热炽盛的代表方。吴氏以"达热出表"精辟归纳了白虎汤的作用特点，揭示了白虎汤的透热外达之功。在应用白虎汤时，应详察脉证，以免"用之不当，祸不旋踵"。

吴氏指出脉浮弦而细、脉沉皆不可用白虎汤。脉浮，表明邪在表；脉弦，表明邪在半表半里；脉细，为气血不足等正气亏虚之象；脉沉而有力，见于阳明腑实证；沉而无力，多为肝肾真阴耗竭，皆不可与。吴氏亦强调不渴、汗不出不可用白虎汤。不渴为里热不甚，津伤不显，或内有湿邪；汗不出，为表气郁闭，或热势未盛，或津液已大伤，无作汗之源，皆不可与。当然，临床亦不可拘泥于白虎"四禁"，只要四诊合参后，确系气分无形邪热炽盛者，即可使用白虎汤。

【原文】　斑疹陽明證悉具，外出不快，内壅特甚者，調胃承氣湯微和之，得通則

已，不可令大泄，大泄则内陷。（中焦篇 24）

此斑疹下法，微有不同也。斑疹虽宜宣泄，但不可太過，令其内陷。斑疹虽忌升提，亦畏内陷，方用調胃承氣者，避枳、朴之温燥，取芒硝之入陰，甘草敗毒緩中也。

調胃承氣湯方（方見前）

【提要】 温病斑疹下法的宜忌。

【释义】 温病出现斑疹透发不畅同时伴有阳明腑实证，表现为大便不通，腑气壅滞者，可用调胃承气汤缓下热结，使腑气得通，邪热得以外泄，则斑疹亦可透发。吴氏还提出温病斑疹用攻下之法应注意以下两点：一是掌握使用攻下的指证，既有阳明证，又有"外出不快，内壅特甚"；二是攻下当适可而止，不能过剂，以免发生内陷之变。

【原文】 壯火尚盛者，不得用定風珠、復脈。邪少虚多者，不得用黄連阿膠湯。陰虚欲痙者，不得用青蒿鱉甲湯。（下焦篇 17）

此諸方之禁也。前數方雖皆爲存陰退熱而設，其中有以補陰之品，爲退熱之用者；有一面補陰，一面搜邪者；有一面填陰，一面護陽者。各宜心領神會，不可混也。

【提要】 下焦病治禁。

【释义】 "诸方"指治疗下焦温病的主要方剂，如加减复脉汤、大小定风珠、黄连阿胶汤、青蒿鳖甲汤等，都具有滋养肾阴的作用，但各有适应病证，临床应注意区别运用。如大定风珠、加减复脉汤属填补真阴之剂，对壮火尚盛者禁用；黄连阿胶汤属滋水清心之剂，故对邪少虚多者禁用；青蒿鳖甲汤属滋阴透邪之剂，故对肾阴大虚而虚风内动者禁用。

小结

本章节选《温病条辨》重要条文 45 条。上焦篇首先说明温病的范围、概念、病名及病因病机。第 2 条论述了温病发病的部位及受邪途径。中焦篇第 1 条的自注中阐述了温病的三焦传变规律。凡此均可认为是温病之大纲。此外，上焦篇、中焦篇和下焦篇分别说明上、中、下三焦的温热、湿热两大类温病的主要证候类型及治法方药。杂说中的治病法论，高度概括了外感内伤的治疗原则的区别及三焦病证的治疗大法。同时《温病条辨》中也对温病的治禁也进行了明确的阐述。

思考题

1. 如何理解温病三焦治则？

2. 上焦温病如何辨治？

3. 中焦温病如何辨治？

4. 下焦温病如何辨治？

5. 如何理解温病治禁？

方剂索引